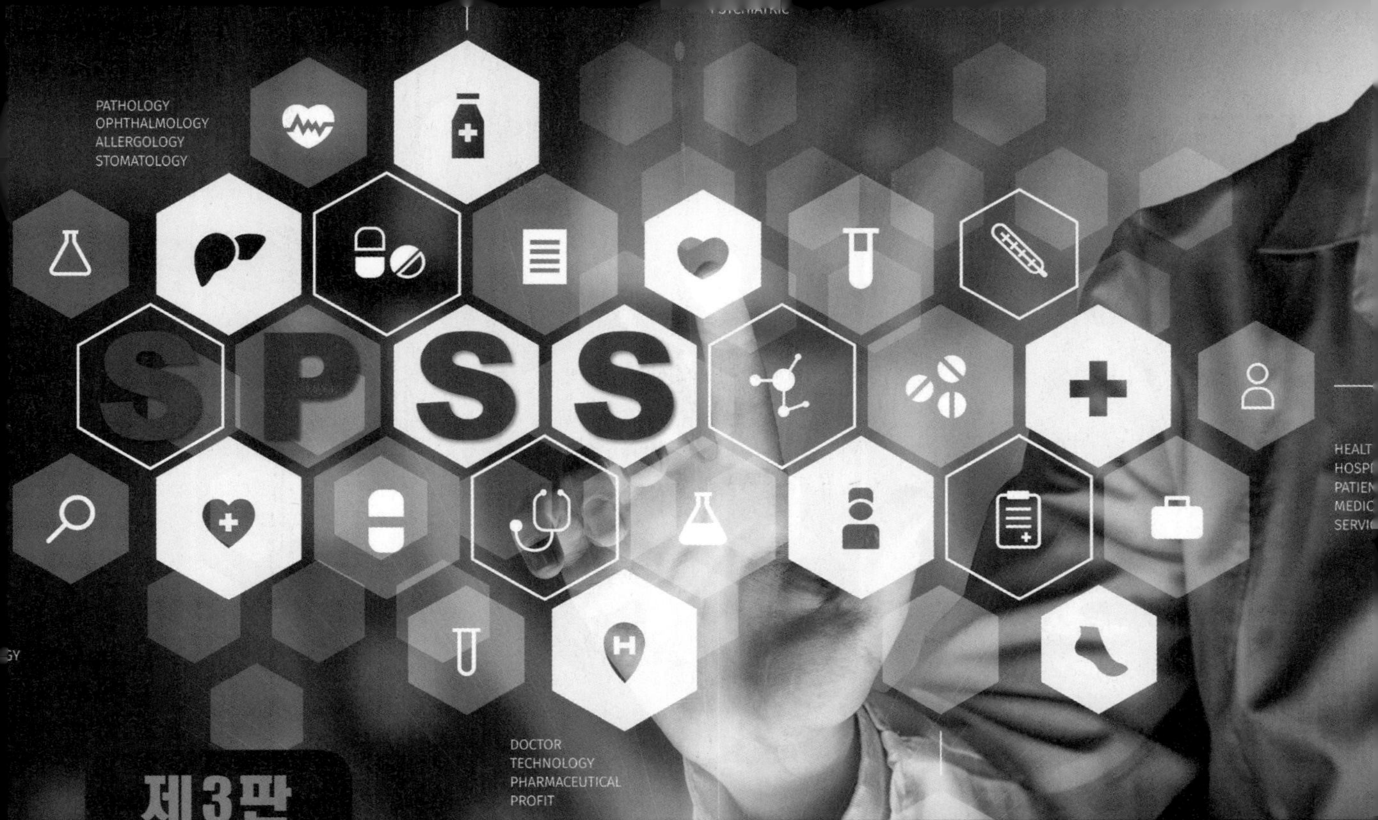

제3판

SPSS를 이용한 의학·보건통계학

박종구 · 장세진 · 이태용 · 남해성 공저

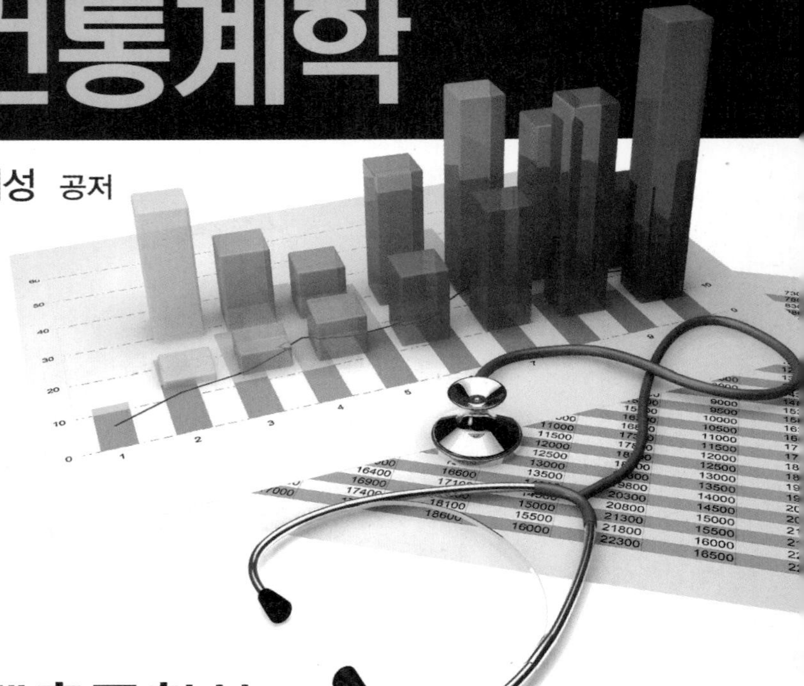

계축문화사

머 리 말

학생 교육 현장에서 보건통계학 강의를 하면서 의학, 간호학, 치위생학 및 보건학을 전공하는 학생들을 위한 교재가 필요하다는 인식하에 만들어진 초판이 출판된 지도 어언 23년의 세월이 흘렀다. 그동안 강의 중 느낀 점들을 토대로 일부 수정하고 예로 다루어진 내용들을 윈도우용으로 바꾸어 2003년 개정판을 출간하였고, 그 후 교육 과정에서 경험한 내용을 토대로 일부 내용을 수정 보완하여 2010년 2차 개정판을 출간하였다. 그 후 학생 강의를 하면서 의학 분야 및 보건학 분야에서 자주 다루어지는 민감도, 특이도 그리고 ROC분석의 필요성이 강조되면서 이를 추가하고 기존의 내용을 일부 수정 보완하여 제3판을 출간하게 되었다.

이 책은 제1장부터 제13장까지 기초통계학을 다루었으며, 14장에서부터 18장까지는 2차 개정판에 추가한 부분으로서, 보건학 및 의학 분야에서 유용하게 활용되는 신뢰도 분석, 요인분석, 로지스틱 회귀분석, 생존분석, 반복측정 분산분석 등의 고급 통계기법 및 다변량 분석 방법을 추가하였다. 그 동안 주로 학부 학생들을 위한 보건통계학의 교재로 제한되었지만, 2차 개정판 및 3차 개정판을 통해 대학원 수준에서의 교재로도 활용될 수 있게 되었다. 그 중 15장은 기존 신뢰도 분석만을 다루었으나 타당도 분석을 추가하여 신뢰도와 타당도 분석으로 재구성하였다. 제19장은 자료처리 시에 척도변환이 필요한 상황과 그 방법을, 제20장에서는 논문을 평가할 때 유의하여야 할 점에 대해서 다루었다. 한편, 부록 1, 2에서는 통계학적 검정력과 통계학적 유의성을 좀 더 자세히 설명하였고, 부록 3에서는 IBM SPSS Statistics 사용법을, 그리고 부록 4에서는 본 교재에서 사용된 SPSS 예제 자료를 소개하였다. 부록 5에서는 역학이나 보건학 분야에서 자주 사용되는 건강지표에 대한 해석과 각 지표의 산출수식을 포함시켰다.

이 책의 내용 중 9.4 다중비교, 9.5 2요인 분산분석, 10.3 다단계 2×2 분할표 분석, 10.5 추세분석, 12.4 분할상관계수와 부분상관계수, 제14장 요인분석, 제15장 신뢰도와 타당도 분석, 제16장 로지스틱 회귀분석, 제17장 생존분석, 제18장 반복측정 분산분석, 제19장 척도변환, 제20장 논문 평가 방법과 부록 1, 2는 학부수준에서는 생략하여도 무방할 것으로 생각된다.

끝으로, 유난히도 무더웠던 2017년 여름날 제3차 개정판 출판을 위해 수고해주신 계축문화사의 주영일 사장님, 이종언 편집부장님을 비롯한 임직원 여러분들께 감사의 말씀을 전한다.

2017년 8월

저자 일동

차 례

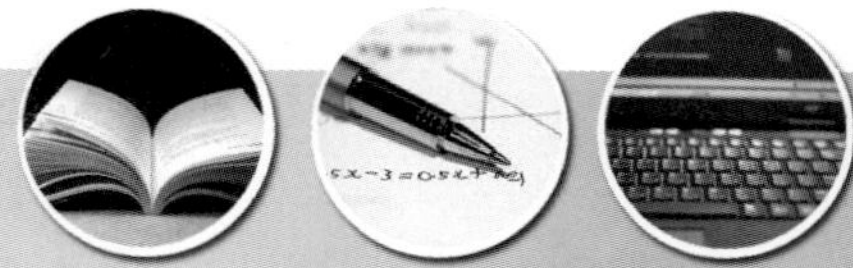

제 1 장

서 론

1.1 의학 · 보건통계학(Biostatistics)이란?

통계학(statistics)이란 자료를 수집, 정리하여 그 결과를 해석하고 가설을 검증하는 과학이다. 통계학(statistics)의 어원은 stateistics에서 유래하였다. 즉 영토 내의 과세 가능한 농지와 군사목적에 따른 젊은 남자의 수를 파악하기 위한 목적에서 발달된 것이다. 자료를 체계적으로 처리하는 이 학문(systematic study of data)은 현재 대부분의 다른 학문이나 실생활에 광범위하게 적용되고 있다.

통계학의 목적은 수량적인 개념을 이용하여 어떤 문제에 대한 통찰력을 제공해 주는 것이다. 이러한 목적을 달성하기 위한 통계학적인 방법은 세 단계로 나뉘어진다.

첫째, 자료를 수집하고

둘째, 자료가 지니고 있는 뜻을 기술하고

셋째, 자료로부터 결론을 도출해 낸다.

이때 두 번째 단계, 즉 수집된 자료를 정리하여 표나 도표를 만들거나 수량적인 계산을 통하여 대표값, 산포도 등을 구하는 방법을 기술통계학(descriptive statistics)이라 한다. 세 번째 단계는 추론통계학(inferential statistics)이라 하며 1920년대부터 발전하기 시작하였다. 추론통계학은 자료가 지니고 있는 뜻을 분석하여 자료가 추출되었다고 생각되는 더 큰 집단(모집단)에 적용하여 결론을 내리는 방법이다.

의학 · 보건통계학(biostatistics 혹은 health statistics)이란 보건과학, 의학 등에서 주로 발생하는 현상을 다루는 통계학의 한 분야이다.

1.2 의학 · 보건통계학을 공부하는 이유

저자들이 의학 · 보건통계학을 가르치는 동안에 부딪힌 가장 큰 문제는 학생들이 의학 · 보건통계학이 교과과정에 들어 있고 학점을 따야 하기 때문에 배우는 것이지, 왜 배워야 하는가에 대한 필요성을 느끼지 못한다는 점이었다. 이를테면, "의학을 하는 사람이 환자 치료만 잘하면 됐지, 통계학이 무슨 필요가 있는가?"라고 생각하는 것이다. 그러나 의사들은 항상 새로운 정보를 접하고 이를 평가한 후 환자진료에 적용해야 한다.

물리학적 현상이나 화학적 현상은 일정한 법칙에 의해서 결정되지만 생물학적 현상은 일정하지 않고 변화가 많기 때문에 학생들이 이를 이해하기가 힘들다. 산에 리트머스 시험지를 담그면 항상(100%) 빨간 색으로 변화한다. 그러나 두통이 있는 사람에게 아스피린을 투여하면 항상 두통이 해소되는 것은 아니다. 사람의 특성을 측정하면 그 결과가 항상 똑같지는 않다. 예를 들어 한 사람의 혈압을 측정한 뒤 다음날 동일한 조건하에 재측정하였을 때 두 값이 5mmHg 이상 차이가 나지 않을 확률은 50% 미만이라고 한다(Armitage 등, 1966).

이러한 생물학적 현상의 차이는 실제 차이이거나 확률적 변동(random variation)이거나 혹은 둘 다에 의해서 발생한다. 우리는 이러한 차이 중에 어느 만큼이 우연에 의한 확률적 변동이고 어느 만큼이 실제 차이에 의한 것인지 판단해야 하며, 통계학적 방법은 이러한 과정에 도움을 준다. 통계학적인 원칙과 개념이 의학에 적용되는 분야를 정리하면 다음과 같다.

첫째, 의학논문의 평가
둘째, 환자진료에 연구결과의 적용
셋째, 인구동태 통계의 해석
넷째, 역학적 현상의 이해
다섯째, 적절한 진단방법의 사용
여섯째, 의학연구 수행

제 2 장

모집단과 표본

2.1 모집단(Populations)과 연구단위(Study Units)

통계학의 목적 중 하나는 수집된 자료에서 얻어진 객관적 결론을 자료를 얻어낸 집단보다 더 큰 집단에 적용할 수 있도록 도와주는 것이다. 예를 들어 두 가지 혈압강하제 중 어느 것이 더 큰 효과가 있는지 조사하고자 할 때, 모든 고혈압 환자를 두 집단으로 나누어 두 가지 약물을 각각 투여한 후 혈압저하의 정도를 비교해야 할 것이다. 그러나 이것은 현실적으로 불가능하기 때문에 소수의 두 집단에 각기 투여한 후 이 결과를 비교할 수밖에 없다. 이 경우에 소수의 집단에서 얻어진 결과를 모든 고혈압환자에게 적용하기에는 무리가 있다. 이때 얻어진 결과를 적용하고자 하는 집단 전체(위의 예에서는 모든 고혈압환자)를 모집단이라 한다.

모집단의 정의는 "주어진 문제에 관해서 우리가 관심을 갖고 있는 모든 개체의 전 집합"이다. 이때의 개체를 연구단위(study unit)라 하며 위 예에서는 고혈압환자 개개인이 된다. 모집단 내에서 각각의 개체에 대하여 어떤 특성(변수)을 측정한다면 그 변수 값들의 집합을 하나의 모집단으로 생각할 수 있으며 이를 측정치의 모집단이라 한다.

모집단은 그 크기에 따라 유한모집단(finite population)과 무한모집단(infinite population)으로 나눌 수 있다. 모집단을 구성하는 단위가 한정되어 있으면 유한모집단이고 무한히 많이 있으면 무한모집단이다. 여기서 다시 한 번 강조하고자 하는 것은 모집단이란 연구단위의 전 집합이므로 모집단이란 연구단위로 구성된다는 점이다. 예를 들어 근위축증(myotonic dystrophy) 환자의 근육세포의 기능에 대해서 조사하고자 할 때 5명의 근위축증 환자에게 생검(biopsy)을 두 번 실시하여 두 개의 생검절편을 각기 3개로 나누고 각각에서 근육세포의 기능을 측정하였다면 모집단의 수는 30이 아니고 5이다. 왜냐하면 이 모집단의 연구단위는 환자이기 때문이다. 즉 한 연구단위에서 여러 번 측정을 한다 하더라도 모집단의 수는 늘어나지 않는다. 그러나 표본수를 증가시키려는 의도에서 이러한 오류를 범하는 경우가 흔히 있으므로 주의하여야 한다.

2.2 목표모집단(Target Populations)과 연구모집단(Study Populations)

연구를 시작하기 전에 반드시 모집단을 설정해야 하는데, 그 이유로는 두 가지를 들 수 있다.

첫째, 수집하려는 자료의 조사범위를 한정할 수 있다. 자료수집의 범위는 모집단에 한정하여야 한다. 성인의 평균혈압을 알고 싶은데 아동의 혈압을 측정할 필요는 없을 것이다. 따라서 모집단 설정시에는 6하원칙에 따라 분명하게 모집단을 정의해야 한다. 예를 들어, 한국 성인의 혈압분포를 조사하고자 할 때의 모집단은 "2000년 1월 1일 현재 20세 이상으로 대한민국 국적을 가진 사람"으로 정의할 수 있다.

둘째, 연구결과의 적용한계가 명확해진다. 위 예에서 조사된 결과는 20세 이상의 한국인에게만 적용할 수 있으며 미국인이나 일본인에게 그대로 적용할 수는 없다.

모집단이 정의되면 자료는 이 모집단에 한정하여 모집단 전부를 대상으로 수집해야 할 것이다. 그러나 실제 자료수집 과정에서 모집단 전부를 조사할 수 없는 경우가 많다. 앞의 예에서 설정된 모집단의 경우에도 현재 국내에 없거나 출타 중이거나 조사를 거부하는 등의 이유로 모집단의 일부에서만 자료를 수집하게 된다. 이때 연구결과를 적용하고자 하는 집단을 목표모집단(target population)이라 하고 목표모집단의 일부로서 실제 자료를 수집한 집단을 연구모집단(study population)이라 하며, 후자는 다음에 설명할 표본과 같은 뜻으로 사용된다. 연구모집단의 특성은 조사에서 제외된 집단으로 인해 목표모집단의 특성과 차이가 날 가능성이 많으므로 특히 조사에서 제외된 집단이 차지하는 몫이 클 경우 연구모집단에서 얻어진 결과를 목표모집단에 적용할 때 주의를 요한다.

2.3 표본(Samples)

모집단에서 자료를 수집하는 방법은 두 가지가 있다. 첫째, 센서스(census)로서 모집단의 모든 연구단위를 전부 조사하는 방법이다. 그러나 모집단의 규모가 클 경우 시간과 비용과 노력이 많이 들며 모집단의 특성이 시간의 흐름에 따라 변화하거나 모집단이 넓은 지역에 분포할 때는 전수조사가 현실적으로 불가능하다. 둘째, 모집단에서 표본을 추출하여 이 표본을 대상으로 자료를 수집하는 방법으로서 흔히 이 방법을 사용한다.

표본(sample)이란 모집단의 일부분으로서 확률표본(probability sample)과 비확률표본(non-probability sample)으로 나눌 수 있다. 확률표본은 모집단의 모든 연구단위가 표본으로 추출될 확률이 동일한 상황에서 추출된 연구단위로 이루어진 표본이다. 비확률표본은 모집단의 모든 연구단위가 표본으로 추출될 확률이 다른 상황에서 이루어진 표본이다. 이 두 표본 중 현대 통계학에서는 확률표본만을 사용하며 앞으로 이 책에서 표본이라 함은 확률표본을 뜻한다. 그 이유는 확률표본만이 모집단을 대표할 수 있으며 확률표본에서 얻어진 값인 표본통계량(statistic)으로부터 모집단의 값인 모수(parameter)를 추정할 수 있기 때문이다.

2.4 확률표본 추출방법(Probability Sampling)

2.4.1 단순 확률추출법(Simple random sampling)

단순 확률추출에서는 대개 확률수표(random number table)를 이용한다. 확률수표란 모집단의 연구단위를 같은 확률로 추출하기 편리하도록 작성된 표이다. 확률수표는 크기, 무게 등 모든 조건이 같은 공 1,000개의 표면에 000부터 999까지의 숫자를 기록한 후 이 공을 통 속에 넣고 잘 섞은 후 1개를 뽑아 그 표면의 숫자를 기록하고, 다시 그 공들을 통 속에 넣어 잘 섞은 후 공 1개를 추출하여 그 표면의 숫자를 기록하는 방법을 반복하여 작성한 표이다. 이처럼 확률수표 내의 숫자는 모두 같은 확률로 추출되었기 때문에 모든 모집단에서 확률표본을 미리 뽑아 이를 정리한 셈이 된다.

확률수표를 이용하여 단순 확률추출을 하는 순서는 다음과 같다.

첫째, 모집단을 구성하는 모든 연구단위의 목록을 작성하고 일련번호를 매긴다.

둘째, 확률수표의 읽을 방향을 결정한 후에 시작번호를 확률적으로 지정한다. 시작번호를 지정하는 방법은 여러 가지가 있으나 흔히 쓰는 방법은 눈을 감고 연필 끝으로 아무데나 찍어 이 지점부터 가장 가까운 숫자를 시작번호로 한다.

셋째, 시작번호로부터 숫자를 읽되 모집단의 크기가 두 자리수이면 두 자릿수씩, 세 자릿수이면 세 자릿수씩 미리 정해 놓은 방향에 따라 오른쪽 혹은 아래쪽으로 읽는다. 읽은 숫자가 모집단의 일련번호 내에 없으면 이를 버리고 일련번호 내에 있으면 그 숫자를 기록하여 정해진 표본수가 될 때까지 이를 계속한다. 이때 동일한 일련번호가 중복되어 추출되는 경우가 있는데, 두 번째 이후의 중복된 일련번호를 버리고 표본을 추출하면 중복을 허락하지 않은 표본(sample without replacement)이고 이를 버리지 않고 추출하면 중복을 허락한 표본(sample with replacement)이다. 중복을 허락한 표본은 무한모집단에서 추출한 셈이 되고, 중복을 허락하지 않은 표본은 유한모집단에서 추출한 셈이 되므로 이 두 표본은 그 특성이 다르며 일반적으로는 중복을 허락하지 않은 표본을 흔히 사용한다.

2.4.2 계통추출(Systematic sampling)

단순 확률추출은 연구단위 각각을 확률적으로 추출하는 방법이지만 계통추출은 목록을 작성한 뒤 그 목록의 일련번호에 따라 체계적으로 추출하는 방법이다. 단, 시작번호는 단순 확률추출과 같이 확률수표를 이용하여 추출한다. 예를 들어 연구단위가 200개인 모집단에서 5명을 추출하고자 한다면 40명당 1명씩을 추출하는 셈이 되므로 시작 일련번호는 40 이하의 숫자이어야 한다. 부표 1에서 눈을 감고 찍은 시작점이 우측으로 6번째 아래쪽으로 네 번째인 0이었다면 모집단 크기가 세 자릿수이므로 0부터 세 자릿수씩 읽으면 025, 290, 937, 670 … 이므로 025가 시작점이며 이후는 065, 105, 145, 185로 일련번호를 체계적으로 추출하는 방법이다.

2.4.3 기타 표본추출방법(More complex sampling schemes)

단순 확률추출이 가장 간단한 방법이지만 더 복잡한 추출법이 요구될 때가 있다. 첫째, 목록 등 표본 추출체계를 작성하기가 불가능하거나 너무 많은 비용이 소요될 때, 둘째, 모집단의 지역적 분포가 광범위 할 때, 셋째, 모집단이 특성이 아주 다른 소집단으로 구성되어 있을 때이다.

이 경우에 쓰는 추출법에는 층화추출(stratified sampling), 다단계 추출(multi-stage sampling), 그리고 집락추출(cluster sampling)이 있으며 이들을 단독으로 사용하거나 혹은 혼합하여 사용한다. 어떤 표본추출방법을 사용하든 표본추출의 기본원칙은 모집단을 구성하는 각 연구단위가 표본으로 뽑힐 확률이 동일하도록(equal probability selection method, epsem) 하는 데 있다.

1) 층화추출(stratified sampling)

층화추출은 성, 인종 등과 같은 특성에 따라 모집단을 하부집단으로 나누고 각 집단에서 단순 확률추출을 하는 방법이다. 모집단을 어떠한 기준에 따라 층화할 것인가는 어떤 변수가 가용한가와 변수의 중요도에 따라 결정된다. 예를 들면 임신중독증(toxaemia)의 발생률에 대해 연구할 때 흑인과 백인간에는 임신중독증의 발생률이 큰 차이가 있으므로 만약 표본의 인종구성이 모집단과 크게 차이가 나면 표본의 임신중독증 발생률이 모집단의 발생률과 크게 차이가 날 것이다. 이럴 때는 모집단을 인종에 따라 구분한 후 각 인종집단에서 같은 비율로 표본을 추출하면 표본의 인종구성이 모집단과 같아질 것이다.

2) 집락추출(cluster sampling)

집락추출의 표본추출 단위는 개인이 아닌 자연집단(natural group)으로 한다. 집락추출은 모집단이 넓게 퍼져 있어 개인 단위로 표본을 추출하는 것이 비현실적이거나 비용이 많이 들어 불가능할 때 자주 사용되는 방법이다. 예를 들어 전국 병원의 퇴원환자 명부를 이용하여 폐암 환자를 추출하고자 할 때, 환자를 단위로 단순 확률추출을 하는 것보다는 병원을 단위로 하여 확률추출한 후 추출된 병원의 환자를 표본으로 삼으면 저렴한 비용으로 연구를 수행할 수 있다.

지역사회 구성원을 대상으로 하는 연구(community survey)에서는 흔히 2단계 집락추출(two-stage cluster sampling)을 한다. 첫 단계에서는 지도상에 구획(block)을 만든 후 그 구획 중에 일부를 단순 확률추출한다. 두 번째 단계에서는 조사원이 추출된 지역에 방문하여 지역주민의 주소록을 확보한 후 이 중 일부를 확률추출한다.

집락추출은 개인단위의 명부를 마련하는 것이 현실적으로 불가능할 때 이용할 수 있다는 점과 비용을 절감할 수 있다는 등의 이점이 있다. 그러나 한 집락의 구성원들은 연구하려는 변수의 특성이 비슷할 가능성이 많으므로 구획을 나눌 때 가능한 이질적인 사람들로 한 구획이 구성되도록 하여야 한다. 예를 들어 추출된 구획의 구성원들의 사회경제적 지위가 거의 비슷하다면 많은 집락 중에 일부를 추출하기 때문에 다양한 사회경제적 지위를 가진 사람들로 구성된 모집단을 대표할 수 없는 표본이 될 위험성이 있다. 그러므로 이질적인 사람들로 집락이 구성될 수 있도록 해야 하며 집락 중의 어느 한 집락의 영향을 줄일 수 있도록 여러 개의 집락을 추출해야 한다.

2.5 비확률표본 추출방법(Nonprobability Sampling)

비확률추출은 임상연구 프로젝트에서 확률추출보다 실제적으로 더 자주 활용되는 표본 추출방법이다. 확률표본 추출이 사실상 불가능하거나 모집단을 정확하게 규정지을 수 없는 경우 또는 표본오차(sampling error)가 큰 문제가 되지 않거나 반드시 확률표본 추출을 해야 할 필요성이 없는 경우에는 비확률표본 추출방법을 쓰게 된다.

통계학적 유의성 검정이 확률추출을 기본전제로 하고 있기 때문에 비확률표본 추출을 통계적 추정의 근거로 삼기는 어렵다. 그러나 비확률 표본이 추출되었다고 생각되는 가상의 모집단과 목표 모집단이 큰 차이가 없다는 가정하에 제한적으로 사용되기도 한다. 비확률표본 추출방법 중 일반적으로 많이 활용되는 것은 연속추출, 편의추출, 판단추출 등이다.

2.5.1 연속추출(Consecutive sampling)

연속추출은 일정한 시간적 간격이나 대상자의 수를 정하여 놓고 연구자가 정한 기준에 맞는 조사가능한 사람 모두를 연속적으로 선정하는 방법이다. 연속추출은 기간이 너무 짧아서 계절적 요인이나 시간에 따른 변화들을 반영시키지 못할 때 문제가 발생할 수 있다. 예를 들면 8월 초부터 두 달 동안에 나타나는 상기도 호흡기질환에 대한 연구는 연중 발병하는 모든 바이러스성 질환을 대표할 수 없게 되므로 조사시점과 기간을 염두에 두어야 한다.

2.5.2 편의추출(Convenience sampling)

편의추출은 손쉽게 가용한 대상만을 선택하는 표본추출방법이다. 편의추출은 비용을 절감할 수 있는 이점 때문에 임상연구에서 광범위하게 사용된다. 예를 들면, 생리학적 연구에서 베타 차단제(beta blockade)가 심박수(heart rate)에 미치는 영향을 조사할 때 건강한 사람만을 대상으로 한다면 어떤 식으로 표본을 추출하든 그 결과에는 별 차이가 없을 것이다. 그 외에도 길을 가는 100명을 택해서 흡연량 조사를 한다든가, 가임 여성의 남아 선호도를 조사하기 위해 조사가 용이한 가장 근거리에 위치한 아파트 촌의 주부들을 조사한다든가 하는 것은 모두 편의추출 방법에 의한 것이다. 그러나 이 방법으로 얻어진 표본은 모집단을 적절히 대표하지 못할 가능성이 많다.

2.5.3 판단추출(Judgmental sampling)

판단추출은 연구의 성격에 가장 적절하다고 판단되는 접근 가능한 사람들을 임의로 선정하는 표본추출방법이다. 따라서 판단추출은 모집단에 대한 연구자의 사전지식에 바탕을 두며, 특히 연구계획의 초기단계에서 질문의 적용 가능성과 조사도구의 타당성 등을 검토하기 위하여 많이 사용되며 사전검사(pre-test)를 위해 쓰이기도 한다. 판단추출은 편의추출과 유사하며, 따라서 편의추출과 유사한 단점을 갖는다. 예를 들면 지방제한식이(fatcon-trolled diet)에 관한 소책자의 효과에 대한 연구를 수행할 때 연구자는 조사에 응할 것으로 생각되는 환자들 중에서 표본을 선정하게 될 것이다. 동기가 부여된(well-motived) 환자들을 대상으로 한 연구가 때로는 효과적일 수 있겠으나, 이 결과를 다른 환자들에게 일반화하여 적용하는 것은 매우 위험한 일이다.

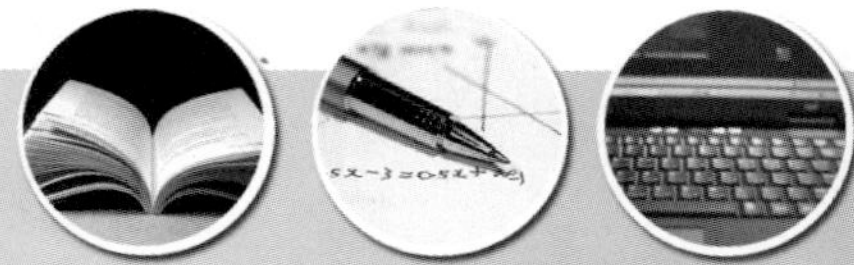

제 3 장

자료수집(Data Collection)

앞장에서는 모집단을 설정하고 표본을 추출하는 방법에 대해서 설명하였으며, 이 장에서는 표본에서 어떤 자료를 어떻게 수집하는지 그 방법을 설명하고자 한다. 자료수집방법은 그 자료를 이용할 사람과 필요로 하는 정보에 따라 달라져야 한다. 왜냐하면 어떤 자료를 수집하였는가 하는 것이 나중에 얻을 수 있는 정보에 일차적인 영향을 주기 때문이다.

3.1 변수(Variables)

어떤 자료를 수집하느냐 하는 것은 어떤 변수를 측정할 것이냐 하는 것과 같다. 사물의 특성 중 대부분은 개체에 따라 다르다. 이런 특성을 변수라 하고, 예로는 체중, 혈압, 나이 등이 있다. 이에 반하여 개체에 따라 달라지지 않고 항상 같은 특성을 상수(constant)라 하며, 예로는 사람의 손가락 수, 눈, 코, 입의 수 등이 있다. 어떤 변수는 한 개체에서도 시간이나 장소에 따라 변화하기 때문에 측정조건을 일정하게 하여야 하며 예로는 혈압이 있다.

3.1.1 연속변수(Continuous variables)와 이산변수(Discrete variables)

변수를 측정하면 그 값이 일정하지 않고 개체에 따라 변화한다. 이러한 값들의 차이가 우연요인(chance factor)의 결과로 일어날 때 그 변수를 확률변수(random variable)라 한다. 즉, 확률표본에서 측정된 변수는 확률변수이다. 확률변수는 연속 확률변수와 이산 확률변수로 구분할 수 있다.

연속변수란 어떤 구간 내에서 취할 수 있는 값이 무한히 많은 변수, 즉 구간 내 임의의 모든 값을 취할 수 있는 변수이다. 예로는 신장(170.3cm), 체중(64.5kg), 혈압(120.5mmHg) 등이 있다. 연속변수는 측정도구의 정밀성이 측정값의 정확성에 크게 영향을 준다.

이산변수란 어떤 구간 내에서 취할 수 있는 값이 한정되어 있는 변수로서 대개 정수(whole number)로 측정된다. 예로는 입원환자 수, 적혈구 수, 가구원 수 등이 있다. 가구원 수는 2, 3, 4,…와 같이 정수로 측정되지 3.45, 4.5 등과 같이 측정될 수는 없다.

3.1.2 독립변수(Independent variables)와 종속변수(Dependent variables)

두 변수(X, Y)가 있을 때 한 변수(X)가 다른 변수(Y)에 시간적으로나 논리적으로 선행하면서 그 변수(X)의 변화가 다른 변수(Y)의 변화에 영향을 미칠 수 있다. 여기서 영향을 미치는 변수를 독립변수(independent variable), 영향을 받는 변수를 종속변수(dependent variable)라 한다. 교육수준에 따라 월평균 소득에 차이가 있다면 교육수준이 독립변수가 되고, 월평균 소득은 종속변수가 된다.

3.2 측정도구(Instruments for Measuring Data)

변수를 측정하는 도구에는 세 가지가 있다.

첫째는 기구(apparatus)를 이용하는 방법으로서, 예로는 체중계, 체온계, 전자혈압계, 흡광광도계(spectrophotometer) 등이 있다.

둘째는 사람인데 기구의 도움을 거의 받지 않고 측정하는 방법으로서 환자 진찰시의 문진, 시진, 촉진이 예가 된다.

셋째는 위 두 방법을 혼합하여 사용하는 방법으로 X-선 사진을 판독하는 것이 예가 된다.

3.3 변수의 측정척도(Scales of Measurement)

사람의 키를 170cm, 180cm 등으로 표현하는데, 이는 cm 단위로 눈금이 표시된 자 혹은 척도(scale)를 이용하여 측정한 결과이다. 키란 인간의 특성 중 하나이며, 이처럼 사물의 특성을 측정할 때는 여러 가지 척도를 이용하는데 이러한 척도는 크게 네 가지로 구분된다.

3.3.1 명목척도(Nominal scale)

명목척도는 대상을 몇 개의 상호 배타적인 범주(category)로 나누는 것으로 단지 분류적인 개념만을 내포한다. 각 범주 사이에 특별히 어떤 관계가 있을 필요는 없으며 측정값은 양(量)적인 의미를 갖지 않는다. 예로는 출생지역, 성(sex), 사망원인 등이 있다.

측정값간의 산술적인 관계는 '같다' 혹은 '다르다'의 관계만 성립한다.

3.3.2 서열척도(Ordinal scale)

서열척도는 명목척도의 속성에 서열적인 의미가 부가된 것으로 명목척도보다 상위수준의 척도이다. 즉 명목척도에서는 각 범주 사이에 어떤 관계가 없었으나 서열척도는 각 범주 사이에 서열적인 관계가 있다. 예로는 사회계층, 자궁암의 단계(stage), 출산 후 신생아 건강상태의 수준을 평가하는 아프가 점수(Apgar score) 등이 있다.

측정값간의 산술적인 관계는 '같다 혹은 다르다'와 '크다 혹은 작다'의 관계가 성립한다.

3.3.3 간격척도(Interval scale)

간격척도는 측정대상을 서열화할 수 있을 뿐만 아니라 측정값간의 간격(차이)을 알 수 있으므로 서열척도보다 상위수준의 척도이다. 간격을 알 수 있는 이유는 정해진 단위간격이 있기 때문이다. 그러나 이 척도로 측정된 값에는 진정한 0(zero)의 개념이 없다. 즉 측정값이 0이라 하더라도 아무것도 없다는 뜻은 아니다. 예를 들어 체온이 37℃면 36℃보다 1℃ 높고 38℃보다는 1℃가 낮다. 그러나 36℃가 12℃보다 3배나 온도가 높은 것은 아니며 0℃는 체온이 없다는 뜻이 아니다. 온도 외에 지능지수(I.Q.)도 간격척도로 측정된다.

측정값간의 산술적인 관계는 서열척도에서 성립하는 관계 외에 상수(constant)의 더하기, 빼기가 가능하다.

3.3.4 비척도(Ratio scale)

비척도는 간격척도의 모든 특성 외에 진정한 0(zero)의 개념을 포함하므로 가장 높은 수준의 척도이다. 예로는 신장, 체중, 혈압, 적혈구 수 등이 있다. 신장 180cm는 90cm보다 90 cm가 크며 또 2배나 크다. 신장 0cm는 신장이 없으니 사람이 없다는 의미가 될 것이다.

측정값간에 모든 산술적인 계산이 가능하며 두 측정값의 비(ratio)가 의미 있는 값이다(간격척도로 측정하였을 때는 의미가 없다).

모든 변수는 이 네 가지 척도 중 하나를 이용하여 측정되며 어떤 척도에 의해서 측정되었는가에 따라 앞으로 공부할 여러 가지 통계분석 방법 중 어떤 방법을 사용할 것이냐 하는 것이 결정된다. 간격척도나 비척도와 같이 높은 수준의 척도로 측정된 변수는 언제든지 서열척도나 명목척도로 변환시켜 측정할 수 있다. 따라서 측정시에 가능한 높은 수준의 척도를 사용하는 것이 좋으나 비용이 더 많이 든다는 단점이 있다.

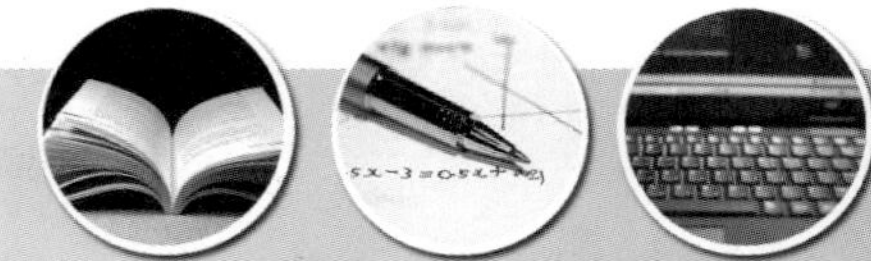

제 4 장

기술통계(Descriptive Statistics)

기술통계는 수집된 자료를 요약하여 표(table)나 도표(graph)로 나타내거나 수량적인 계산을 통하여 자료 하나하나를 일일이 살펴보지 않더라도 자료가 지니고 있는 뜻을 쉽게 알아볼 수 있도록 하는 방법이다.

4.1 표(Tables)

어느 집단의 조사연구에서 얻어진 자료를 단순히 모아 놓아서는 그 자료가 어떠한 빈도나 양상을 보이는지, 그리고 어떠한 범위 안에 속해 있는지 그 특성을 쉽게 파악할 수가 없다. 자료수집을 통해서 얻어진 자료가 무엇인가를 알 수 있도록 하기 위해서는 변화의 형태를 명확하게 제시할 수 있도록 구성하여야 한다. 즉, 자료의 빈도, 그 빈도가 이루는 모양(shape), 그리고 빈도의 규칙성과 경향을 제시할 수 있는 표가 주어질 때 그 자료가 갖는 특성을 이해할 수가 있게 된다. 정확한 분석방법은 자료의 특성을 잘 이해할 수 있을 때 비로소 결정할 수 있다.

4.1.1 표의 작성 원칙

표의 형태는 자료의 복잡성의 정도나 연구자가 의도하고자 하는 목적에 따라서 결정된다. 표를 작성하는 데 있어 절대적인 원칙이 있는 것은 아니지만, 다음과 같은 원칙들은 반드시 지켜져야 한다.

첫째, 표는 간단해서 쉽게 이해할 수 있어야 한다. 둘째, 제목은 가능한 짧고 분명하여 표에서 나타내고자 하는 바를 알 수 있도록 해야 한다. 셋째, 측정단위를 나타내어야 한다. 넷째, 각 줄과 열의 라벨(label)을 간결하게 표시해야 한다. 다섯째, 필요할 때는 합계(total)를 표시해야 한다. 여섯째, 부호(code), 약어(abbreviation), 그리고 기호(symbol)는 각주에 설명되어져야 한다. 일곱째, 만약 제시하려고 하는 자료가 자신의 것이 아니라 인용된 것인 경우 그 자료의 출처(source)를 명기하여야 한다.

4.1.2 표의 작성

[표 4-1]은 성인여자 50명의 혈청알부민 값을 나타낸 것이다. [표 4-1]에서 50명의 측정값들은 50명의 혈청알부민 값에 대한 뜻을 이해하는 데 별 도움을 주지 못한다. 이 자료에서 최소값과 최대값은 얼마인지, 그리고 가장 많은 빈도를 보이는 값은 어느 범위에 속하는지 등의 위 자료가 갖는 특성을 이해할 수 있도록 자료를 표현해야 할 것이다.

[표 4-1] 성인여자 50명의 혈청알부민 값 (단위 : g/ℓ)

42	41	42	44	44	36	38	41	42	44
42	39	49	40	45	32	34	43	37	39
41	39	48	42	43	33	43	35	32	34
39	35	43	44	47	40	39	42	41	46
37	49	41	39	43	42	47	48	51	52

자료의 특성을 이해하기 위한 첫 단계는 크기순서표(array)를 작성하는 것이다. 크기순서표란 통계자료로부터 측정값의 크기 순서대로 정리한 표를 말한다.

[표 4-2]의 크기순서표를 보면 50명의 혈청알부민 값의 최소값은 32g/ℓ이고 최대값은 52g/ℓ이며, 따라서 위 자료의 범위(range)는 32~52g/ℓ임을 알 수 있다.

[표 4-2] 성인여자 50명의 혈청알부민 크기순서표 (단위 : g/ℓ)

32	32	33	34	34	35	35	36	37	37
38	39	39	39	39	39	39	40	40	41
41	41	41	41	42	42	42	42	42	42
42	43	43	43	43	43	44	44	44	44
45	46	47	47	48	48	49	49	51	52

그러나 이 통계량만으로는 이 자료의 뜻을 이해하는 데 부족하다. 즉 최소값과 최대값 사이에 어떤 값이 얼마나 많이 존재하며, 또 측정값들이 이루는 모양 또는 빈도의 규칙성이 어떠한지를 이해시켜 줄 수 있는 새로운 표가 제시되어야 한다. 이러한 요구를 충족시켜 줄 수 있는 표가 도수분포표이다. 도수분포표는 자료를 통계적으로 분석함에 있어 가장 먼저 검토해 보아야 하는 것으로 기초적이면서도 중요하다.

4.1.3 도수분포표(Frequency distribution)

도수분포표를 통해 알 수 있는 것은, 첫째, 측정값의 최소값이 있는 최소급과 최대값이 포함되어 있는 최대급을 알 수 있고, 둘째, 측정값의 범위(range)를 알 수 있고, 셋째, 각 급별 빈도와 빈도가 가장 높은 급과 가장 낮은 급을 알 수 있고, 넷째, 각 급의 빈도로 이루어지는 분포의 모양을 알 수 있다. 다음은 도수분포표 작성시 고려해야 할 몇 가지 개념에 대하여 살펴보기로 한다.

1) 급간격(class interval)과 도수(frequency)

도수분포표를 작성할 때 가장 먼저 고려해야 할 것은 각 변수의 범주별로 도수를 파악하는 것이다. 각 변수가 갖는 범주의 수, 즉 변수값의 수가 제한되어 있는 이산변수는 범주별로 측정값의 수를 세어서 도수분포표를 만들 수 있지만, 변수값의 수가 무한한 연속변수의 경우에는 전체 값의 수를 일일이 셀 수 없다. 따라서 연속변수의 경우에는 우선 전체 변수값을 몇 개의 범주로 나눈 다음 각각의 범주에 해당하는 측정값의 사례가 몇 개인지 세어야 한다.

예를 들어 A학교 500명 학생들의 통계학 시험성적이 42점에서 98점까지의 분포를 나타내었다고 가정하자. 500명의 학생들의 점수분포를 알아보고자 할 때, 42점에서 98점까지 각 점수에 몇 명이 해당되는가를 보는 것은 500명 학생들의 성적분포나 경향을 이해하는 데 별로 도움을 주지 못할 것이다. 오히려 점수를 일정한 간격, 예를 들어 5점간격으로 등급을 주고 각 등급에 몇 명의 학생이 포함되는가를 보여주는 것이 보다 효과적일 것이다. 여기서 일정한 간격을 급간격(class interval)이라 하고 각 등급에 속하는 학생들의 수를 도수 혹은 빈도(frequency)라 한다.

그렇다면 급간격은 어떻게 설정하는가? 급간격의 가장 일반적인 형태는 2, 3, 5, 10, 20 등으로 측정값의 범위에 따라 급의 수가 10~20개 이내가 되도록 급간격을 설정하게 되는데, 위의 예에서 측정값의 범위가 42에서 98이므로 급간격을 일정하게 5나 10으로 하는 것이 바람직하다고 할 수 있다.

그러나 급간격을 반드시 일정하게 해야 한다는 것은 아니다. 측정값의 특성에 따라서 부등간격(not equal interval)을 사용할 수 있다(예 : 1,000명당 영아사망자 수를 조사한 경우 급간격을 1시간 미만, 1~24시간 미만, 1일, 2~6일, 7~28일 등의 부등간격을 사용할 수 있다).

2) 급간격의 실제 한계(exact limit of class interval)

급간격을 설정할 때 주의할 점은 실제 한계를 아는 것이다. 예를 들면 10이라는 점수는 실제로는 9.5에서 10.5까지를 의미한다. 따라서 10점에서 14점까지의 간격은 사실상 9.5에서 14.5까지를 포함하므로 상한값에서 하한값을 뺀 4(14−10=4)가 아니라 실제 상한값 14.5에서 실제 하한값 9.5를 뺀 5가 된다(그림 4−1).

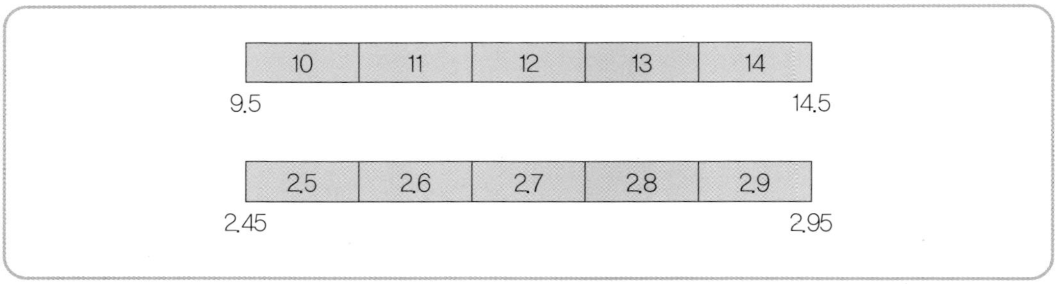

[그림 4−1] 급간격의 실제 한계

3) 도수분포표의 작성

다음은 위의 통계자료로부터 도수분포표를 작성해 보기로 한다.

첫째, 급의 수를 정해야 하는데, 측정값의 범위가 52−32=20이고 관찰수가 50명이므로 급간격을 3~4로 하고 급의 수를 5~6개로 하는 것이 적당하다. 따라서 급의 수를 6개로 하고 급간격을 4로 하여 도수분포표를 작성한다.

다음은 첫 번째 급의 하한값을 정해야 하는데, 첫 번째 급의 하한값은 일반적으로 측정값의 최소값으로 하지 않고 최소값보다 작은 값을 택한다. 여기서는 최소값이 32이므로 첫 번째 급의 하한값을 30으로 한다. 급간격을 설정할 때 유의해야 할 점은, 급간격은 측정값의 최소값으로부터 최대값까지 연속되어 있어야 하며, 모든 측정값들이 급들의 어느 한 곳에는 반드시 속해야 하며, 임의의 측정값이 서로 이웃하는 두 급에 동시에 포함되는 일이 없도록 해야 한다는 점이다.

도수분포표의 급이 모두 정해졌으므로 크기순서표로부터 측정값 하나 하나의 크기에 따라 속하는 급에 빈도를 표시하고, 이 자료로부터 제목, 형식 등을 갖추어 도수분포표를 작성한다.

[표 4-3] 혈청알부민 값의 도수분포표

혈청알부민(g/ℓ)	도수(%)
30~33	3 (6)
34~37	7 (14)
38~41	14 (28)
42~45	17 (34)
46~49	7 (14)
50~53	2 (4)
계	50 (100)

[표 4-3]의 도수분포표를 통해서 42~45의 급이 가장 많은 빈도를 보이고 있으며, 전체 관찰자의 62% 가량이 38~45의 범위에 존재함을 알 수 있다.

4.2 도표(Graphs)

도표는 통계자료가 지니고 있는 뜻을 시각적으로 보고 이해할 수 있는 자료분석의 한 표현 방법이다. 크기순서표(측정값을 최소값에서 최대값까지 순서대로 나열해 놓은 표)나 도수분포표에서 쉽게 이해할 수 없는 통계자료의 뜻도 적절한 도표를 통해 쉽게 표현할 수 있다.

통계자료를 분석하는 데 이용할 수 있는 도표는 많으나 자주 쓰이는 것들은 다음과 같다.

4.2.1 점선도표(Frequency polygon)

점선도표는 평면의 직교좌표를 이용하여 X축에는 변수의 측정값을 표시하고 Y축에는 측정값의 빈도(도수)를 점으로 표시한 후 이 점들을 이어 빈도의 크기로 이루어지는 곡선의 모양을 볼 수 있게 하는 도표이다. 특히 점선도표는 시계열적으로 변화하는 값이나 순서에 따라 변화하는 값을 측정하였을 때 측정값의 변화 경향(trend)을 시각적으로 쉽게 읽는 데 적절한 도표이다. 예를 들면 연령의 변화에 따른 혈압, 혈색소치의 변화를 보는 데 점선도표가 적절하다. 아래 그림은 A반 학생들의 통계학 점수에 대한 점선도표를 작성한 것이다(그림 4-2).

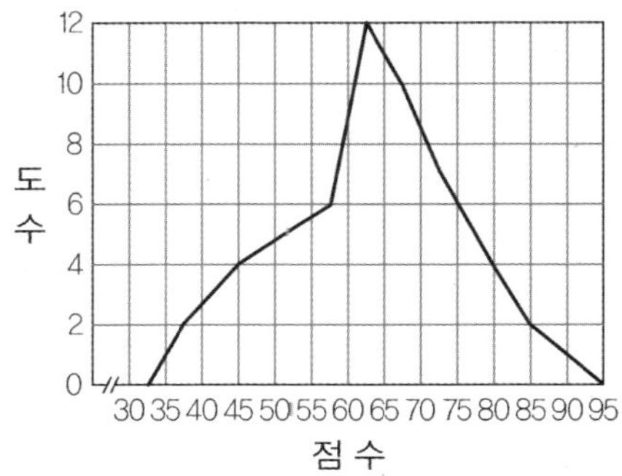

[그림 4-2] A반 학생들의 통계학 점수

4.2.2 막대도표(Bar chart)

막대도표는 평면의 직교좌표를 이용하여 변수의 측정값을 한 축에 표시하고 다른 축에 막대 또는 선으로 측정값의 빈도의 크기를 표시하여 빈도의 크기로 이루어지는 모양을 쉽게 이해할 수 있게 한 도표이다(그림 4-3). 막대도표는 변수가 명목변수일 때 사용하며 막대도표를 그릴 때는 변수값들을 서열화시킬 필요가 없기 때문에 변수값들을 어디에라도 위치시킬 수 있다. 각 변수값은 같은 간격으로 배열하는 것이 보통이며, 막대의 폭은 자유롭게 결정할 수 있다.

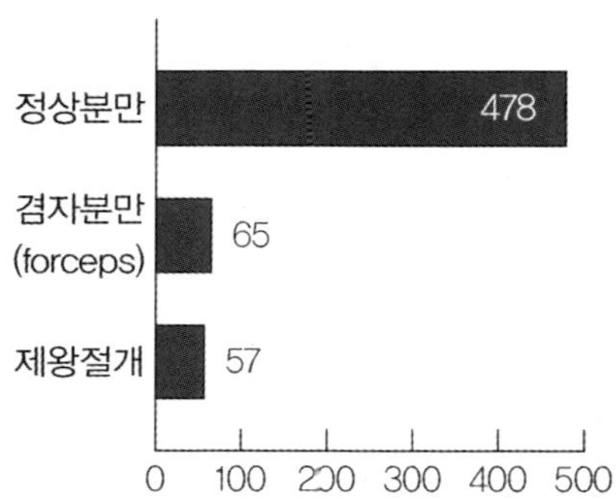

[그림 4-3] 출생아의 분만형태

4.2.3 히스토그램(Histogram)

간격변수(연속변수)를 범주화시켜 각 범주별로 빈도를 비교할 때는 히스토그램을 작성한다. 막대도표와 다른 점은 변수값이 서열화되어 있기 때문에 막대도표에서처럼 순서가 바뀌어서는 안되며, 막대들끼리 간격을 붙여서 그려야 한다.

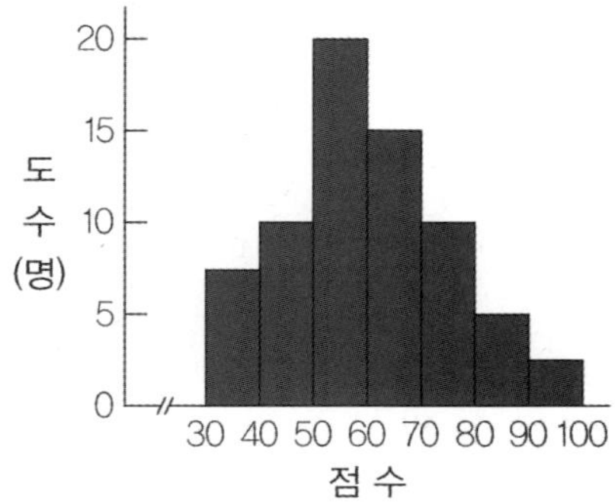

[그림 4-4] B반 학생들의 통계학 시험 점수의 분포

4.2.4 원도표(Pie chart)

원도표는 원의 중심으로부터 일정 각도 속에 포함되는 면적을 이용하여 변수의 측정값의 크기를 표시하는 도표로서 전체 중의 일부를 표현하는 데 적합하며, 변수값을 서열화시킬 필요가 없는 명목변수에 주로 이용한다(그림 4-5). 원도표를 작성할 때 주의할 점은 한 원을 많은 부분으로 나누어 표시하면 작은 부분은 면적의 크기를 비교하기 어렵기 때문에 이를 고려하여 작성해야 한다.

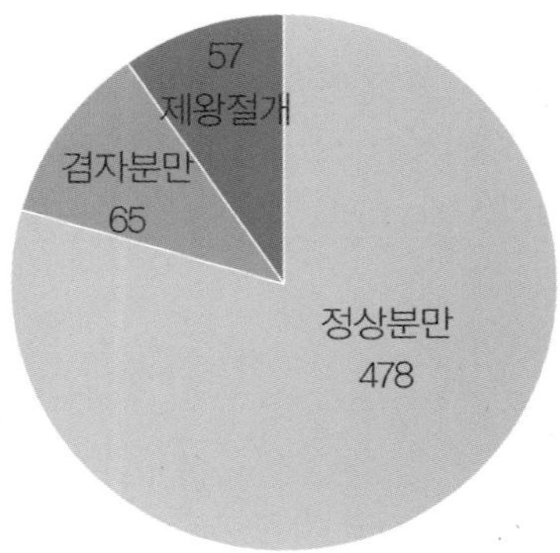

[그림 4-5] 출생아의 분만형태

4.2.5 누적도수 도표(Cumulative plot)

누적도수 도표는 도수의 누적된 값을 Y축에 표시하는 도표이다(그림 4-6). X축에 개별 관

측값이 위치하고 Y축에는 누적도수 또는 누적비율이 위치한다. 누적도수는 개별 관측값의 누적된 도수가 얼마인가를 제시해 주며, 누적비율은 개별 관측값이 그 집단에서 대략 어느 정도의 위치에 있는가를 파악할 수 있도록 해 준다.

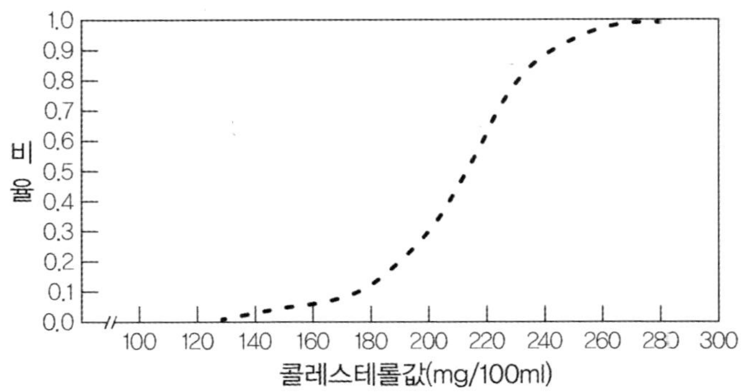

[그림 4-6] 한국 성인의 콜레스테롤값의 누적도수비율

4.2.6 상관도표(Scatter plot or scatter diagram)

상관도표는 간격척도 이상으로 측정된 두 변수의 관계를 설명하는 데 효과적인 도표이다(그림 4-7). 상관도표상의 각 점은 각 개체에서 측정된 두 변수의 측정값을 동시에 나타내 주며 점이 위치한 모양을 통해 두 변수간의 상관성을 알 수 있다.

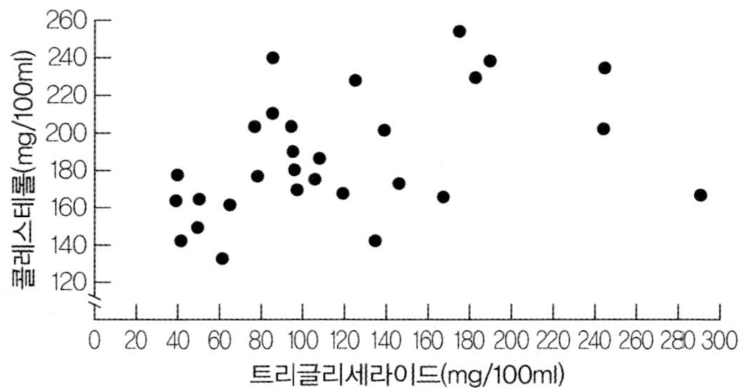

[그림 4-7] 트리글리세라이드와 콜레스테롤의 관계

4.2.7 수목도표(Tree diagram)

수목도표는 어떠한 결과(outcome)가 일어나는 일련의 과정을 나타내는 데 도움을 준다. [그림 4-8]은 심근경색증(myocardial infarction)으로 인해 나타날 수 있는 일련의 결과를 보여 주고 있다. 수목도표는 동일한 해석을 문장으로 표현하는 것보다 이해하기 쉽다는 점에서 유용하게 활용될 수 있다.

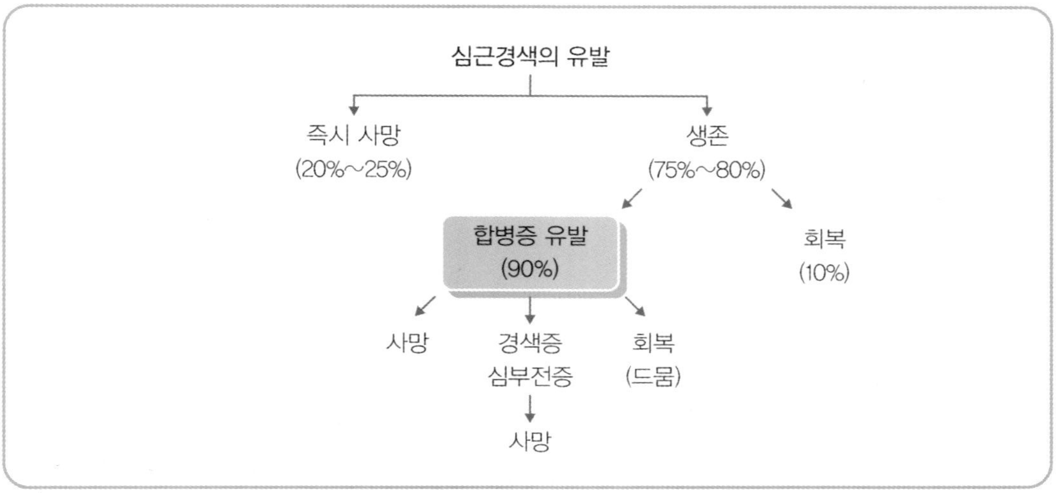

[그림 4-8] 심근경색증의 유발에서 사망까지의 과정

4.3 측정자료에 적합한 표와 도표

4.3.1 명목자료와 서열자료에 적절한 표와 도표 (Tables and graphs for nominal and ordinal data)

명목척도나 서열척도로 측정된 자료를 나타내는 가장 단순한 방법은 표의 한 쪽에는 범주(category)를, 다른 쪽에는 관측값의 도수나 백분율을 나열하는 것이다. [표 4-4]는 사무직 근로자 100명의 흡연여부를 조사하여 나타낸 것이다.

[표 4-4] 사무직 근로자 100명의 흡연율

	명	(%)
흡 연	38	(38)
비흡연	62	(62)
계	100	(100)

그런데 우리는 위의 표처럼 한 가지의 명목자료나 서열자료에 대한 도수를 표현하기보다는 두 가지 이상의 명목자료나 서열자료를 표현하게 될 때가 많다. 이처럼 두 가지 이상의 명목자료나 서열자료로 구성된 자료를 제시하여 주는 표를 분할표(contingency table)라고 한다.

분할표는 작성하기가 쉽고 해석하기가 쉬워 널리 활용된다. 분할표를 작성하는 첫 번째 단계는 표에 제시할 범주들을 나열하는 것이다. 범주들이 나열되면 각 범주에 해당되는 도수를 기록한다. 예를 들어 설명해 보기로 하자. 사무직 근로자 100명과 생산직 근로자 100명의 흡연여부를 조사한 결과 사무직은 38명, 생산직은 49명이 흡연하는 것으로 조사되었다. 이를 분할표로 만들면 [표 4-5]와 같다.

[표 4-5] 직종에 따른 흡연율 단위 : 명(%)

흡연여부	직 종	
	사무직	생산직
흡 연	38 (38)	49 (49)
비 흡 연	62 (62)	51 (51)
계	100 (100)	100 (100)

분할표에서 제시하려는 변수의 위치는 전체적인 모양을 고려해야 한다. 한 축에는 직종을 사무직과 생산직으로 구분하고 다른 축에 흡연과 비흡연으로 범주를 구분한 다음 각 칸(cell)에 해당되는 도수를 기록한다. 여기서 칸이란 각 범주들이 교차하여 만나는 곳으로 칸의 수는 '가로축의 범주의 수 × 세로 축의 범주의 수'가 된다. 분할표에서는 각 칸에 해당되는 도수를 기록하고 백분율(%)을 도수 옆의 괄호 안에 제시해 준다.

명목자료나 서열자료를 도표로 작성하려고 할 때, 가장 많이 활용되는 것은 막대도표(bar chart)이다. 막대도표에서는 도수나 퍼센트를 막대의 크기로 제시해 준다.

명목자료나 서열자료의 특성을 표현해 줄 수 있는 그 외의 도표로 원도표(pie chart)나 픽토그래프(pictograph) 등이 신문, 잡지 그리고 광고 판촉물 등에서 사용되고 있지만, 임상연구에서 명목자료를 표현할 때에는 막대도표가 가장 효과적인 표현방법이다.

4.3.2 수량자료에 적절한 표와 도표(Tables and graphs for numerical data)

수량자료는 다양한 방법으로 표현할 수 있는데, 일반적으로 많이 사용하는 표는 도수분포표이고, 도표로는 히스토그램, 점선도표 등이다. 도수분포표에 대한 작성원칙은 앞에서 다루었기 때문에 여기선 생략하기로 하고 도표에 대해서만 간략하게 보기로 한다.

도표를 작성하는 첫 번째 단계는 도수분포표를 작성한 후 이를 토대로 연구자의 의도에 맞는 도표를 선정, 작성하는 것이다. 우선 히스토그램은 X축에 측정변수(연속변수)를 범주화시켜 나타내고 Y축에 관찰값(도수, 백분율, 측정값 등)을 표시한다. 주의할 점은 각 범주간의 간격이 같아야 하고 눈금의 시작점을 0부터 시작해야 한다.

점선도표는 히스토그램과 마찬가지로 X축의 측정변수에 해당되는 관찰값을 Y축의 눈금에 맞춘 다음 이를 연결한 선 도표(line graph)이다. 점선도표 역시 히스토그램과 마찬가지로 측정변수간의 간격은 일정해야 하며 눈금을 0부터 시작해야 한다. 점선도표는 측정변수의 변화에 따른 관찰값의 경향(trend)을 파악하는 데 유용하게 활용된다.

4.3.3 두 가지 자료간의 관련성을 표현하는 데 적합한 도표

보건의료 분야에서 대부분의 연구는 한 가지의 특성을 측정하기보다는 두 가지 특성간의 관계를 표현해 주는 도표를 흔히 사용한다. 그러나 두 개의 변수(자료)가 모두 명목변수일 경우에는 도표로 제시할 수 없으며 최소한 개 이상의 자료는 양적 변수이어야 한다. 자료 중 하나는 명목자료로 되어 있고 다른 하나는 양적 자료로 되어 있을 때, 작성 가능한 도표는 [그림 4-9]와 같은 점도표(dot plot)이다. 이 그림에서 점(·; dot)은 측정변수에 해당하는 관찰값으로 점의 개수를 세면 관찰값의 도수를 파악할 수 있다.

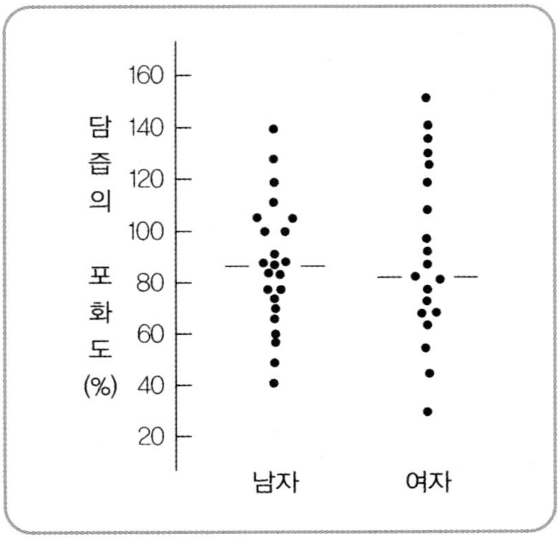

[그림 4-9] 성별 담즙의 포화도

두 개의 자료가 양적 변수일 때 두 자료간의 상관성을 표현하는 데 흔히 사용하는 도표는 상관도표이다. 상관도표는 X축, Y축에 각각 두 자료의 눈금을 정하여 놓고 서로 해당되는 값을 점(·)으로 표현한다. 상관도표는 두 자료간의 상관관계를 파악하는 데 적절하며, 선행하는 자료에 의해 발생하는 결과를 예측할 수 있도록 해 줄 수 있는 장점도 갖고 있다. 예를 들어 흡연량이 평균수명과 어떠한 상관성을 보이는가를 알아보려면 X축에 흡연개피수를, Y축에 평균수명을 설정하고 이 두 자료간의 상관성을 볼 수 있다. 상관성의 정도에 대해서는 상관분석(제11장)에서 다루므로 여기서는 생략하기로 한다.

4.4 잘못된 표와 도표의 예

오늘날 보고되는 많은 학술논문들은 연구자의 의도에 따라 다양한 도표로 자료를 표현하고 있다. 특히 자연과학 저서들은 일반 저서보다 연구 성격상 시각적 표현의 필요성이 높기 때문에 도표를 많이 활용하고 있다. 그러나 표나 도표를 사용하고 작성하는 과정에서 여러 가지 문제점이 야기되고 있는데, 대부분은 연구자들이 의욕적으로 자신의 자료를 표현하려 하는 데서 발생하게 된다.

이러한 결과는 읽는 이로 하여금 저자가 의도하는 내용을 올바로 파악하는 데에 많은 시간을 소요하게 할뿐만 아니라, 오히려 표나 도표가 복잡하고 난해하여 연구자가 의도하였던 바를 제대로 표현하지 못하게 된다. 이러한 경우 우리는 중요한 자료나 정보를 놓치거나 잘못 이해하게 된다. 표나 도표를 작성하는 목적은 독자로 하여금 측정자료를 이해시키고 머리에 남을 수 있도록 정보를 간결하게 표현해 주기 위함이다. 틀리기 쉬운 도표를 예를 들어 설명해 보기로 한다.

4.4.1 눈금의 시작점(0 point)

[그림 4-10(a)]를 보면 '가' 약에 의한 치료수나 '나' 약에 의한 치료수가 수치상으로 비슷한 것으로 보이나 [그림 4-10(b)]를 보면 '가' 약에 의한 치료수는 '나' 약에 의한 치료수에 비해 약 1/3 정도인 것으로 보인다.

이 두 막대도표는 같은 통계자료를 가지고 그린 것이다. 같은 자료로부터 그린 두 도표가 무엇 때문에 서로 다르게 보일까? 이 두 도표를 잘 비교해 보면 [그림 4-10(a)]는 측정값의

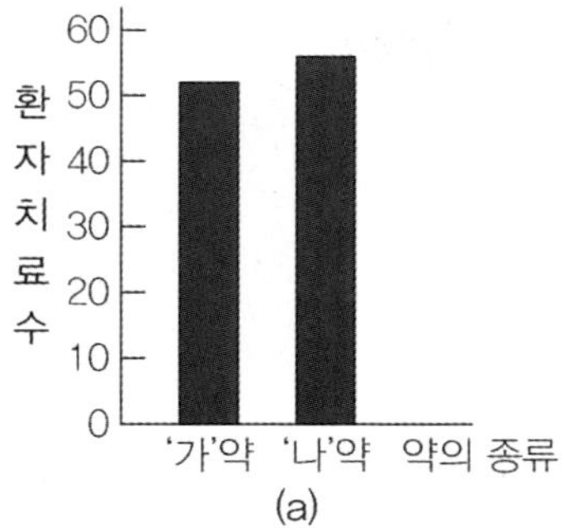

[그림 4-10] '가' 약과 '나' 약에 의한 치료수

빈도를 표시하는 Y축의 눈금이 0부터 시작하였으나, [그림 4-10(b)]는 Y축의 눈금을 50부터 시작하였다. 막대도표나 점선도표를 그릴 때 측정값의 빈도를 표시하는 Y축의 눈금은 반드시 0부터 시작해야 한다.

Y축의 측정값이 매우 큰 경우 Y축을 0부터 시작하게 되면 도표가 지나치게 커지게 되므로 적절히 표현하기 곤란해진다. 예를 들면 암으로 사망한 사람수의 변화를 10년 간격으로 표현하고자 할 때, 1950년에 암으로 인한 사망자가 200,000명이었고 1960년에는 270,000명, 1970년에는 330,000명, 그리고 1980년에는 370,000명이었다면 Y축의 단위(사망자수)를 1,000명으로 한다 하더라도 200부터 400까지를 Y축에 나타내어야 한다.

이처럼 Y축에 0점을 포함하면서 동시에 변화양상을 정확하게 표현하려면 Y축이 너무 커지

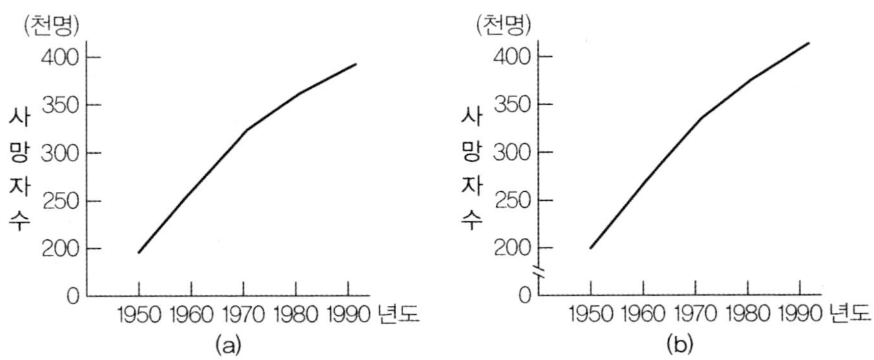

[그림 4-11] 연도별 사망자 수

게 되므로 0점을 무시하고 그리는 경우가 가끔 있다. 그러나 이는 잘못된 표현방법으로서 이 때는 Y축을 절단하여 눈금을 설정하면 이러한 문제점을 해결할 수 있다. 이와 같이 0을 무시한 채 도표나 표를 작성하게 됨에 따라 발생하는 오류를 '0점 은폐(suppression of zero)'라고 한다. 아래의 그림에서 왼쪽은 이러한 오류의 예를 보여 주는 그림이고 오른쪽은 이러한 오류를 옳게 수정하여 작성한 것이다.

4.4.2 눈금의 크기

틀리기 쉬운 도표의 또 하나의 예는 눈금의 크기(scale)를 확대하거나 혹은 축소시킴으로써 발생하는 경우이다. 예를 들면, 연구자가 흡연자 집단과 비흡연자 집단의 이완기 혈압을 비교한다고 할 때, [그림 4-12(a)]와 같이 눈금의 크기를 축소시키면(suppressing) 흡연자 집단의 이완기혈압과 비흡연자 집단의 이완기혈압은 별 차이가 없는 것처럼 보이는 오류가 발생할 수 있으며, [그림 4-12(b)]와 같이 눈금의 크기를 확대시키면(stretching) 두 집단간의 차이가 실제보다 크게 보이는 오류가 발생할 수 있다.

눈금의 크기를 작게 표시한 [그림 4-12(a)]는 두 집단간의 차이가 별로 없는 것 같은 인상을 주고, 눈금의 크기를 크게 한 [그림 4-12(b)]는 두 집단의 차이가 큰 것 같은 인상을 주게 된다. 대부분의 독자들은 그림을 볼 때 두 축의 눈금의 크기를 먼저 보는 것이 아니고 두 막대의 크기가 어느 정도인가를 보고 결과를 해석하는 경우가 많다. 따라서 도표를 그릴 때는 눈금의 크기를 합리적으로 정해야 하고, 또 다른 사람이 작성한 도표를 볼 때에도 먼저 눈금의 크기를 정확하게 본 후 측정값의 차이를 비교해야 한다.

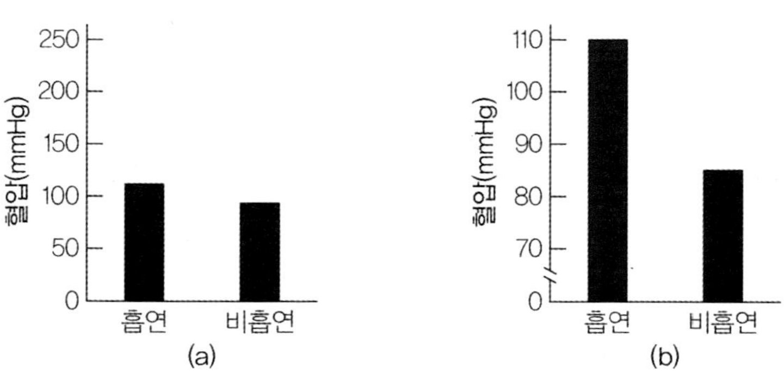

[그림 4-12] 흡연자 집단과 비흡연자 집단의 이완기 혈압의 비교

4.4.3 빈도의 분율(Proportion of frequency)

세 번째로 틀리기 쉬운 예는 빈도에 대한 분율(%)을 제시하는 과정에서 발생한다. 예를 들면, 의료보장 형태가 환자의 치료지침 순응도와 어떠한 관련성을 갖고 있는가를 알아보고자 하였다. 이 때 연구자의 관심은 의료보장의 형태에 따라 환자의 치료지침 순응도가 어떻게 다른가에 있다. 그런데 [표 4-6(a)]는 환자의 순응도별 의료보장 형태의 백분율을 제시하고 있다. 즉 낮은 순응도를 보이는 사람의 35%가 의료보장을 수혜받지 못하고 있으며 높은 순응도를 보이는 사람들의 40%가 의료보장 혜택을 받고 있다는 결과이다. 그러나 연구자가 관심을 갖고 있는 것은 의료보장 형태가 환자의 순응도에 어떠한 영향을 주는가를 알기 위한 것이기 때문에 [표 4-6(a)]는 백분율의 산출이 잘못된 것임을 알 수 있다.

[표 4-6(a)] 환자 순응도별 의료보장 형태

의료보장 형태	순응도(%)		
	저	중	고
의료부조	30	20	15
의료보호	20	25	30
의료부조・의료보호	5	5	5
타 보장	10	30	40
비 보장	35	20	10

따라서 백분율의 산출은 [표 4-6(b)]와 같이 의료보장 형태별로 환자 순응도에 대한 백분율을 산출하는 것이 타당할 것이다. 즉 [표 4-6(b)]에서처럼 의료보장을 수혜받지 못하는 사람의 55%가 낮은 순응도를 보인다고 표현하여야 한다. 백분율의 산출이 별로 중요한 문제가 아닌 것처럼 보이나 산출방향이 잘못되면 연구의 의도와는 다른 결과를 나타내게 된다는 점을 주의해야 한다.

[표 4-6(b)] 의료보장 형태별 환자의 순응도

의료보장 형태	순응도(%)		
	저	중	고
의료부조	45	30	25
의료보호	25	35	40
의료부조・의료보호	33	33	33
타 보장	15	35	50
비 보장	55	30	15

4.4.4 표 · 도표의 출발시점(Start time)

표나 도표를 작성할 때 제시하고자 하는 시기를 어떻게 설정하느냐에 따라서 예상외의 표나 도표가 작성될 수 있다. 이러한 문제는 변화의 폭이 크게 나타나는 시점의 전후에 자주 발생하게 되며, 시점을 언제로 잡는가에 따라서 변화의 추세를 해석하는 데, 그리고 그 변화를 통해 앞으로의 경향을 예측하는 데 적지 않은 영향을 주게 된다. 따라서 연구자가 표나 도표로 시기별 변화경향을 제시하고자 할 때는 이러한 점에 주의하여 작성해야 한다.

[그림 4-13(a)]는 1940년부터 10년 간격으로 연간 사망률을 나타낸 것이다. 이 도표에 의하면 1950년대를 기점으로 현저한 감소 추세를 보이다가 1960년대부터 완만한 감소경향을 보이고 있다. 그런데 [그림 4-13(b)]에서와 같이 1960년을 시점으로 작성하였을 경우 급격한 감소현상은 제시되지 않고 완만한 감소경향만을 보이고 있다.

물론 [그림 4-13(b)]가 틀린 것은 아니나, 출발시점을 잘못 선정하였기 때문에 사망률의 변화가 1950년을 기점으로 급격하게 감소했던 사실을 놓치게 되었으며, 연간 사망률이 완만한 감소현상을 보인다고 해석하므로써 연간 사망률의 변화 추이를 적절하게 설명하지 못하게 된 것이다. 따라서 이러한 오류를 범하지 않도록 연구자는 자료를 세심히 검토한 후에 표나 도표를 작성해야 한다.

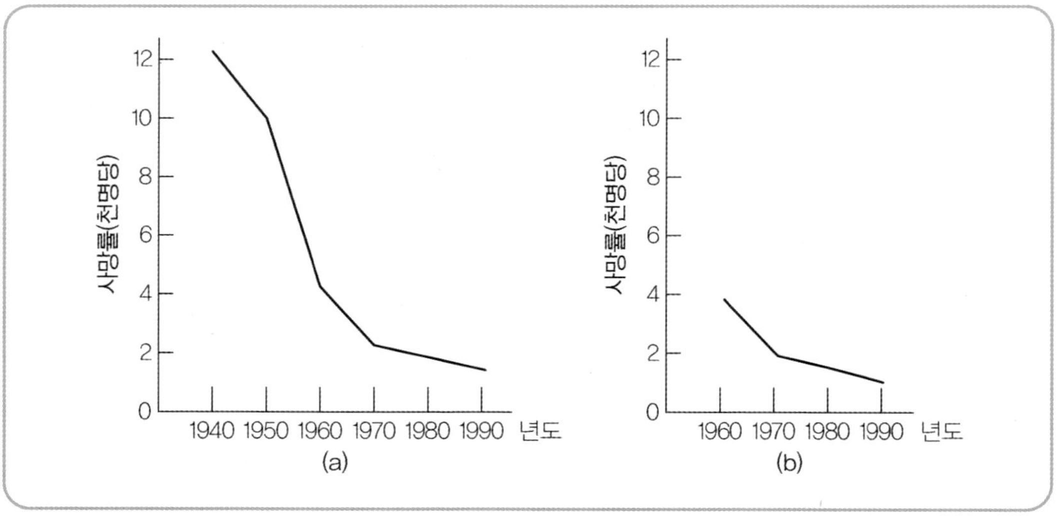

[그림 4-13] 연도별 사망률 추이

4.5 대표값(Average)

대표값이란 측정값들을 대표하는 객관적인 값으로서 측정값들의 중심적인 경향을 나타내 준다.

4.5.1 대표값의 중요성

지금까지의 분석방법은 크기순서표나 도수분포표 또는 도표를 작성하여 통계자료의 최대값, 최소값 또는 분포의 모양을 이해하거나 변수간의 상관성을 보는 데 있었다. 그러나 이런 방법으로는 보다 심층적인 분석을 하는 데 한계가 있다. 앞의 예에서 500명의 통계학 시험점수가 42점에서 98점까지 분포한다는 것만으로는 충분한 설명이 되지 못한다. 즉 500명의 학생들의 통계학 점수는 평균 몇 점인가? 그리고 점수의 중앙에 위치하는, 다시 말해 50백분위수(50 percentile)에 해당하는 점수는 얼마인가를 제시해 줄 수 있다면 분석에 보다 큰 도움이 될 것이다. 이를 충족시켜 줄 수 있는 것이 바로 대표값이다.

4.5.2 대표값의 종류

1) 산술평균(arithmetic mean)

대표값 중 가장 중요한 것은 산술평균이다. 우리가 평균이라고 할 때 이는 산술평균을 의미하는 것으로, 가장 보편적으로 쓰이는 대표값이다. 평균은 집중경향의 대표적인 지수로서 앞으로 거론될 대부분의 통계분석 절차와 밀접하게 관계되는 통계값이다. 보통 평균을 나타내는 기호로는 개별 점수를 지칭하는 값과 구별하기 위해 표본에서의 평균값은 $\overline{X}$를 사용하고 모집단의 평균값은 μ(mu)를 사용한다.

산술평균은 개별 관측값을 모두 더한 다음 이를 관측사례(표본)의 수로 나누어 얻게 된다. 개별 관찰값을 X_1, X_2, X_3, $\cdots$ X_n이라 하고 표본의 수를 n이라 하면 표본의 산술평균 $\overline{X}$는 아래와 같이 얻어진다.

$$\overline{X} = (X_1 + X_2 + X_3, \cdots + X_n)/n, \qquad \overline{X} = \frac{\Sigma X_i}{n}$$

그리고 모집단의 산술평균은 아래와 같은 식으로 산출한다.

$$\mu = \frac{\Sigma X_i}{N}, \qquad N=\text{모집단 수}$$

여기서 산술평균의 몇 가지 속성을 살펴보면 다음과 같다.

첫째, 산술평균은 변수를 간격척도(interval scale) 이상으로 측정하였을 때 그 의미를 갖게 된다.

둘째, 각 사례의 점수로부터 산술평균을 뺀 값의 합 즉 편차의 총합은 '0'이 된다는 점이다. 이를 기호로 나타내면 $\Sigma(X_i - \overline{X}) = 0$이다.

셋째, 산술평균은 각 수치들의 무게 중심으로서 지렛대의 균형점 구실을 하는데, 한두 개의 수치라도 산술평균으로부터 상대적으로 먼 지점에 위치해 있으면 산술평균은 그 분포의 대표적 수치로서의 기능을 다할 수 없게 된다. 즉 산술평균으로부터 멀리 있는 값은 산술평균의 변화에 많은 영향을 미치게 된다. 따라서 산술평균은 특히 분포가 한 쪽으로 치우쳐 있을 때 극단치(extreme value)에 매우 민감해진다. 그러므로 극단치를 제거한 후 산술평균을 산출해 내는 것이 보다 합리적일 때가 있다. 이처럼 극단치를 제거한 후 산출한 산술평균을 절삭평균(trimmed mean)이라 하며 자료처리시에 자주 사용된다.

마지막으로, 산술평균으로부터의 편차의 자승합, 즉 $\Sigma(X_i - \overline{X})^2$은 다른 어떤 점수를 기준으로 해서 얻어진 편차의 제곱들의 총합보다 항상 적다. 산술평균은 편차의 자승합이 최소가 되는 집중경향치로, 최소의 자승합을 구하므로써 산술평균을 알아낼 수 있다. 이러한 방법을 최소자승법(least square method)이라고 하는데, 이는 뒤에서 다룰 회귀분석(regression analysis)에서 중요한 원리로 사용된다.

2) 중앙값(median)

중앙값은 산술평균과 함께 중요한 집중경향치의 하나로, 한 분포 안에 포함된 전체 사례(n)를 양등분하는 점에 해당하는 수치를 말한다. 즉 주어진 자료를 크기순으로 배열한 경우 가운데 위치하는 값을 말한다. 중앙값은 특히 측정값의 분포가 한 쪽으로 치우쳐 있을 때 대표값으로 자주 사용되는 집중경향치이다. 표본의 수가 홀수일 때 중앙값은 중간에 위치한 값이고 짝수인 경우에는 중앙에 위치하는 두 값의 산술평균이 중앙값이 된다. 이를 수식으로 나타내면 다음과 같다.

(1) 표본의 크기가 홀수일 때 중앙값 $= X_{(n+1)/2}$

(2) 표본의 크기가 짝수일 때 중앙값 $= [X_{(n/2)} + X_{(n/2)+1}]/2$

중앙값의 속성을 살펴보면 다음과 같다. 첫째, 중앙값은 서열척도 이상으로 측정된 자료에 사용할 수 있다. 왜냐하면 중앙값을 계산하기 위해서는 자료들을 서열화해야 하기 때문이다. 둘째, 각 관찰값으로 이루어지는 분포의 모양이 대칭인 경우에는 중앙값과 산술평균은 동일하다. 셋째, 한 쪽으로 치우쳐진 분포에 있어서 중앙값은 산술평균에 비해 상대적으로 짧은 꼬리쪽에 위치한다(그림 4-14). 넷째, 중앙값은 단순히 자료의 서열에 기초한 것이므로 중앙값은 극단치에 의해 크게 영향을 받지 않는다. 예를 들면 아래의 A, B, C 세 집단에서의 산술평균은 각각 다르지만 중앙값은 300으로 같다.

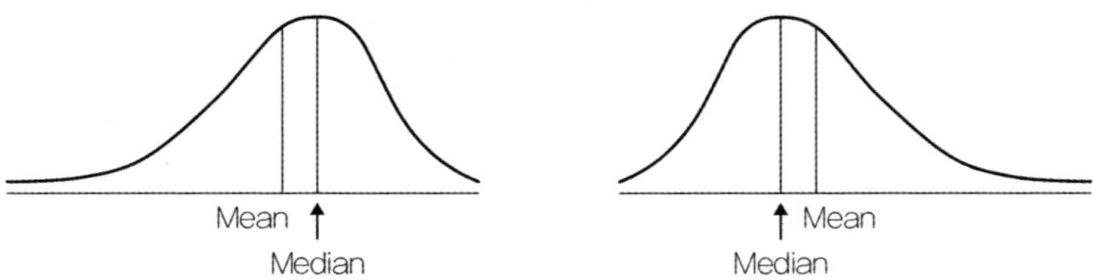

[그림 4-14] 중앙값과 산술평균의 관계

A : 100, 200, 300, 400, 700
B : 100, 150, 300, 400, 2,000
C : 100, 250, 300, 10,000, 20,000

따라서 중앙값이 가능한 모든 정보를 제공해 주지 못하고 있다. 중앙값은 추계적인 목적을 위한 대표값으로는 산술평균보다 우월하지 못하며, 또한 산술평균과는 달리 여러 하위집단들의 중앙값을 안다고 해서 전체 집단의 중앙값을 계산할 수 없다. 위의 A, B, C 세 집단 각각의 중앙값은 300이지만 A, B, C 세 집단 전체의 중앙값은 세 하위집단의 중앙값만으로는 알 수 없다. 중앙값은 백분위수(percentile)라는 보다 일반적인 측정치의 특수한 사례라 볼 수 있다.

3) 최빈값(mode)

최빈값은 한 변수의 측정값들 중에서 빈도가 가장 높은 값이다. 최빈값은 반드시 분포의 중심 가까이에 있는 것은 아니다. 오히려 극단치일 수도 있다. 그러나 대부분의 분포는 최빈값이 중앙에 위치하는 것이 보통이다. 한편, 모든 점수가 똑같은 빈도를 갖는 분포가 존재할 수도 있다. 이러한 분포를 균일분포(uniform distribution)라 한다.

최빈값의 속성을 보면 다음과 같다. 첫째, 최빈값은 변수의 측정척도에 관계없이 사용할 수 있다. 예를 들어 출신도별(명목변수)로 학생수가 가장 많은 도를 알아볼 수 있고, 다섯 범주의 성적수준(학점)(서열변수) 중 가장 많은 빈도를 보이는 학생들의 학점수준을 알아볼 수 있으며, 가장 빈도가 많은 점수(간격변수)를 찾아볼 수도 있다. 둘째로, 도수분포표에서 빈도가 가장 많은 값이 두 개 혹은 그 이상일 경우가 있을 수 있다. 셋째로, 하나의 봉(unimodal)을 갖는 대칭적 분포(symmetric distribution)에서 산술평균, 중앙값, 최빈값은 동일한 값이 된다.

최빈값은 간격변수의 분포를 나타내는 데에 산술평균이나 중앙값만큼 자주 사용되지는 않지만, 가장 자주 발생되는 사례나 관찰값을 알고자 할 경우에는 산술평균이나 중앙값보다 최빈값을 사용한다.

4) 백분위수(percentile), 사분위수(quartile)

주어진 자료를 크기 순으로 배열하여 100등분한 값을 백분위수라 한다. 그러므로 P백분위수는 자료를 크기 순으로 배열했을 때, P%의 관찰값이 그 값보다 작거나 같고 또한 (100−P)%의 관찰값이 그 값보다 크거나 같게 되는 값을 말한다.

예를 들면, 측정값 1, 2, 3, 4, 5, 6, 7, 8, 9, 10의 70백분위수의 값은 7이 된다. 사분위수는 분포의 빈도를 4등분했을 때 각 4등분지점의 값을 말한다. 따라서 중앙값은 [그림 4−15]에서와 같이 이사분위수나 50백분위수와 같다.

여러 대표값 중 어떤 것을 사용하느냐 하는 것은 그 사용목적, 분포의 특징, 측정척도 등의 조건에 의해서 결정된다. 산술평균은 간격척도나 비척도로 측정한 변수들에 적절하며, 중앙값이나 최빈값은 서열척도로 측정한 변수들에 적절한 대표값이다. 물론 사용목적에 따라 서열척도로 측정한 변수로 산술평균을 계산할 수 있으며, 간격척도 이상의 척도로 측정한 변수로 중앙값이나 최빈값을 계산할 수 있지만, 그 사용과 해석에 주의해야 한다.

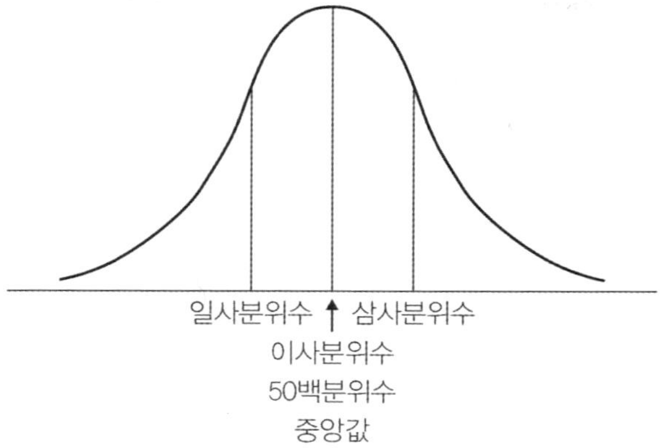

[그림 4-15] 중앙값, 백분위수, 사분위수의 관계

4.6 산포도(Measure of Dispersion or Variability)

산포도는 하나의 객관적인 값으로서 한 변수의 측정값들의 분포상태를 설명하는 값이다. 즉 앞에서 대표값이 측정값들의 양적 측면(크기)을 보여 주었다면, 산포도는 측정값들의 질적 측면(변화), 예를 들면 측정값들이 어떤 범위 내에 있는가를 설명하거나 어떤 값 주위에 얼마나 조밀하게 또는 넓게 퍼져 있는가를 설명해 준다.

4.6.1 산포도의 중요성

표본으로부터 한 변수의 측정값을 설명하는 데 대표값을 이용하면 심층적인 분석을 하게 해준다는 점을 알았다. 그러나 대표값만으로는 측정값이 나타내는 특성을 이해하기에 부족하다.

측정값들의 변화의 크기에 따라 측정값들로 이루어지는 모양은 상이한 결과를 나타내므로 대표값만으로 측정값의 크기의 변화를 설명할 수 없다. 예를 들어 A반과 B반의 IQ를 측정한 결과 두 반 모두 산술평균이 105였다고 한다면 두 반의 IQ는 같다고 결론지을 수 있을까? [그림 4-16]에서 나타난 것처럼 두 집단의 산술평균은 같다고 하더라도 분포가 다를 수 있다. 측정값의 분포를 설명해 주는 요소 중의 하나가 산포도이므로 대표값과 함께 산포도는 중요한 통계값이 된다.

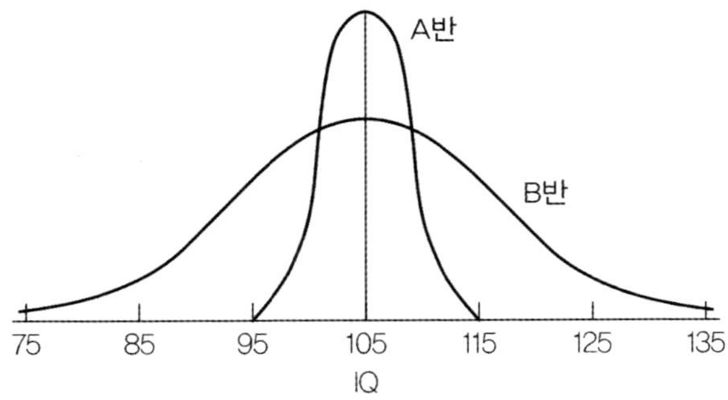

[그림 4-16] 평균은 같으나 산포도가 다른 두 집단의 분포

측정값들이 흩어져 있는 정도는 대표값 못지 않게 중요한 정보를 제공해 준다. 그러나 산포도가 나타내는 바는 개별적인 측정값이 전체집단의 점수에서 얼마나 이탈되었는가를 의미하는 것은 아님에 주의해야 한다. 산포도는 단지 그 산포도가 계산된 전체 측정값들이 대표값으로부터 이탈된 정도를 요약해 주는 지수인 것이다.

4.6.2 산포도의 종류

산포도의 종류는 집중경향의 경우와 마찬가지로 여러 가지가 있는데, 가장 빈번히 사용되는 산포도는 범위, 분산, 표준편차, 사분위수 범위, 변동계수 등이다.

1) 범위(range)

범위는 한 변수의 측정값들 중 최대값과 최소값 사이의 간격으로, 최대값에서 최소값을 뺀 값을 말하며 보통 R로 표시한다. 이를 수식으로 표시하면 다음과 같다.

$$\text{범위}(R) = \text{최대값} - \text{최소값}$$

예를 들어, 남학생과 여학생이 같은 비율로 이루어진 학급에서 남자학생들의 보건통계학

최고점수가 98점이고 최저점수가 45점이었다면 남학생들의 보건통계학 점수의 범위는 98－45＝53점이다. 반면, 여학생들의 최고점수는 99점이었고 최저점수가 64점이었다면 여학생들의 점수의 범위는 99－64＝35점이 된다. 이처럼 범위가 제시되었을 경우 우리는 분포도를 보지 않고서도 여학생의 점수가 남학생보다 더 밀집된 분포를 보이고 있음을 알 수 있다.

범위는 계산하기 쉬운 장점이 있는 반면, 극단적인 값의 영향을 받기 때문에 그다지 신뢰성이 없다는 단점이 있다. 또한 단지 위, 아래의 두 점수만을 이용하여 계산하므로 모든 점수를 반영하지 못하고 있다. 따라서 범위는 다른 산포도 지수의 보조적인 역할을 하는 데 사용된다.

2) 분산(variance)

분산은 한 변수의 측정값들이 산술평균의 주위에 평균적으로 얼마나 떨어져 있는지를 나타내는 값이다. 이를 수식으로 표현하면 다음과 같다. 표본에서의 분산은 S^2으로 나타내며, 모집단에서의 분산은 σ^2으로 표시한다.

$$S^2 = \frac{\Sigma(X_i - \overline{X})^2}{n-1}, \qquad \sigma^2 = \frac{\Sigma(X_i - \mu)^2}{N}$$

위의 공식에서 알 수 있듯이 분산은 모든 값들을 반영하므로, 보다 합당한 산포도의 지수로서 사용이 가능하지만 편차의 자승을 사용하므로 그 값이 원래의 단위가 되지 못하는 단점이 있다.

3) 표준편차(standard deviation)

산포도의 지수로서 분산보다 더 일반적으로 사용되는 것이 표준편차인데, 이는 분산에 제곱근을 씌운 값이다. 제곱근을 씌운 이유는 분산을 구하기 위해 편차를 자승하여 합하였으므로 그 반대로 다시 제곱근을 씌우는 것이다. 표준편차를 나타내는 기호로는 표본인 경우에는 S를 모집단의 경우에는 σ를 사용한다.

$$S = \sqrt{\frac{\Sigma(X_i - \overline{X})^2}{n-1}}, \qquad \sigma = \sqrt{\frac{\Sigma(X_i - \mu)^2}{N}}$$

표준편차 역시 분포상의 모든 점수의 영향을 받으므로 평균과 마찬가지로 극단적인 값에 민감한 지수이다. 분산과 표준편차는 간격변수의 산포도를 나타낼 때 가장 널리 사용되는 통계값이다.

4) 사분위수 범위(interquartile range)

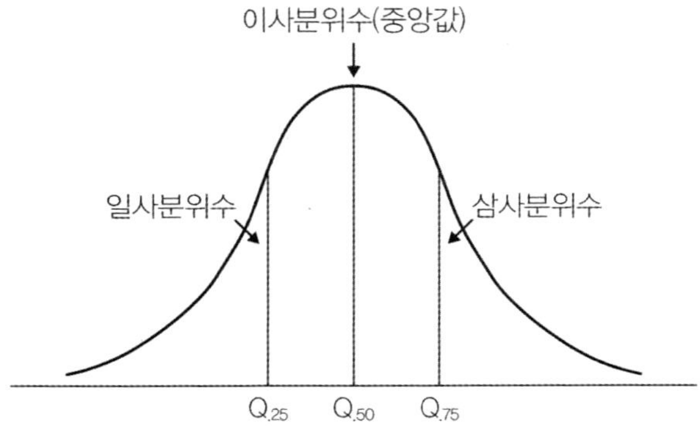

[그림 4-17] 사분위수 범위와 중앙값

사분위수 범위는 백분위수로부터 계산되는 산포도 지수로서 $Q_{.75}-Q_{.25}$로 정의된다. 여기에서 $Q_{.75}$는 점수들을 크기순으로 나열했을 때 전체의 75%보다 큰 값들 중에서 가장 적은 값으로 삼사분위수(third quartile)라고 하며, $Q_{.25}$는 전체의 25%보다 큰 값중 제일 작은 값으로 일사분위수(first quartile)라고 한다. 사분위수 범위는 상위 25%에 해당하는 값과 하위 25%에 해당하는 값의 차이를 의미하므로, 범위가 갖고 있는 극단적인 값의 영향을 적게 받는다.

5) 변동계수(coefficient of variation)

변동계수는 표본의 산술평균을 100으로 환산할 때 표준편차는 산술평균 100에 대하여 그 크기가 얼마인지를 알아보는 것이다. 즉 변동계수는 산포도의 상대적 크기를 비교할 때 사용하는 지수이며, 이를 수식으로 나타내면 다음과 같다.

$$\text{변동계수(CV)} = \frac{S}{\overline{X}} \times 100$$

두 변수의 측정단위가 같고, 또 산술평균이 같으면 분산이나 표준편차로 산포도의 크기를 비교할 수 있으나, 두 변수의 측정단위가 같아도 산술평균의 차이가 크면, 분산이나 표준편차와 같은 절대 산포도로는 비교하기 부적절한 경우가 있다. 이런 경우에 변동계수를 사용한다. 두 변수의 측정단위가 다를 때에도 산포도의 크기의 비교에는 변동계수를 사용하여야 한다.

[표 4-7]은 40~49세의 성인남자 10명의 수축기혈압을 전자혈압계와 수은혈압계를 사용하여 측정한 값의 평균과 표준편차를 나타낸 것이다. 모든 편의(bias)가 제거된 상태에서 혈압을 두 가지 기기로 측정하였다고 가정하면 어떤 측정방법의 산포도가 큰지를 변동계수를 계산하므로써 비교할 수 있다.

[표 4-7] 40~49세의 성인남자의 수축기 혈압의 평균과 표준편차 (단위 : mmHg)

측정기기	산술평균($\overline{X}$)	표준편차(s.d.)
전자혈압계	125	10
수은혈압계	130	6

위의 예에서 전자혈압계를 사용했을 때, 수축기혈압의 변동계수는,

$$C_1 = \frac{S_1}{\overline{X}_1} \times 100 = \frac{10}{125} \times 100 = 8.0\text{이고,}$$

수은혈압계를 사용했을 때, 수축기혈압의 변동계수는,

$$C_2 = \frac{S_2}{\overline{X}_2} \times 100 = \frac{6}{130} \times 100 = 4.6\text{이므로,}$$

전자혈압계를 사용했을 때 수은혈압계를 사용했을 때보다 수축기혈압이 산술평균의 둘레에 더 넓게 퍼져 있음을 알 수 있다.

4.7 왜도와 첨도(Skewness and Kurtosis)

4.7.1 왜도(Skewness)

왜도란 값들의 분포가 중심으로부터의 좌우 대칭에서 얼마나 벗어나 있는지를 보여주는 지수이다. 즉, 왜도란 어떤 분포가 정규분포에서의 대칭성(symmetry)을 어느 정도 만족시키는지를 나타내는 데 사용되는 지수이다. 값들의 분포가 평균을 중심으로 좌우대칭이면 왜도는 0이 되며, 분포의 꼬리부분이 왼쪽으로 치우치면(좌향왜곡되면, skewed to the left) 0보다 작은 값이 되고, 분포의 꼬리부분이 오른쪽으로 치우치면(우향왜곡되면, skewed to the right) 0보다 큰 값이 된다(그림 4-18).

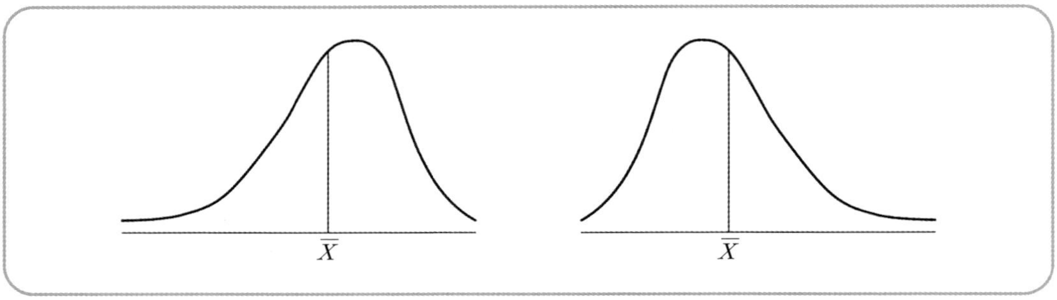

[그림 4-18] 좌향왜곡(S < 0)과 우향왜곡(S > 0)

그러나 위의 사실이 성립하더라도 역관계는 반드시 성립되는 것은 아니므로 왜도의 해석에 주의해야 한다. 다시 말해, 왜도가 0이라고 해서(즉, S=0) 반드시 전체 분포가 평균을 중심으로 좌우대칭은 아니라는 것이다.

4.7.2 첨도(Kurtosis)

첨도란 분포가 얼마나 뾰족한가를 나타내 주는 지수로서 정규분포일 때에 0의 값을 갖는다. 첨도가 0보다 클 때에(K〉0) 분포는 표준정규분포보다 뾰족한(peaked) 모양을 나타내고, 0보다 작을 때(K〈0) 평평한(flat) 모양을 나타내게 된다(그림 4-19). 왜도와 마찬가지로 정규분포보다 뾰족하면 0보다 큰 값이 되고 정규분포보다 납작한 분포이면 0보다 작은 값이 되지만 그 반대의 논리가 반드시 성립하는 것은 아니므로 해석에 주의해야 한다.

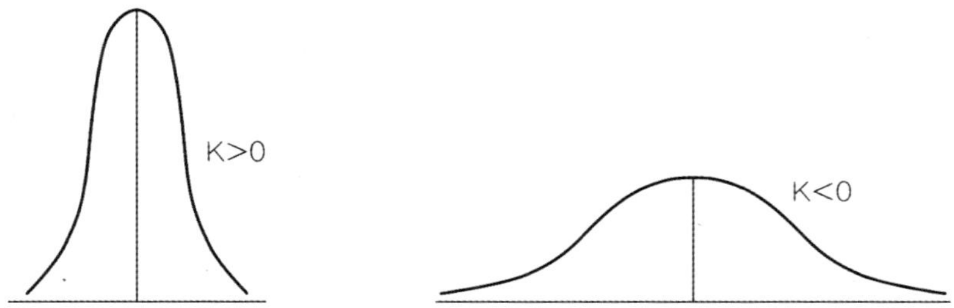

[그림 4-19] 첨도가 K > 0인 경우와 첨도가 K < 0인 경우

4.8 단위의 변경(Changes of Units)

관찰값에 일정한 값을 더하거나 빼 주면 평균은 그만큼 변화하지만, 표준편차에는 아무런 영향을 미치지 않게 된다. 그런데 관찰값에 일정한 값을 곱해 주거나 나누어 주면 평균과 표준편차에 모두 그만큼의 영향을 준다. 예를 들면, 화씨온도(℉)를 섭씨온도(℃)로 바꾼다고 가정하자. 화씨온도를 섭씨온도로 바꾸는 공식은,

$$℃ = \frac{5(℉ - 32)}{9}$$이므로,

섭씨온도의 산술평균은 화씨온도에서 32를 뺀 값에 5를 곱하고 이를 9로 나눈 값이 되지만(즉 위의 수식대로 변화되지만), 섭씨온도의 표준편차는 화씨온도에 5를 곱하고 이를 다시 9로 나눈 값이 된다(즉 위의 수식대로 변화되지 않는다). 왜냐하면 앞에서 설명한 것처럼 관찰값에 일정한 값을 빼주더라도 표준편차에는 아무런 영향을 주지 않기 때문이다.

앞의 예에서 알 수 있는 것처럼 단위를 바꿀 때, 일정값을 곱하거나 나누어주면 통계량(즉 평균과 표준편차)은 곱하거나 나눈 만큼의 비율로 증가 또는 감소한다. 그러나 측정값에 일정한 값을 더하거나 빼주면 평균은 그만큼 증가 혹은 감소하지만 표준편차는 변화하지 않는다. 그러므로 우리가 수집한 자료를 변환하거나 치환시킬 때는 이 점에 유의하여야 한다.

4.9 기술통계에 대한 SPSS 예제

|예제 1|

통계적 분석을 수행할 때, 정확한 통계분석 방법을 사용하더라도 분석에 사용되는 자료에 문제가 있다면 정확한 분석은 기대하기 힘들다. 그러므로 분석에 앞서 자료에 문제가 없는지 살펴보아야 한다. 가장 간단한 방법은 각 변수들의 평균, 최대값, 최소값 등의 기술통계량을 살펴보고 각 변수들에 대한 그래프를 그려보는 것이다. 먼저 부록에 제시된 자료를 이용하여 각 변수들의 평균, 표준편차, 최대값 및 최소값을 구해 보도록 하자.

1) 데이터의 분석

SPSS의 화면은 여러 개가 있지만 주로 사용하는 화면은 데이터 편집기와 출력 결과 창(output)이다. 데이터 화면의 왼쪽 아래를 보면 자료보기(data view), 변수보기(variable view)가 있으며, 자료보기는 사용하려는 데이터를 불러와서 편집, 데이터 관리, 변환, 분석 등을 할 수 있으며, 변수보기는 이름, 유형, 소숫점, 값, 결측값 등을 관리하는 창이다. 출력 결과 창은 자료를 분석한 결과가 제시된다.

① 데이터 파일 불러오기

> SPSS 프로그램을 실행한 후에 파일 ▶ 열기(O) ▶ 데이터(A) ▶ 데이터 열기(파일위치 : 계축문화사 홈페이지(http://gyechuk.co.kr) '자료실'에서 자료를 다운로드 받음, 파일명 : sample.sav)

② 기술 분석

분석(A) ▶ 기술통계량 ▶ 기술통계(D) 하면 아래와 같은 그림이 나오게 된다.

왼쪽 화면의 변수 중 분석하고 싶은 변수를 오른쪽 화면으로 옮긴다(왼쪽의 변수 중에서 마우스로 클릭하여 변수를 선택한 후 화면 중간의 화살표를 클릭하면 선택된 변수가 오른쪽으로 이동).

평균, 최대값, 최소값 등을 구하기 위하여 아래쪽의 옵션(O)에 가서 평균(Mean), 표준편차(Std. deviation), 최소값(Minimum), 최대값(Maximum)에 ☑ 한다 ▶ 계속 ▶ 확인

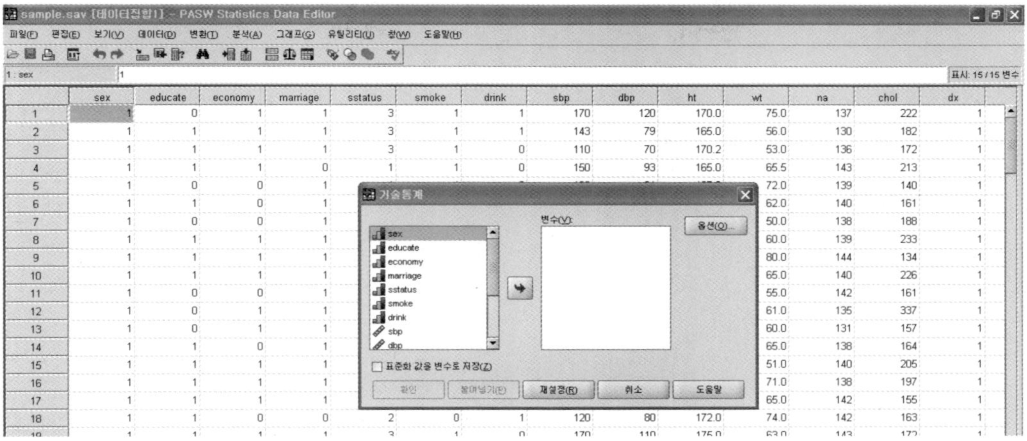

☞ 엑셀, dbase로 저장된 파일을 불러오기

SPSS 프로그램에서 파일 ▶ 열기 ▶ 데이터(A) ▶ 데이터 열기(파일유형에서 ▼을 클릭하여 엑셀자료인 경우 Excel(*.xls), dbase 파일인 경우 dBase (*.dbf)를 클릭함 ▶ 원하는 자료명을 클릭하면 파일이름에 들어가고 ▶ 열기 ▶ 확인(대부분의 경우 SPSS로 변형된 파일이 생성되지만, 필요에 따라 다른 조건을 써 주어야 함)

2) 결과

기술통계

	N	최소값	최대값	평균	표준편차
SEX	356	1	2	1.40	.49
EDUCATE	356	0	1	.39	.49
ECONOMY	356	0	1	.62	.49
MARRIAGE	356	0	1	.79	.41
SSTATUS	356	1	3	1.81	.70
SMOKE	356	0	1	.53	.50
DRINK	356	0	1	.45	.50
SBP	356	90	195	128.74	19.36
DBP	356	56	140	80.04	13.75
HT	354	135.0	182.0	161.604	9.00
WT	356	32.0	92.0	58.275	10.064
NA	356	119	166	139.31	4.81
CHOL	356	27	374	157.78	51.90
DX	356	0	1	.26	.44
OLD	356	17	88	57.10	12.558

3) 결과 해석

분석에 사용된 각 변수들의 자료 수, 최소값, 최대값, 평균, 표준편차를 보여주고 있다. 사용된 자료의 수가 356개임을 나타내고 있으며 최대값과 최소값들이 마스터 코드와 일치하는 것을 알 수 있다. 그러나 키(HT)의 최대값이 999.9를 나타내고 있는데, 이는 키를 기록하지 않은 사람이 있어 결측(missing)처리를 위해 999.9를 입력하였기 때문이다. 만약 이를 무시하고 분석한다면 컴퓨터는 키를 999.9cm로 인식하게 되어 잘못된 분석이 수행되게 될 것이다.

다른 변수들에서는 특별히 이상한 값은 보이지 않는다. 예를 들어 흡연 여부(smoke)의 최대값이 1 이상이 나왔다면 코딩에 문제가 있는 것으로 판단할 수 있다. 그리고 여기에서는 모든 값의 평균을 살펴보고 있으나 원칙적으로는 범주형 자료의 경우 도수분포표를 그려 보아야 한다. 즉 흡연여부의 평균 0.53보다는 흡연자와 비흡연자의 분포를 알아보는 것이 더 도움이 된다.

|예제 2|

다음은 각 변수들에 대해 여러 가지 통계량을 구해 보면서 자료를 확인하여야 한다. 본 예제에서는 키에 대한 여러 가지 통계량을 알아보도록 하자. 그러나 분석을 하기 전에 999.9로 입력된 것을 결측(missing)처리해야 한다.

1) 프로그램

데이터 화면에서 변수보기를 클릭한 후에 ht(신장) 변수가 있는 곳의 결측값을 누르면 셀의 오른쪽에 점이 들어있는 회색 네모상자가 나온다.

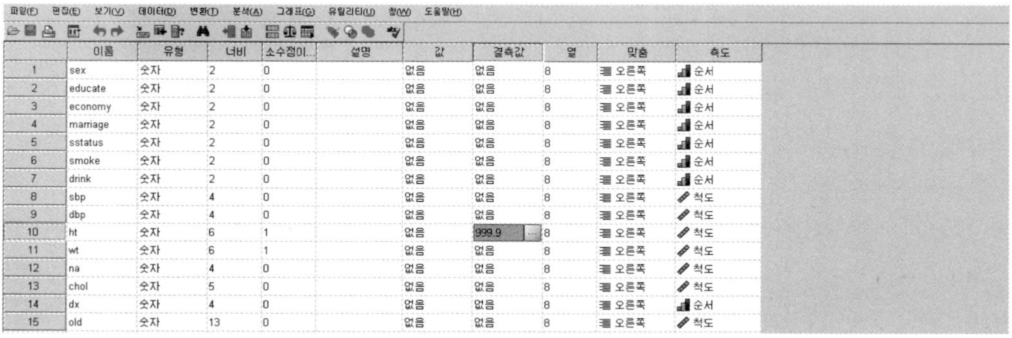

파일(F) 편집(E) 보기(V) 데이터(D) 변환(T) 분석(A) 그래프(G) 유틸리티(U) 창(W) 도움말(H)

	이름	유형	너비	소수점이...	설명	값	결측값	열	맞춤	측도
1	sex	숫자	2	0		없음	없음	8	오른쪽	순서
2	educate	숫자	2	0		없음	없음	8	오른쪽	순서
3	economy	숫자	2	0		없음	없음	8	오른쪽	순서
4	marriage	숫자	2	0		없음	없음	8	오른쪽	순서
5	sstatus	숫자	2	0		없음	없음	8	오른쪽	순서
6	smoke	숫자	2	0		없음	없음	8	오른쪽	순서
7	drink	숫자	2	0		없음	없음	8	오른쪽	순서
8	sbp	숫자	4	0		없음	없음	8	오른쪽	척도
9	dbp	숫자	4	0		없음	없음	8	오른쪽	척도
10	ht	숫자	6	1		없음	999.9	8	오른쪽	척도
11	wt	숫자	6	1		없음	없음	8	오른쪽	척도
12	na	숫자	4	0		없음	없음	8	오른쪽	척도
13	chol	숫자	5	0		없음	없음	8	오른쪽	척도
14	dx	숫자	4	0		없음	없음	8	오른쪽	순서
15	old	숫자	13	0		없음	없음	8	오른쪽	척도

이 점을 클릭해 보면 현재는 결측치(missing value)를 정의하지 않은 상태로 나타난다.

Discrete missing value 앞의 흰 원에 마우스를 클릭하여 나오는 네모칸에 결측치 값인 999.9로 입력하고 OK를 누르면 이 값을 결측치로 취급하며 그 다음 분석에서는 이 값을 뺀 상태로 분석이 이루어진다.

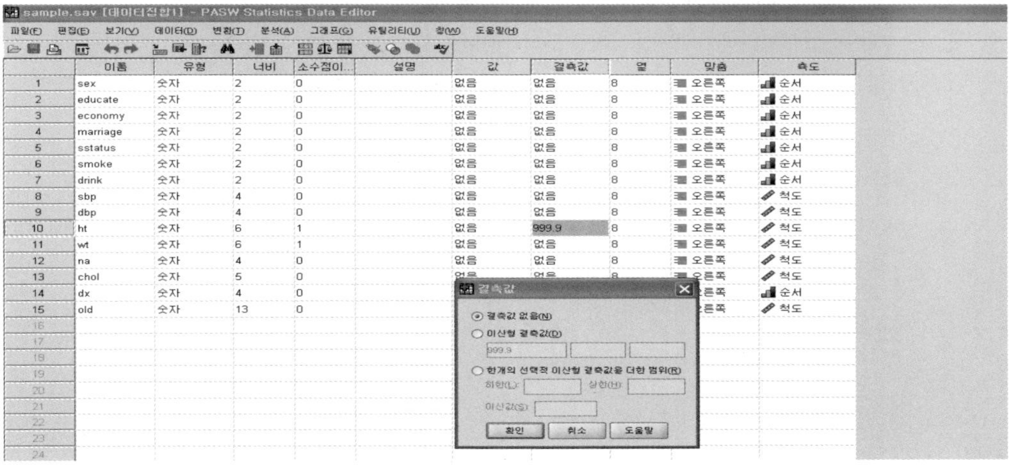

신장에 대한 기술통계량만을 계산하기 위하여 분석(A) ▶ 기술통계량 ▶ 기술통계 ▶ ht 변수만 오른쪽 화면으로 보내고 ▶ 옵션(O)에서 분석에 필요한 항목을 클릭한다.

통계량과 도수분포표를 함께 보는 방법으로는 분석(A) ▶ 기술통계량 ▶ 빈도분석(F) ▶ ht를 오른쪽 상자로 옮기고 ▶ 통계량(S)를 눌러서 결과에 필요한 항목들을 클릭 ▶ 계속 ▶ 확인

2) 결과

① 신장에 대하여 측정된 수 및 결측된 수가 나오고, 평균, 표준편차, 사분위 값 등 여러 종류의 통계량이 제시된다.

② 측정된 모든 사람의 신장 측정치가 나오며 이에 대한 도수와 백분율, 누적백분율(cumulative percent)이 계산된다.

③ 분석에 사용된 자료는 354개이며 결측자료는 2개이다. 평균(Mean)은 161.6, 표준편차(Std Dev)가 9.00이다. 왜도(Skewness)가 −0.296으로서 약간 좌향왜곡된 분포이며 첨도(Kurtosis)는 −0.362로서 정규분포보다 완만한 모양을 하고 있다.

오른쪽은 변수의 값을 작은 값에서부터 큰 값으로 나열할 때 최소값(Minimum)이 135.0, 최대값(Maximum)이 182.0, 1사분위값(25 percentile)이 155.00, 2사분위값

(50 percentile)이 162.00, 3사분위값이(75 percentile) 168.25임을 보여준다.

④ 각 측정치의 도수와 결측치를 포함한 백분율과 제외한 백분율, 누적백분율을 나타내고 있다. 예를 들어 165.0은 31명이 있으며, 전체의 65.8%가 됨을 보여주고 있다.

통계량

ht

N	유효	354
	결측	2
평균		161.604
평균의 표준오차		.4784
중위수		161.955[a]
최빈값		165.0
표준편차		9.0001
분산		81.003
왜도		-.296
왜도의 표준오차		.130
첨도		-.362
첨도의 표준오차		.259
범위		47.0
최소값		135.0
최대값		182.0
합계		57207.7
백분위수	25	155.000[b]
	50	162.000
	75	168.250

a. 집단 데이터로부터 계산됩니다.

b. 집단 데이터로부터 백분위수가 계산됩니다.

ht

		빈도	퍼센트	유효퍼센트	누적퍼센트
유효	135.0	1	.3	.3	.3
	138.0	2	.6	.6	.8
	140.0	2	.6	.6	1.4
	141.0	2	.6	.6	2.0
	142.0	4	1.1	1.1	3.1
	143.0	1	.3	.3	3.4
	145.0	3	.8	.8	4.2
	146.0	3	.8	.8	5.1
	147.0	1	.3	.3	5.4
	148.0	4	1.1	1.1	6.5
	149.0	7	2.0	2.0	8.5
	150.0	22	6.2	6.2	14.7
	151.0	1	.3	.3	15.0
	152.0	10	2.8	2.8	17.8
	153.0	6	1.7	1.7	19.5
	154.0	10	2.8	2.8	22.3
	155.0	13	3.7	3.7	26.0
	156.0	8	2.2	2.3	28.2
	157.0	7	2.0	2.0	30.2
	158.0	22	6.2	6.2	36.4
	159.0	6	1.7	1.7	38.1
	160.0	29	8.1	8.2	46.3
	161.0	5	1.4	1.4	47.7
	162.0	17	4.8	4.8	52.5
	163.0	8	2.2	2.3	54.8
	164.0	8	2.2	2.3	57.1
	165.0	31	8.7	8.8	65.8
	166.0	4	1.1	1.1	66.9
	167.0	13	3.7	3.7	70.6
	168.0	16	4.5	4.5	75.1
	169.0	4	1.1	1.1	76.3
	170.0	26	7.3	7.3	83.6
	170.2	1	.3	.3	83.9
	171.0	9	2.5	2.5	86.4
	172.0	12	3.4	3.4	89.8
	173.0	5	1.4	1.4	91.2
	174.0	7	2.0	2.0	93.2
	175.0	10	2.8	2.8	96.0
	176.0	4	1.1	1.1	97.2
	177.0	2	.6	.6	97.7
	178.0	3	.8	.8	98.6
	179.0	1	.3	.3	98.9
	179.5	1	.3	.3	99.2
	180.0	2	.6	.6	99.7
	182.0	1	.3	.3	100.0
	합계	354	99.4	100.0	
결측	999.9	2	.6		
합계		356	100.0		

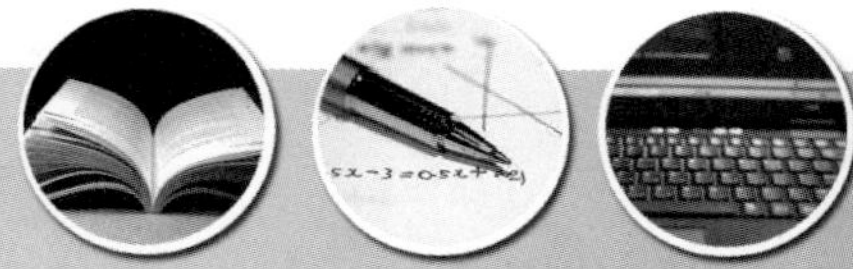

제 5 장

확 률(Probability)

5.1 서 론

확률이론은 통계적 추측의 기초가 된다. 확률개념은 생소한 것이 아니고 일상생활에서 자주 접하는 것이다.

예 1. HIV-seropositive가 5년 이내에 AIDS에 걸릴 확률은 20%
예 2. 성별 혈액형
예 3. 허혈성 심장질환 환자에게 약물치료와 수술시의 5년 생존율
예 4. 오늘 비가 올 확률은 50%이다.

그러나 확률을 정확히 정의하는 것은 어렵다. 확률은 원래 도박의 필요성에서 출발하였으므로 이해를 돕기 위하여 비슷한 예로부터 설명하고자 한다.

5.1.1 상대빈도, 경험적 혹은 사후확률(Frequency or a posteiori of probability)

어느 사상이 N 가지로 서로 배타적이고 동일하게 일어나며 이 중 m개가 A라는 특성을 지

넜다면 A가 일어날 확률은 m/N이다. 52장의 카드를 잘 섞어 한 장을 뽑았을 때 그 카드가 에이스(ace)일 확률은 얼마인가?

P(A)=4/52=1/13

이 정의는 정확하고 일견 문제가 없는 것처럼 보인다. 그러나 이 경우 논리적인 약점이 있다. 즉 위의 정의 중에 '동일하게'라는 용어를 사용하였는데 실제로는 동일하지 않을 경우가 많다. 예를 들어 두 개의 주사위를 던져서 둘 다 6이 나올 확률은 위 정의에 의하면 1/36이다. 그러나 대부분의 주사위는 물리적인 결함으로 인해 각각의 숫자가 나올 확률이 1/6이 아니므로 둘 다 6이 나올 확률은 1/36이 되지 않을 수도 있다.

5.1.2 고전적, 선험적 혹은 사전확률(Classical or a priori of probability)

어떤 과정을 무수히 반복하여 n회 시행하였을 때 특성 A를 가진 사상이 m번 나타났다면 A가 일어날 경험적 확률은 m/n과 거의 동일해진다. 이를 수식으로 표현하면 아래와 같다. 여기서 주의해야 할 점은 m/n은 P(A)의 추정치라는 것이다.

P(A)=m/n

[그림 5-1]은 52장의 카드 중 한 장을 뽑아서 에이스가 나온 상대빈도를 그 시행횟수별로 나타낸 그림이다. 이를 보면 그 시행횟수가 많을수록 상대빈도가 1/13에 수렴한다. 이 정의

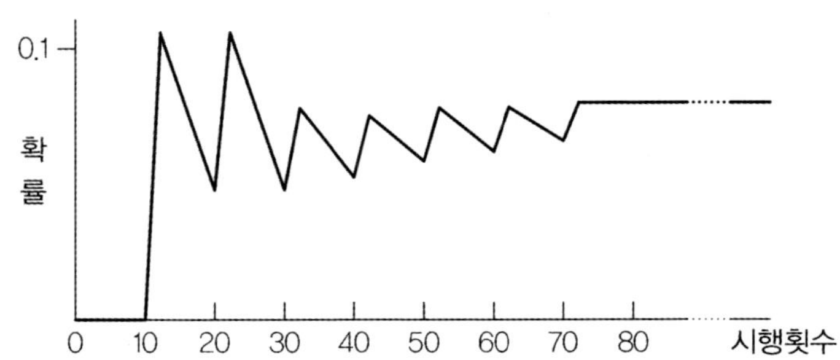

[그림 5-1] 시행횟수를 여러 번 반복했을 때 에이스가 나올 확률

가 통계학에서 주로 사용된다.

5.2 확률법칙(Rules of Probability)

5.2.1 승산법칙(Multiplicative rule)

사상 A와 사상 B가 같이 일어날 확률은 P(A와 B) 혹은 P(AB)로 표현하며 P(A와 B)= P(A)·P(B|A)이다. 여기서 P(B|A)는 A가 이미 일어났을 때 B가 일어날 조건부 확률이다. 잘 섞인 52장의 카드에서 한 장을 뽑았을 때 그 카드가 스페이드 에이스일 확률은 얼마일까?

$$P(\text{스페이드이며 에이스}) = P(\text{스페이드}) \times P(\text{에이스} | \text{스페이드}) = 1/4 \times 1/13 = 1/52$$

위의 예에서 뽑은 한 장의 카드가 스페이드든 다이아몬드든 그림의 종류에 관계없이 그 카드가 에이스일 확률은 1/13로 항상 같다. 이런 두 사상을 독립적 사상이라 하며 독립적 사상에서 두 사상이 같이 일어날 확률은 P(A와 B)=P(A)×P(B)이다. 한 벌의 카드에서 한 장의 카드를 뽑았을 때 킹이 나오고 또 다른 한 벌의 카드에서 한 장을 뽑았을 때 에이스가 나오는 확률은

$P(\text{킹}) \times P(\text{에이스}) = 1/13 \times 1/13 = 1/169$이다.

그러나 한 벌의 카드에서 두 장의 카드를 연속해서 뽑았을 때 첫 카드가 킹이고 두 번째가 에이스일 확률은

$P(\text{킹}) \cdot P(\text{에이스} | \text{킹}) = 1/13 \times 4/51 = 4/663$이다.

5.2.2 가산법칙(Additive rule)

잘 섞인 카드에서 한 장을 뽑았을 때 에이스나 킹이 나올 확률은 얼마일까? 에이스와 킹이 각각 4장 있으므로 이 확률은 8/52이다. 두 사상이 동시에 일어날 수 없을 때 이를 배반적(mutually exclusive) 사상이라 하며 뽑은 한 장의 카드가 동시에 에이스와 킹이 될 수 없으므로 P(에이스)와 P(킹)은 배반적 사상이 된다. 만약 A와 B가 배반적 사상이라면 P(A 혹은 B)=P(A)+P(B)이다. 따라서 위 예는 다음과 같이 계산된다.

$$
\begin{aligned}
P(\text{에이스 혹은 킹}) &= P(\text{에이스})+P(\text{킹}) \\
&= 1/13+1/13 \\
&= 2/13
\end{aligned}
$$

뽑은 한 장의 카드가 에이스이거나 스페이드일 확률은 얼마일까? 이 경우 P(에이스)와 P(스페이드)는 배반적 사상이 아니다. 52장의 카드에 에이스가 4장이고 스페이드가 13장으로 합이 17이다. 그러나 에이스이거나 스페이드인 카드의 숫자는 모두 16장이다. 이는 한 장의 스페이드 에이스가 양쪽으로 계산되었기 때문이다. 이처럼 배반적 사상이 아닌 사상 A나 B가 일어날 확률은?

$$
P(A\ \text{혹은}\ B) = P(A)+P(B)-P(A\text{와}\ B)
$$

이 식이 가장 일반적인 가산법칙이다. 위의 예를 보면 :

$$
\begin{aligned}
P(\text{에이스 혹은 스페이드}) &= P(\text{에이스})+P(\text{스페이드})-P(\text{스페이드이며 에이스}) \\
&= 4/52+13/52-1/52 \\
&= 16/52 \\
&= 4/13
\end{aligned}
$$

$$
\begin{aligned}
P(\text{에이스 혹은 킹}) &= P(\text{에이스})+P(\text{킹})-P(\text{에이스이며 킹}) \\
&= 1/13+1/13-0 \\
&= 2/13
\end{aligned}
$$

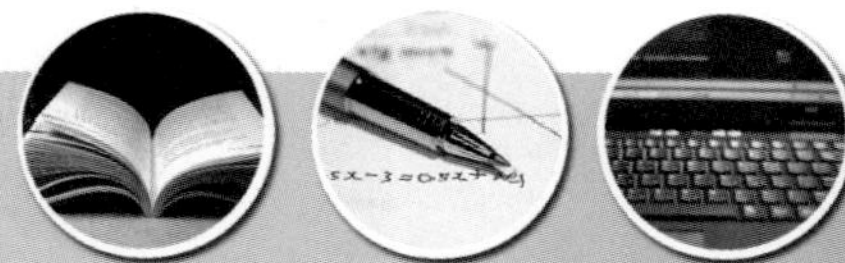

제 6 장

정규분포(Normal Distribution)와 표본평균의 분포(Distribution of the Sample Mean)

제4장에서는 표본에서 수집된 자료의 의미를 계산하고 표현하는 방법을 공부하였으며 제6장에서는 1920년대부터 발전된 현대통계학(추론통계학)의 기본이 되는 이론을 공부하게 된다. 즉 표본에서 얻어진 표본통계량($\overline{X}$, S^2)으로부터 모수(μ, σ^2)를 추정하는 데 필요한 기본 개념을 반드시 숙지해야 한다.

6.1 정규분포(Normal Distribution)

정규분포는 연속변수의 분포 중에서 가장 기본적이고 중요한 것으로 많은 변수, 예를 들어 키, 체온, 혈색소치 등의 분포는 정규분포에 가깝다. 그러나 피부두께와 소득 등은 우향왜곡된 분포를 한다.

정규분포는 독일의 수학자 K.F. Gauss(1777-1855)를 기념하는 뜻으로 가우스분포(Gaussian distribution)라고도 부른다. 정규분포 곡선은 다음과 같은 수식으로 표현된다.

$$f(x) = \frac{1}{\sigma\sqrt{2\pi}} exp[-\frac{1}{2}(\frac{X-\mu}{\sigma})^2]$$

이 수식을 자세히 살펴보면 정규분포의 곡선이 하나가 아니고 모집단의 값인 μ와 σ가 변함에 따라 여러 개가 있다는 것을 알 수 있다.

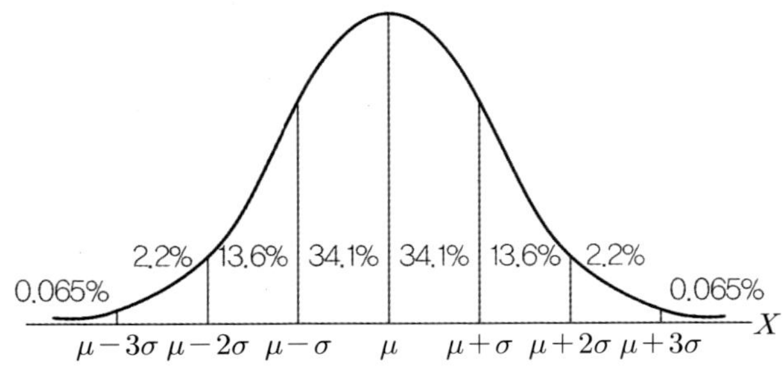

[그림 6-1] 정규분포 곡선에서 산술평균 둘레의 면적

정규분포의 특성은 다음과 같다.

첫째, 부드러운 종 모양의 형태를 보이며

둘째, 평균값 μ를 중심으로 좌우대칭(왜도가 0)이며

셋째, 분포의 형태는 두 값 μ와 σ에 의해서 결정된다. 즉 무수히 많은 정규분포가 있다. 표준편차가 작으면 정규분포는 뾰족하고 폭이 좁으며, 반대로 표준편차가 크면 평평하고 폭이 넓어진다(그림 6-1, 6-2, 6-3).

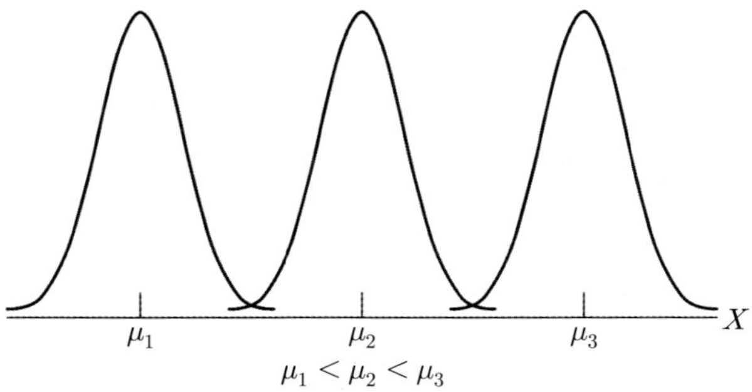

[그림 6-2] 평균이 서로 다른 세 정규분포

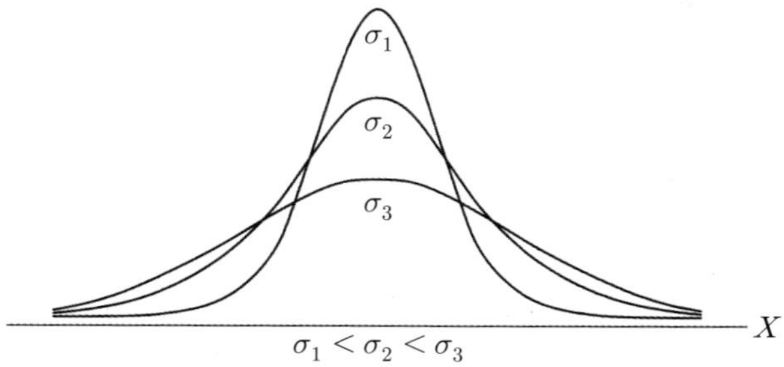

[그림 6-3] 평균은 같으나 표준편차가 서로 다른 세 정규분포

6.2 표준정규분포(Standard Normal Distribution)

앞에서 정규분포는 무수히 많이 있으며 그 위치와 모양이 μ와 σ에 따라 변한다는 것을 알았다. 따라서 정규분포를 하는 각각의 측정값 X에서 모평균값 μ를 빼주면 평균값이 0이며 표준편차가 σ인 정규분포를 할 것이다. 즉 측정값을 $(X-\mu)$로 치환해 주므로써 모든 정규분포의 평균값을 0으로 일치시키는 데는 성공하였으나 아직도 표준편차의 값에 따라 무수히 많은 형태의 정규분포가 존재한다(그림 6-3). 여기서 $(X-\mu)$로 치환한 값을 σ로 나누면 이 정규분포는 표준편차가 1이 될 것이다. 즉 이러한 과정을 통해서 모든 정규분포를 평균값 0, 표준편차 1인 하나의 정규분포로 만들 수 있다. 이러한 분포를 표준정규분포라 하며 이 관계를 수식으로 표현하면 다음과 같다.

$$Z = \frac{X-\mu}{\sigma}$$

이때 X는 평균이 μ이고 표준편차가 σ인 분포를 하는 원래 변수이며, Z는 X가 치환된 값으로서 표준정규분포를 따르는 표준정규분포 변수이다.

이 결과를 다시 정리하여 보면 X값을 Z값으로 치환하여 줌으로써 모든 정규분포는 표준정규분포로 환산할 수 있으며 정규분포하에서 임의의 두 지점간의 면적을 계산하려면 일일이 적분하여 계산해야 하나, 표준정규분포하에서는 하나의 분포만 존재하므로 미리 계산된 Z의 구간별 면적표를 이용하면 된다. 부표 2에 자세한 표준정규분포 면적이 계산되어 있다.

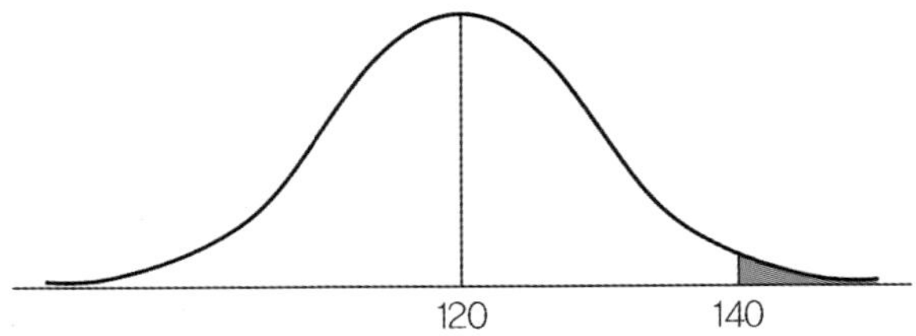

[그림 6-4] 혈압 140mmHg 이상인 사람의 면적

이제 표준정규분포를 사용하여 면적을 계산해 보자. 한국인 20세 남자들의 혈압을 측정한 결과 평균이 μ=120mmHg이고 표준편차 σ=10mmHg인 정규분포를 따른다고 가정하자. 이 집단에서 혈압이 140mmHg 이상인 사람의 분율(proportion)은 얼마일까? 이 분율을 계산하려면 표준정규분포하의 면적이 1이므로 [그림 6-4]에서 140mmHg 이상이 차지하는 면적을 계산하면 될 것이다.

140mmHg를 Z값으로 환산하면,

$$Z=\frac{X-\mu}{\sigma}=\frac{140-120}{10}=2\text{이다.}$$

원 측정값 140mmHg는 표준정규분포하의 Z값이 2가 되므로 부표 2에서 Z=2 이상의 면적은 1−0.9772=0.0228이 된다. 즉 혈압이 140mmHg 이상인 사람의 분율은 2.28%이다. 혈압이 100mmHg 이하인 사람의 분율을 계산해 보자. 이는 그림 6-5의 100mmHg 이하 면적을 계산하면 될 것이다.

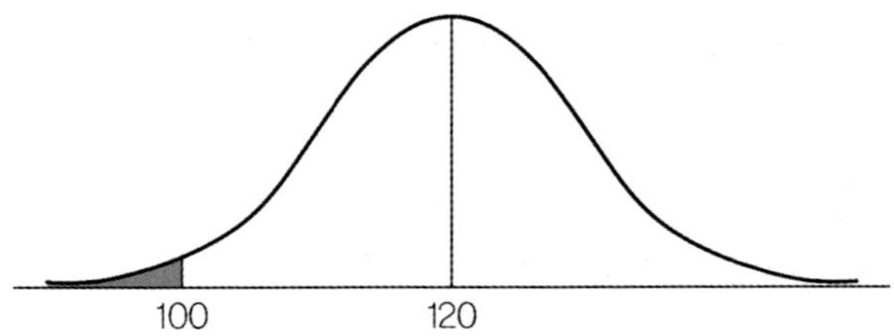

[그림 6-5] 혈압이 100mmHg 이하인 사람의 면적

$$Z=\frac{X-\mu}{\sigma}=\frac{100-120}{10}=-2\text{이다.}$$

Z=−2인데 표준정규분포의 면적 표에는 −값이 없다. 그러나 표준정규분포는 좌우가 대칭이므로 Z=−2 이하의 면적은 Z=2 이상의 면적과 같아서 1−0.9772=0.0228이 된다. 즉 전체의 2.28%이다.

다음은 혈압이 얼마 이상이면 상위 5%에 속하는지를 알아보자. 부표 2에서 면적이 95%인 Z값은 1.645이다. 따라서,

$$Z=\frac{X-\mu}{\sigma}$$

$$1.645=\frac{X-120}{10}$$

$$16.45=X-120$$

$$X=120+16.45$$

$$=136.45$$

즉, 혈압이 136.45mmHg 이상인 사람은 상위 5%에 속한다.

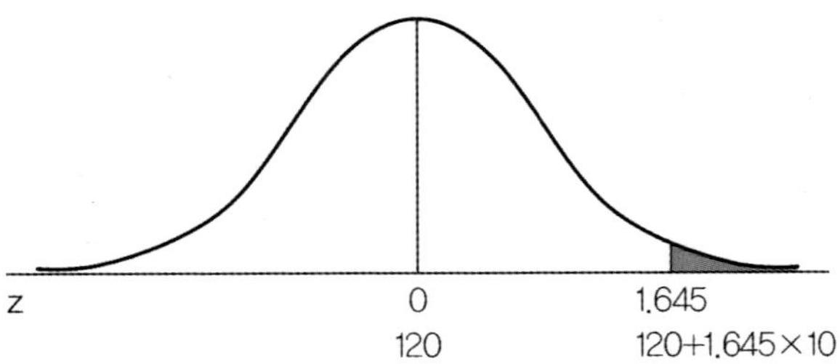

[그림 6-6] 상위 5%에 속하는 혈압치

6.3 표본평균의 분포

한 모집단에서 같은 크기의 가능한 모든 표본을 추출하였을 때 각 표본으로부터 계산한 통계량으로 이루어지는 분포를 표본분포라 하며, 이 중 표본평균으로 이루어지는 분포를 표본평균의 분포라 한다.

모집단에서 하나의 확률표본을 추출하여 평균값과 분산을 계산하였을 때 이 값이 모집단의 값과 같을까? 거의 대부분은 다를 것이다. 즉 표본에서 얻어진 값을 모집단의 대응되는 값으로 사용할 수가 없다. 그러나 표본분포와 모집단의 분포 사이에는 일정한 법칙이 존재한다.

예를 들어 N=5이며 각각의 나이가 $X_1=2$, $X_2=4$, $X_3=6$, $X_4=8$, $X_5=10$인 모집단이 있다고 하자. 이 모집단의 평균은 $\mu=6$이고 분산은 $\sigma^2=8$이다.

$$\mu = \frac{\Sigma X_i}{N} = \frac{30}{5} = 6$$

$$\sigma^2 = \frac{\Sigma (X_i - \mu)^2}{N} = \frac{40}{5} = 8$$

이 모집단에서 n=2인 표본을 중복을 허락하여 가능한 모든 표본을 추출하면 [표 6-1]과 같다. 이 표본평균 분포의 산술평균과 분산을 계산해 보자.

표본평균들의 산술평균을 $\mu_{\bar{x}}$, 분산을 $\sigma_{\bar{x}}{}^2$라 하면,

산술평균은, $\mu_{\bar{x}} = \dfrac{\Sigma \overline{X_i}}{N} = \dfrac{150}{25} = 6$이고,

분산은, $\sigma_{\bar{x}}{}^2 = \dfrac{\Sigma (\overline{X_i} - \mu_{\bar{x}})^2}{N} = \dfrac{100}{25} = 4$이다.

이를 보면 표본의 평균값이 모집단의 평균값과 항상 같지는 않으나 표본평균 분포의 평균값은 모집단의 평균값과 같음을 알 수 있다. 표본분포의 분산은 4이고 모집단의 분산은 8이므로 서로 다르다. 그러나 모집단의 분산을 표본분포를 얻는 데 사용된 표본수로 나누면 표본평균 분포의 분산과 같아진다.

[표 6-1] n=2인 25개의 표본과 그 평균값

표 본	표본의 종류	평균값($\overline{X}$)	$\overline{X}_i - \mu_{\overline{x}}$	$(\overline{X}_i - \mu_{\overline{x}})^2$
1	2, 2	2	−4	16
2	2, 4	3	−3	9
3	2, 6	4	−2	4
4	2, 8	5	−1	1
5	2,10	6	0	0
6	4, 2	3	−3	9
7	4, 4	4	−2	4
8	4, 6	5	−1	1
9	4, 8	6	0	0
10	4,10	7	1	1
11	6, 2	4	−2	4
12	6, 4	5	−1	1
13	6, 6	6	0	0
14	6, 8	7	1	1
15	6,10	8	2	4
16	8, 2	5	−1	1
17	8, 4	6	0	0
18	8, 6	7	1	1
19	8, 8	8	2	4
20	8,10	9	3	9
21	10, 2	6	0	0
22	10, 4	7	1	1
23	10, 6	8	2	4
24	10, 8	9	3	9
25	10,10	10	4	16
합계		150	0	100

즉, $\dfrac{\sigma^2}{n} = \dfrac{8}{2} = 4 = \sigma_{\overline{x}}{}^2$

표본평균 분포의 분산이 $\sigma_{\overline{x}}{}^2$이므로,

표본평균 분포의 표준편차는 $\sigma_{\overline{x}} = \sqrt{\dfrac{\sigma^2}{n}} = \dfrac{\sigma}{\sqrt{n}}$이며,

이를 산술평균의 표준오차(standard error) 혹은 단순히 표준오차라 한다.

[그림 6-7]은 위의 예에서 모집단의 분포를 나타낸 도표이며, [그림 6-8]은 표본평균의

분포를 나타낸 도표이다. 이를 보면 모집단은 정규분포를 하지 않으나 표본분포는 정규분포에 가깝다. 즉 표본평균의 분포는 모집단이 정규분포를 하지 않더라도 표본분포를 얻는데 사용된 표본수(위 예에서는 n=2)가 클수록 정규분포에 가까워진다. 이를 중심극한정리(central limit theorem)라 한다.

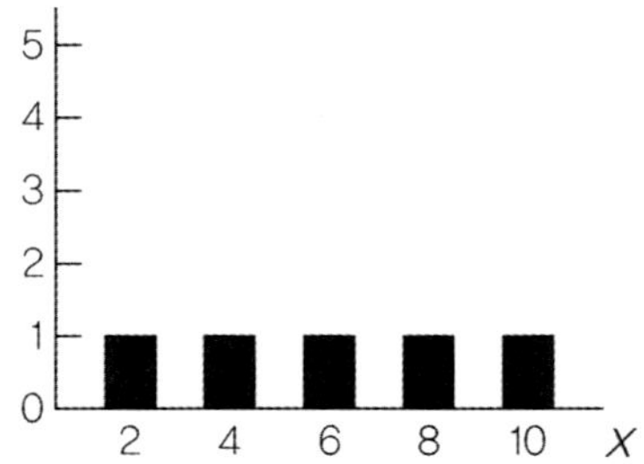

[그림 6-7] 모집단의 분포

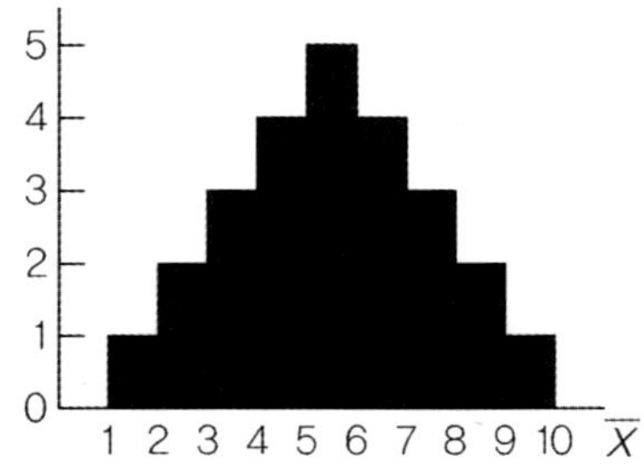

[그림 6-8] 표본평균의 분포

우리가 표본분포를 공부하는 이유는 모집단과 표본 사이에 어떤 관계가 있는가를 알아보기 위한 것이다. 즉 모집단에서 한 표본을 추출했을 때 이 표본의 평균은 표본분포 중의 한 값이라는 점이다. 실 상황에서는 가능한 모든 표본을 추출하여 표본분포를 작성할 필요는 없다.

이상의 결과를 요약하면 다음과 같다.

모집단이 정규분포를 하지 않을지라도 표본분포를 이루는 표본의 수가 충분히 크다면(n〉30),

첫째, 표본평균의 분포는 근사적으로 정규분포를 하며,

둘째, 표본평균 분포의 산술평균은 모집단의 산술평균과 같으며($\mu_{\bar{x}} = \mu$),

셋째, 표본평균들의 분산은 모집단의 분산을 표본수로 나누어 준 것과 같다($\sigma_{\bar{x}}{}^2 = \frac{\sigma^2}{n}$).

|예제 1|

평균혈압 μ=120mmHg이고 표준편차 σ=10mmHg인 모집단에서 n=25인 표본을 뽑았을 때 이 표본의 평균값이 124mmHg 이상일 가능성은 얼마일까?

이를 계산하려면 먼저 n=25인 표본의 산술평균으로 이루어지는 표본분포를 그려보자(그림 6-9).

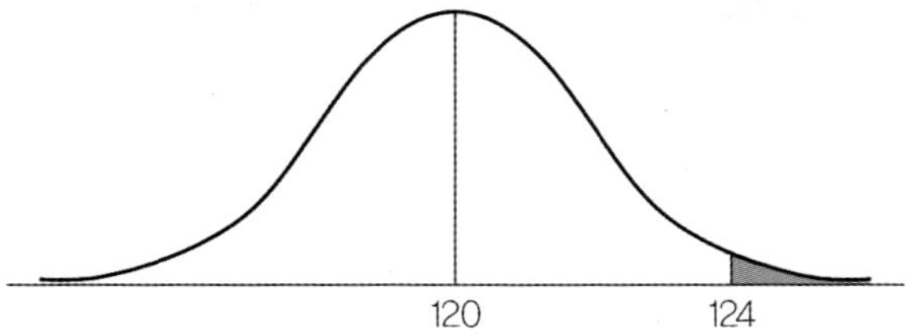

[그림 6-9] 표본평균의 분포에서 표본의 평균값이 124mmHg 이상인 경우의 면적

표본평균의 분포는 n=25이므로 정규분포에 가까울 것이며 $\mu_{\bar{x}}=120$mmHg이고

표준오차 $\sigma_{\bar{x}} = \dfrac{\sigma}{\sqrt{n}} = \dfrac{10}{\sqrt{25}} = 2$이다.

이 정규분포에서 124mmHg 이상의 면적을 구하려면 124mmHg를 표준정규분포 변수 Z로 환산하여야 한다. 모집단의 표준정규분포 변수 계산식과 표본분포의 표준정규분포 변수 계산식에 차이가 있음을 구별해야 한다.

$$Z = \frac{\overline{X}-\mu}{\sigma_{\bar{x}}} = \frac{\overline{X}-\mu}{\sigma/\sqrt{n}} = \frac{124-120}{2} = 2\text{이다.}$$

표준정규분포 면적 표에서 Z=2까지의 면적이 0.9772이므로 Z=2 이상의 면적은 1−0.9772= 0.0228이다.

6.4 이상치(Outliers)

측정값들의 분포도를 작성하여 보면 대부분의 측정값들과는 확연히 동떨어진 몇 개의 측정값들이 있는 경우가 가끔 있다.

이렇게 동떨어진 측정값들을 이상치라 하며 이는 산술평균과 분산에 큰 영향을 준다. 이상치가 나타난 이유를 찾아보면 측정상의 오류 혹은 기록상의 오류인 경우도 있으나 그 이유를 알 수 없는 경우도 많다. 이런 경우 만약 이상치가 다른 측정값들의 $\overline{X} \pm 5 \cdot s.d$ 범위 밖에 속한다면 일반적으로 이들을 제외하고 분석하는 것이 안전하다. 그러나 이때 연구자가 어떤 목적을 가지고 의도적으로 이를 시행하거나 편의(bias)가 개재되어서는 안 되며, 특히 표본수가 적을 때는 조심해야 한다.

제 7 장

신뢰구간(Confidence Interval)

7.1 통계적 추론(Statistical Inference)

통계적 추론이란 표본에서 얻어진 결과($\overline{X}$, S^2)를 기초로 모집단에 대한 결론(μ, σ^2)을 이끌어 내는 과정을 말하며 두 가지 방법이 있다. 첫째는, 모수추정(parameter estimation) 방법으로 여기서 다루며, 둘째는 가설검정(hypothesis testing) 방법으로 8장 이후에서 설명될 것이다. 모수추정이란 표본자료를 이용하여 모수를 근사적으로 계산하는 것으로 점추정과 구간추정이 있다.

7.2 점추정(Point Estimation)

점추정이란 모집단의 모수를 단일 값으로 추정하는 방법이다. 예를 들어 한국인 6세 아동의 평균신장(μ)을 추정하기 위하여 1,000명의 6세 아동을 표본으로 추출하여 산술평균을 계산한 바 140cm였다면 한국인 6세 아동의 평균신장은 140cm로 간주할 수밖에 없다. 이 때 단일 추정값 140cm를 추정치(estimate)라 하며 표본평균을 추정한 통계량 $\overline{X} = \Sigma X_i / n$를 추정량(estimator)이라 한다. 즉 점추정시에 모수의 추정치는 표본에 따라 달라지므로 여러 개가 있으나 추정량 $\bar{X}$는 항상 일정하다.

7.3 구간추정(Interval Estimation)

앞에서 모수를 한 값으로 추정하는 방법을 설명하였다. 그러나 추정치는 표본에 따라 달라지므로 그 값이 모수와 일치한다고 기대하기는 어렵다. 따라서 모수를 한 값으로 추정하기보다는 모수가 속할 가능성이 높은 구간을 설정하고 이 구간 내에 모수가 들어있다고 주장하는 것이 좀더 바람직할 것이다. 이와 같은 추정방식을 구간추정이라 한다.

7.3.1 표본수가 클 때(정규분포시)

제6장에서 한 모집단에서 같은 크기의 가능한 모든 표본을 추출하여 평균값을 계산하였을 때 표본수가 크면(n > 30) 표본분포가 정규분포를 하며 표본평균들의 95%가 $\mu \pm Z_{.975} \cdot \sigma_{\bar{x}}$, 즉 $\mu \pm 1.96 \cdot \sigma / \sqrt{n}$의 범위 안에 들어감을 알았다. 따라서 임의의 한 표본을 추출하여 산술평균을 계산했을 때 그 산술평균이 $\mu \pm 1.96 \cdot \sigma / \sqrt{n}$의 범위 안에 있을 확률은 95%가 되며, 이 임의의 산술평균에 $\bar{X} \pm 1.96 \cdot \sigma / \sqrt{n}$의 구간을 작성하면 이 구간 내에 모집단의 산술평균 μ가 있을 확률도 95%가 된다.

즉, 표본산술평균들의 95%가 $\mu \pm 1.96 \cdot \sigma / \sqrt{n}$의 구간에 포함되므로 이 구간내의 산술평균들에 대하여 $\bar{X} \pm 1.96 \cdot \sigma / \sqrt{n}$의 구간을 작성하면 이 구간은 모평균 μ를 포함하지만 이 구간 외의 산술평균들에 대하여 $\bar{X} \pm 1.96 \cdot \sigma / \sqrt{n}$의 구간을 작성하면 이 구간은 모평균 μ를 포함하지 않는다. 여기서 모집단의 표준편차 σ는 실제로 알 수 없는 경우가 많다. 그러나 표본수가 크면 S값이 σ값에 수렴하므로 σ 대신에 표본의 표준편차인 S를 사용하면 $\bar{X} \pm 1.96 \cdot S / \sqrt{n}$의 구간에 μ가 들어갈 확률이 95%가 된다. 이때 $\bar{X} \pm 1.96 \cdot S / \sqrt{n}$을 모집단의 평균값 μ에 대한 95%의 신뢰구간이라 하며 95%를 신뢰도(confidence level)라 한다(그림 7-1).

[그림 7-2]는 모집단으로부터 확률표본을 200회 추출하여 각 표본으로부터 95% 신뢰구간을 계산하여 표시한 것이다. 이 신뢰구간 중 모평균 μ를 포함하는 것은 196개이다. 그러나 확률표본을 200회만 추출하지 않고 계속 추출하여 95% 신뢰구간을 계산한다면 이 중 95%만

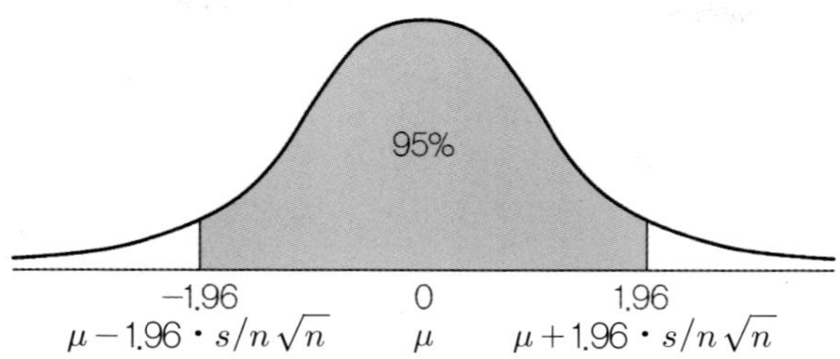

[그림 7-1] 모평균의 95% 신뢰구간

이 μ값을 포함할 것이다.

여기서 또 하나 유념해야 할 것은 신뢰구간이 모평균 μ를 포함한다 하더라도 신뢰구간마다 모평균이 있는 위치가 다르다는 것이다. 즉 신뢰구간에 모평균이 들어갈 신뢰도가 높다 하더라도 모평균이 있는 위치는 알 수 없다.

이제까지 95%의 신뢰구간에 대하여 설명하였는데 신뢰도가 항상 95%이어야 하는 것은 아니고 목적에 따라 임의의 신뢰도에서 신뢰구간을 설정할 수 있다. 일반적으로는 95%와 99%를 흔히 사용한다. 임의의 신뢰도하의 신뢰구간을 추정하는 일반적 식은 다음과 같다.

$$\text{신뢰구간(표본수가 클 때)} = \overline{X} \pm (Z' \cdot S/\sqrt{n})$$

모 평균값 μ를 추정할 때 가능한 한 신뢰도를 높여 신뢰구간 속에 모집단의 평균 μ가 들어갈 확률이 높도록 하여야 할 것이나 신뢰구간 계산공식에서 보는 바와 같이 신뢰도를 높이면 신뢰구간이 넓어진다. 그러면 신뢰도가 높으면서 신뢰구간의 폭을 좁히려면 어떻게 해야 할까? 신뢰구간의 계산공식이 $\overline{X} \pm (Z' \cdot S/\sqrt{n})$이므로 $Z' \cdot S/\sqrt{n}$의 값이 낮아야 하는데 이 중 Z'는 신뢰도에 의해 결정되므로 낮출 수 없고 S는 σ 대신 사용하는 값이므로 모집단이 결정되면 그 값이 거의 결정된다. 따라서 n 값을 높여야 한다. 즉 표본수를 늘려야 한다.

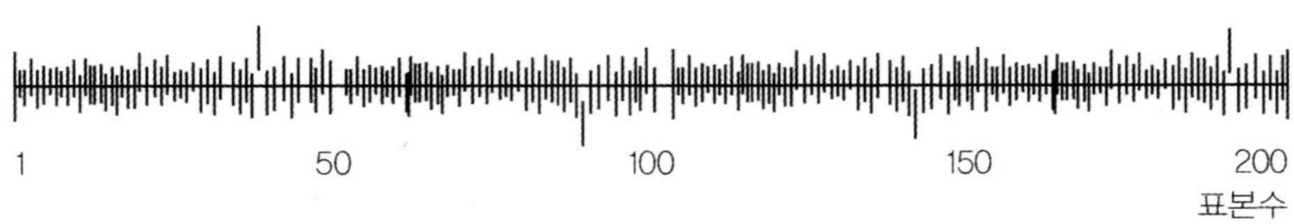

[그림 7-2] 200개의 표본산술평균으로부터 작성된 95% 신뢰구간

|예제 1|

10,000 가구에 살충제를 살포하려고 한다. 이에 소요될 살충제의 양을 알기 위하여 100가구를 확률 추출하여 살포면적을 조사하였더니 가구당 평균이 23.2m^{2}였고 표준편차가 5.9m^{2}였다. 살충제 소요량의 95% 신뢰구간은 얼마일까? 단, 살충제 1ℓ로 50m^{2}를 살포할 수 있다.

이를 계산하려면 먼저 가구당 살포면적의 95% 신뢰구간을 알아야 할 것이다.

$$
\begin{aligned}
\text{가구당 살포면적의 95\% 신뢰구간} &= \overline{X} \pm Z_{.975} \cdot S/\sqrt{n} \\
&= 23.2 \pm 1.96 \times 5.9/\sqrt{100} \\
&= 23.2 \pm 1.2 \\
&= 22.0 \sim 24.4(m^2)
\end{aligned}
$$

따라서, 총 살충제 소요량의 신뢰구간은,

10,000 × 22.0/50 ~ 10,000 × 24.4/50(ℓ)이다.

7.3.2 표본수가 작을 때

표본수가 작으면 표본수가 클 때에 비해 두 가지가 달라진다. 첫째, 표본의 표준편차 S는 모집단의 표준편차 σ에 근사하지 않으며, 둘째, 모집단이 정규분포를 하지 않으면 표본분포도 정규분포를 하지 않는다. 따라서 신뢰구간 계산시 정규분포를 이용할 수 없으며 대신에 t 분포를 사용한다. 이때는 표준정규분포를 따르는 변수 Z 대신에 t를 사용하며 t값은 다음과 같다.

$$t = \frac{\overline{X} - \mu}{S_{\overline{x}}} = \frac{\overline{X} - \mu}{S/\sqrt{n}}$$

t 분포(t distribution)는 영국인 W. S. Gosset(1876–1936)이 소개하였는데, 그의 필명인 Student를 따서 흔히 Student의 t 분포(Student's t distribution)라 한다. t 분포의 특성은 다음과 같다.

첫째, t=0를 중심으로 좌우가 대칭이다.

둘째, S^2을 계산할 때 사용되는 자유도 n−1에 따라 각기 다른 분포를 갖게 되므로 t 분포는 여러 분포의 군(family)이다.

셋째, 자유도가 커질수록 정규분포에 가까워진다.

[그림 7-3]은 t 분포와 표준정규분포를 비교한 것이다. t 분포도 표준정규분포처럼 자유도별로 구간별 면적을 미리 계산해 두었으며 부표 3과 같다.

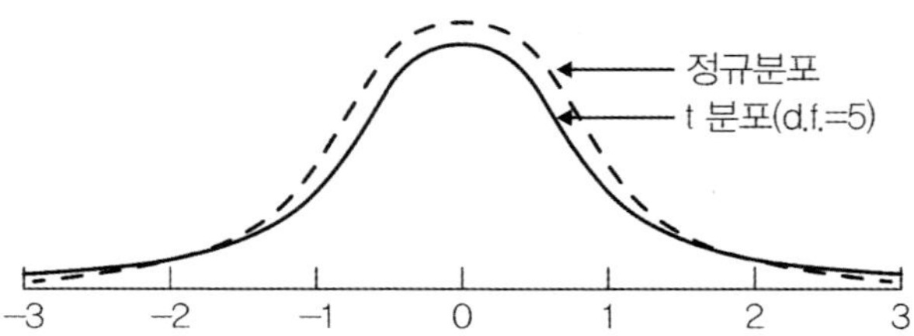

[그림 7-3] t 분포와 표준정규분포의 비교

따라서, 표본수가 작을 때의 신뢰구간은 $\overline{X} \pm Z' \cdot S/\sqrt{n}$ 대신에 $\overline{X} \pm t' \cdot S/\sqrt{n}$가 된다. 부표 2와 부표 3을 비교해 보면 같은 신뢰도에서 표본수가 작을 때는 t 값이 Z 값보다 큰 것을 알 수 있다. 즉 Z 분포를 이용할 때에 비하여 t 분포를 이용할 때 신뢰구간의 폭이 넓어진다. 이는 표본수가 작을 때는 표본의 표준편차 S가 모집단의 표준편차 σ를 정확히 추정하지 못하기 때문이다. 그러나 표본수가 커지면 t 분포와 Z 분포가 거의 같아진다.

그러나 엄밀히 말하면 t 분포도 모집단이 정규분포에 가깝다는 가정이 필요하다. 따라서 모집단의 분포가 정규분포와 크게 다를 때는 측정값의 척도를 바꾸어(예 : 대수변환) 정규분포와 비슷해지도록 한 후에 사용해야 한다(제19장 참조).

[표 7-1] 상황에 따른 신뢰구간의 계산법

(a) 모 표준편차 σ를 모를 때

표본수	모집단의 분포	
	근사정규분포	심한비정규분포*
30 이상	$\overline{X} \pm (Z' \times S/\sqrt{n})$	$\overline{X} \pm (Z' \times S/\sqrt{n})$
30 미만	$\overline{X} \pm (t' \times S/\sqrt{n})$	비모수

(b) 모 표준편차 σ를 알 때

표본수	모집단의 분포	
	근사정규분포	심한비정규분포*
15 이상	$\overline{X}\pm(Z'\times\sigma/\sqrt{n})$	$\overline{X}\pm(Z'\times\sigma/\sqrt{n})$
15 미만	$\overline{X}\pm(Z'\times\sigma/\sqrt{n})$	비모수

* 척도변환을 하여 정규분포에 가까워지도록 만들어 주는 것이 더 좋다(제19장 참조).

[표 7-1]은 상황에 따른 신뢰구간 계산법을 정리한 것이다. 근사적인 정규분포(approximate normality)와 비정규분포(non-normality)를 구분짓는 명확한 기준은 없다. 그러나 예를 들면 역 J-모양분포(그림 7-4)는 심한 비정규분포(severely non-normal)이며 왜곡분포(그림 7-5)는 중등도의 비정규분포(moderately non-normal)이다.

그러면 모집단이 정규분포를 한다면 표본 수는 아주 작아도 괜찮을까? 이는 모집단의 분포가 정규분포와 얼마나 가까우냐에 따라 상대적으로 판단하여야 하나 표본수가 작으면 신뢰구간이 커지므로 판단의 정밀성이 결여된다.

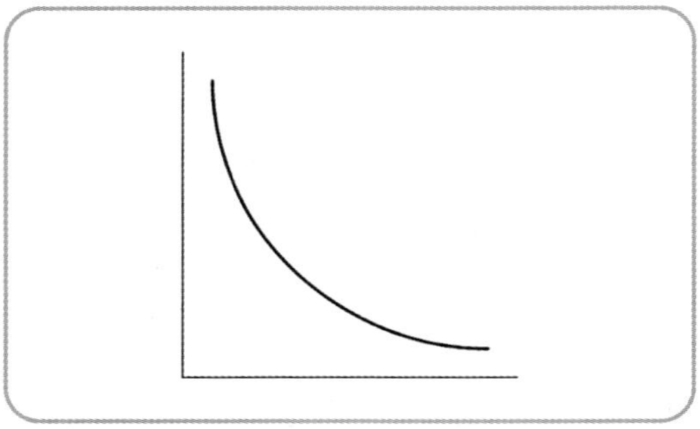

[그림 7-4] 역 J 모양의 분포

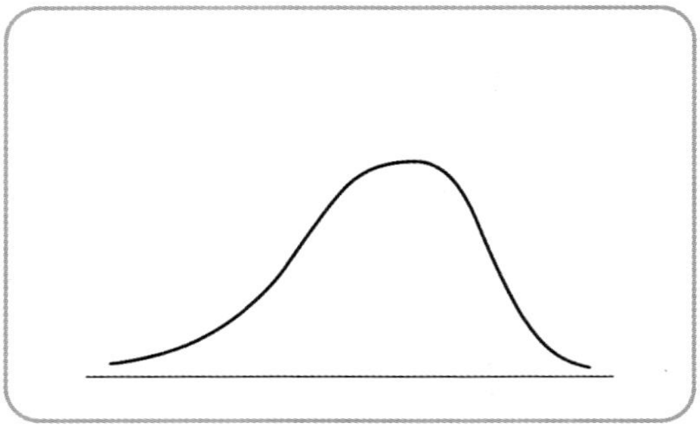

[그림 7-5] 좌향왜곡 분포

|예제 2|

예 1에서 표본수가 16개라면 살충제 소요량의 95% 신뢰구간은 어떻게 될까?

가구당 살포면적의 95% 신뢰구간은 $=\overline{X}\pm t_{.975}\cdot S/\sqrt{n}$

$=23.2\pm 2.1315\times 5.9/\sqrt{16}$

$=23.2\pm 3.1$

$=20.1\sim 26.3(m^2)$

따라서 총 살충제 소요량의 95% 신뢰구간은, 10,000 × 20.1/50 ~ 10,000 × 26.3/50(ℓ) 이다.

7.3.3 자유도의 개념

자유도(degree of freedom)란 t 분포 외에도 여러 분포에서 나타나게 되는데, 그 개념은 독립적인 측정값의 수(number of independent observations)이다. 알다시피 삼각형의 세 내각의 합은 180°이며 여러 가지 형태의 삼각형을 그릴 수 있다. 이 중 어떤 특정한 삼각형을 그리려면 결정하여야 할 내각의 수는 2개이며 나머지 하나는 저절로 결정된다. 즉, 삼각형의 모형을 결정하는 내각의 자유도는 2인 셈이 된다. 이제 평균이 5인 6개의 측정값 X_1, X_2, X_3, X_4, X_5, X_6가 있다고 하자. 이때의 자유도는 측정수에서 하나를 뺀 5가 된다. 왜냐하면 평균이 5이면 이들의 합은 30이 되고 6개의 측정값 중에 5개가 결정되면 나머지 하나는 저절로 결정되기 때문이다. 제4장에서 표본 분산 $S^2 = \Sigma(X_i - \overline{X})^2/(n-1)$로 계산하였다. 이때의 n−1도 자유도이다. 즉 각각의 측정값과 표본산술평균의 편차를 모두 합하면 0이다. 따라서 n−1개의 편차의 값만 알면 나머지 n번째 편차의 값은 저절로 결정된다.

7.4 두 산술평균 차이의 신뢰구간

흡연하는 어머니에서 태어난 아기와 비흡연 어머니에서 태어난 아기의 출생시 체중을 조사한 결과 평균체중이 각기 $\overline{X}_1$=3.0kg, $\overline{X}_2$=3.4kg이였고 표준편차는 S_1=0.5kg, S_2=0.4kg이였다. 이 결과로부터 비흡연 어머니에서 태어난 아기의 출생시 체중이 흡연하는 어머니에서 태어난 아기보다 더 무겁다고 할 수 있을까? 이를 판정하려면 두 모집단의 평균 μ_1과 μ_2를 비교하여야 하는데 표본의 평균 $\overline{X}_1$와 $\overline{X}_2$가 모평균 μ_1과 μ_2와는 일반적으로 다르기 때문에 표본평균의 차이가 모평균의 차이와 다르다는 것은 자명해진다.

이런 경우에 이용할 수 있는 판정방법 중 하나가 두 모평균의 차이 $\mu_1 - \mu_2$에 대한 신뢰구간을 계산하는 방법이다. 두 모평균의 차이에 대한 신뢰구간도 모평균의 신뢰구간 계산시와 비슷하게 두 표본산술평균의 차이로 이루어지는 표본분포를 이용한다. 즉, 두 모집단에서 무수히 많은 표본을 추출하여 표본평균을 계산하였을 때 표본평균의 차이($\overline{X}_{1i} - \overline{X}_{2i}$)로 이루어지는 분포를 두 표본산술평균의 차이로 이루어지는 표본분포라 하고 이 분포는 다음과 같은 특성이 있다.

첫째, 표본수가 큰 경우에는 정규분포를 한다. 그러나 한 산술평균의 표본분포와 마찬가지로 실 상황에서는 σ_1과 σ_2를 모르며 표본수가 적을 때를 감안하여 t 분포를 이용한다. 이때 자유도는 두 표본 수의 합에서 2를 빼준 값(n_1+n_2-2)이다.

둘째, 두 표본산술평균의 차이로 이루어지는 표본분포의 산술평균은 두 모평균값의 차이와 같다.

$$\mu_{x_1-x_2}=\mu_{x_1}-\mu_{x_2}=\mu_1-\mu_2$$

셋째, 두 표본산술평균의 차이로 이루어지는 표본분포의 표준편차 $\sigma_{\bar{x}_1-\bar{x}_2}$는 t 분포하에서 $S_{\bar{x}_1-\bar{x}_2}$로 대치되며 이 값은 두 모집단의 분산 ${\sigma_1}^2$와 ${\sigma_2}^2$가 같으냐 다르냐에 따라 다른 값을 가진다. 등분산시는,

$$S_{\bar{x}_1-\bar{x}_2}=\sqrt{\frac{(n_1-1){S_1}^2-(n_2-1){S_2}^2}{(n_1-1)-(n_2-1)}}\cdot\sqrt{\frac{1}{n_1}+\frac{1}{n_2}}\text{ 이며}$$

분산이 다를 때는,

$$S_{\bar{x}_1-\bar{x}_2}=\sqrt{\frac{{S_1}^2}{n_1}+\frac{{S_2}^2}{n_2}}\text{ 이다.}$$

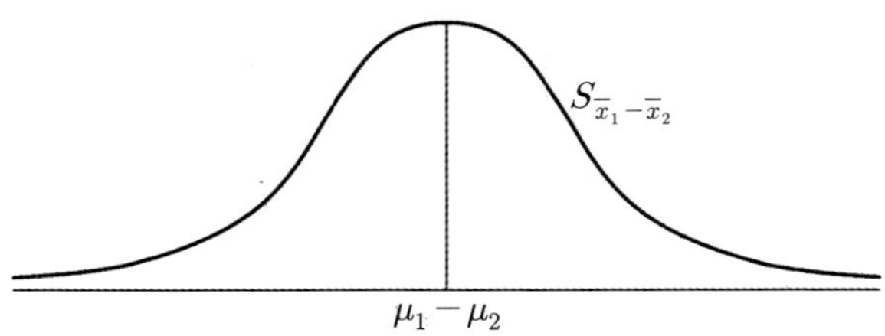

[그림 7-6] 두 산술평균의 차이로 이루어지는 표본분포(t 분포)

이제 두 표본산술평균의 차이로 이루어지는 표본분포의 특성을 이용하여 두 모평균 차이의 신뢰구간을 계산해 보자. 이 과정은 한 모평균의 신뢰구간을 계산하는 방법과 비슷하다. 즉 한 모평균의 95% 신뢰구간은 $\overline{X} \pm t_{.975} \cdot S_{\overline{x}}$이었는데 두 모평균의 차이에 대한 95% 신뢰구간은 $(\overline{X} - \overline{X}_2) \pm t_{.975} \cdot S_{\overline{x}_1 - \overline{x}_2}$이다.

|예제 3|

건강한 사람 15명과 입원한 사람 22명의 혈청 아밀라아제를 조사한 결과 각각의 평균과 표준편차는 다음과 같았다.

$\overline{X}_1 = 120$ units/mℓ　　　$S_1 = 40$ units/mℓ

$\overline{X}_2 = 96$ units/mℓ　　　$S_2 = 35$ units/mℓ

두 집단의 아밀라아제 차이는 95% 신뢰구간에서 얼마일까? 두 모집단 아밀라아제 평균치 차이($\mu_1 - \mu_2$)의 95% 신뢰구간은,

$$\begin{aligned}(\overline{X}_1 - \overline{X}_2) &\pm t_{.975} \cdot S_{\overline{x}_1 - \overline{x}_2} \\ &= (120 - 96) \pm 2.0301 \times 12.75 \\ &= 24 \pm 25.88 \\ &= -1.88 \sim 49.88(\text{units/mℓ})\end{aligned}$$

이 결과를 검토하여 보면 $\mu_1 - \mu_2$의 95% 신뢰구간이 음(−)의 영역부터 양(+)의 영역까지 걸쳐 있으므로 95%의 신뢰도 하에서는 μ_1이 큰지 μ_2가 큰지 판정할 수 없다. 만약 이 신뢰구간이 양의 영역에만 있다면 95%의 신뢰도하에 μ_1은 μ_2보다 크다는 뜻이며, 음의 영역에만 있다면 95% 신뢰도하에 μ_1이 μ_2보다 작다는 뜻이 된다.

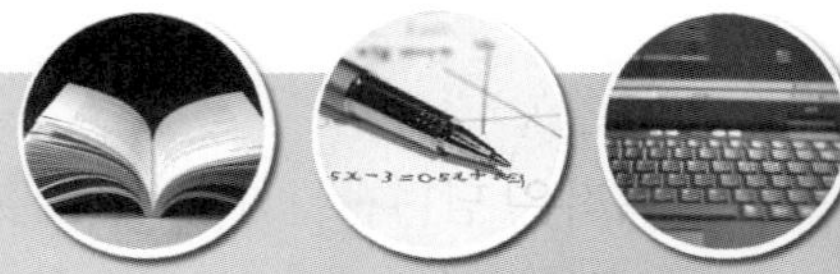

제 8 장

가설검정(Hypothesis Test, t 검정)

8.1 가설검정(Hypothesis Test)의 개념

가설이란 어떤 사실의 원인을 설명하거나 어떤 이론체계를 연역하기 위하여 가정적으로 설정한 주장이다. 따라서 이 주장은 실제로는 옳을 수도 있고 옳지 않을 수도 있는데, 새로운 증거에 의해서 이 주장이 부정되지 않는 한 잠정적으로 옳은 것으로 간주된다. 가설검정이란 모집단의 특성에 관한 가설을 표본에서 얻은 정보와 비교하여 검토하는 통계적 추론(statistical inference)의 한 방법이다.

8.2 가설검정의 순서

가설검정은 일반적으로 5단계를 거치게 된다.

첫째, 통계학적 가설(statistical hypothesis)을 수립한다. 연구자들이 주로 다루는 가설에는 연구가설과 통계학적 가설이 있다. 예를 들어 남녀간에 혈중 콜레스테롤치의 차이가 있는지를 알기 위하여 남녀 각 100명씩을 조사했다고 하자. 이때 연구자가 이러한 조사를 하는 목적은 남녀간에 혈중 콜레스테롤치의 차이가 있을 것이라는 생각을 가지고 이를 주장하기 위한 것이다. 이러한 주장을 연구가설(research hypothesis)이라 한다. 연구가설을 주장하기 위해서는 연구가설 자체의 옳고 그름을 검정하는 방법도 있겠으나 두 집단의 혈중 콜레스테롤치에 차이가 없다는 주장, 즉 두 집단의 혈중 콜레스테롤치가 같다($\mu_1 = \mu_2$)는 가설을 검정할 수도 있다. 이처럼 두 집단의 모수간에 차이가 없다는 형태로 표현되는 가설을 영가설(null hypothesis)이라 하며 H_0로 표시한다. 통계학적 검정시에는 가장 먼저 영가설을 수립해야 한다. 영가설은 수식적으로 항상 0(zero)을 포함하며 영가설의 어원도 여기서 유래하였다. 즉 $\mu_1 = \mu_2$는 $\mu_1 - \mu_2 = 0$로 표현할 수 있다.

일반적으로 영가설은 기각하기 위하여 설정된다. 영가설이 표본에서 얻은 정보와 차이가 크지 않으면 영가설을 받아들이고, 차이가 크면 영가설을 기각하고 영가설과 상대되는 가설을 받아들인다. 이 상대되는 가설을 대립가설(alternative hypothesis)이라 하고 H_A 또는 H_1으로 표시한다. 위 예에서 영가설 H_0가 $\mu_1 = \mu_2$이므로 대립가설은 $\mu_1 \neq \mu_2$가 된다.

둘째, 검정통계방법을 선정한다. 가설을 검정하기 위하여 표본으로부터 계산되는 표본통계량을 검정통계량이라 한다. 표본으로부터 얻을 수 있는 검정통계량은 여러 가지가 있는데, 이 중 어떤 것을 사용할 것인가를 결정해야 한다. 적절한 검정통계방법의 선정은 연구가설, 표본, 변수의 측정척도 등에 의해 결정된다. 다음은 변수의 종류에 따라 흔히 사용되는 통계학적 검정방법이다(표 8-1).

[표 8-1] 변수의 종류별 통계학적 검정방법

종속변수		명목변수	연속변수
독립변수	명목변수	χ^2 검정	t 검정, 분산분석
	연속변수	판별분석, 로지스틱	상관분석, 회귀분석
	혼 합 형	로지스틱	회귀분석

셋째, 유의수준(level of significance)을 설정한다. 가설검정은 영가설이 옳다는 가정하에 예상되는 검정통계량의 표본분포하에서 표본으로부터 계산한 검정통계량의 값이 나올 가능성이 높으면(즉, 두 표본평균값의 차이가 같은 모집단에서 두 표본을 추출하였을 때 흔히 나올 수 있는 상황이면) 영가설을 받아들이고, 가능성이 낮으면 영가설을 기각하게 된다. 따라서 이러한 판단은 항상 옳을 수가 없어서 다음과 같은 두 가지 오류를 범할 가능성이 있다.

- **제1종 오류** : 설정된 영가설이 옳은데도 불구하고 그것이 틀렸다고 판정하는 확률로서 α

오류(α－error)라고도 한다.

- **제2종 오류** : 설정된 영가설이 틀렸는데도 불구하고 옳다고 판정하는 확률로서 β오류(β error)라고도 한다.

이 관계를 표로 나타내면 다음과 같다(표 8-2).

[표 8-2] 제1종 오류와 제2종 오류

판 정	영 가 설	
	옳 음	틀 림
영가설을 받아들임	옳은 판정	제2종(β)오류
영가설을 기각함	제1종(α)오류	옳은 판정

유의수준이란 통계학적 검정에서 사용하는 판단의 기준으로서 제1종 오류를 범할 확률의 최대 허용한계를 말한다. 예를 들어 유의수준을 5%로 하였다면 이 결정이 의미하는 바는 만약 영가설을 기각하는 상황이 오는 경우, 그 기각 판정이 잘못된 판정일 가능성을 5% 이하로 하겠다는 뜻이다. 유의수준과 관계된 개념으로 유의확률(p 값, p-value)이 있다.

유의확률이란 영가설이 옳을 때 표본 관측값에 근거하여 계산한 값과 같거나 큰(적절한 방향으로) 검정통계량의 값을 얻을 확률이다. 따라서 검정통계량으로부터 계산된 유의확률이 유의수준보다 작으면 영가설을 기각하고 대립가설을 받아들이며 유의확률이 유의수준보다 크면 영가설을 받아들인다. 유의수준이 결정되면 가설이 옳다는 가정 하에 그릴 수 있는 검정통계량의 표본분포하에서 가설에 대한 기각역(area of rejection)과 수용역(area of acceptance)이 결정된다.

[그림 8-1]은 Z 분포하에서 유의수준 α＝0.05일 때의 수용역과 기각역을 나타낸 그림이다.

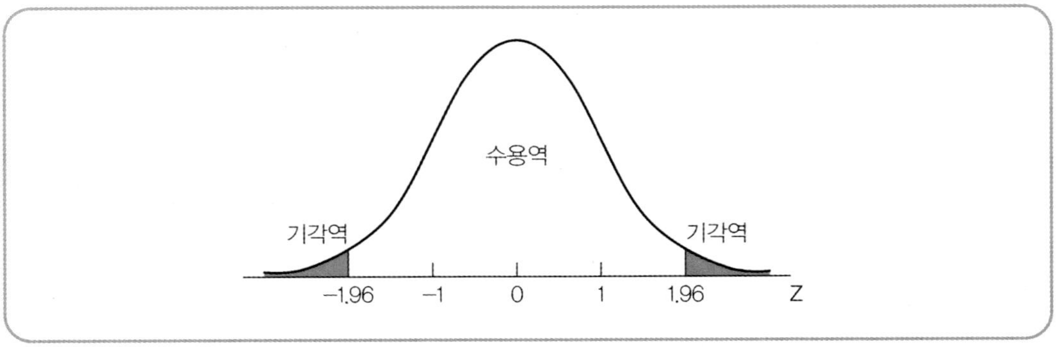

[그림 8-1] 표준정규분포하에서 α=0.05일 때의 수용역과 기각역(양측검정)

넷째, 검정통계량을 계산한다. 표본자료로부터 검정통계량의 값을 계산한다.

다섯째, 판정을 내린다. 계산된 검정통계량의 값이 기각역에 속하면 영가설을 기각하고 대립가설을 받아들이며 수용역에 속하면 영가설을 기각할 수 없다. 앞의 예를 [그림 8-1]에 적용해 보면 영가설이 옳다면, 즉 $\mu_1 = \mu_2$라면, 표본평균의 차이로 이루어지는 분포는 이 그림과 같은 분포를 나타내며, 이 표본평균들 중 95%가 Z의 절대값이 1.96 이하일 것이며 5%는 1.96 이상일 것이다.

영가설이 옳다면 모평균값이 같은 두 개의 모집단에서 각기 표본을 추출하여 그 평균값의 차이를 계산했을 때 그 차이가 기각역에 속할 정도로 클 확률은 5% 미만이기 때문에 차라리 이런 경우는 두 모평균값이 다르다고 판정하는 것이다. 이처럼 통계학적 판정에는 100% 완전한 판정이 없고 어느 정도(유의수준 미만)의 틀릴 가능성을 내포하고 있다(부록 2 참조).

8.3 양측검정(Two-sided or Two-tail Test)과 단측검정(One-sided or One-tail Test)

위 예에서와 같이 남녀간의 혈중 콜레스테롤치가 같을 수도 있고($\mu_1 = \mu_2$) 다를 수도 있다($\mu_1 \neq \mu_2$). 이 때 혈중 콜레스테롤치가 다르다는 것은 두 가지 경우가 있다. 남자의 콜레스테롤치가 여자보다 높을 수도 있고($\mu_1 > \mu_2$) 낮을 수도 있다($\mu_1 < \mu_2$). 이런 경우에는 [그림 8-1]처럼 기각역을 양측에 두는 양측검정을 한다.

양측검정은 가설수립시에 영가설을 $\mu_1 = \mu_2$, 대립가설을 $\mu_1 \neq \mu_2$로 설정하므로써 판정시에는 $\mu_1 = \mu_2$나 $\mu_1 \neq \mu_2$ 중 하나를 받아들이는 가설검정 방법이다.

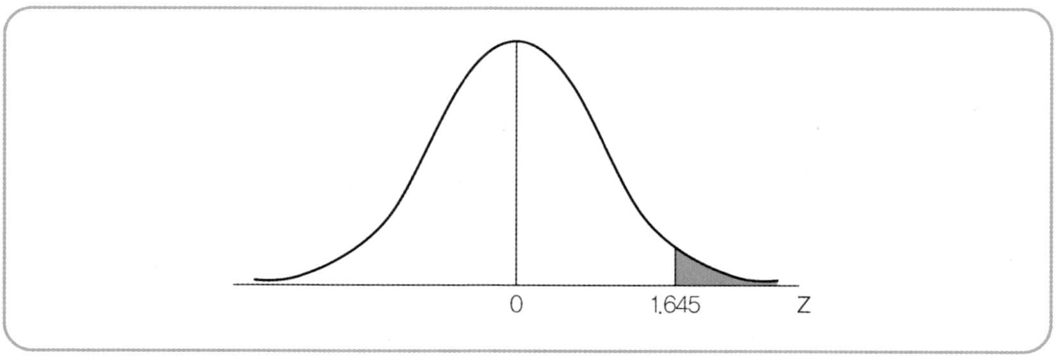

[그림 8-2] 표준정규분포하에서 α=0.05일 때의 기각역(단측검정)

한 제약회사에서 성장호르몬을 합성하여 이 약품의 효과를 측정하기 위하여 성인들을 확률적으로 두 집단으로 나눈 뒤 한 쪽 집단에는 이 약품을 투여하고 다른 집단에는 위약을 투여하였다. 이 약품이 효과가 있다면 키가 커질 것이며, 효과가 없다면 키가 커지지는 않더라도 최소한 작아지지는 않을 것이다. 이런 경우에는 확률분포하의 기각역을 한쪽에만 두는 단측검정을 한다. 단측검정은 영가설을 $\mu_1 = \mu_2$, 대립가설을 $\mu_1 > \mu_2$(또는 $\mu_1 < \mu_2$)로 설정함으로써 판정시에는 영가설을 받아들이거나, 영가설이 기각될 경우는 $\mu_1 > \mu_2$(또는 $\mu_1 < \mu_2$)라고 판정하는 가설검정 방법이다.

[그림 8-1]과 [그림 8-2]를 비교해 보면 둘 다 유의수준을 5%로 하였으나 단측검정시의 기각역이 양측검정시의 한 쪽 기각역보다 2배 크기 때문에 기각이 훨씬 잘되는 것을 알 수 있다. 이 특성을 이용하여 양측검정을 해야 할 경우에 단측검정을 하는 경우가 가끔 있으나 가설검정시에 양측 가설검정을 하느냐 혹은 단측 가설검정을 하느냐 하는 것은 요인(위의 경우는 약품)의 효과에 대한 사전지식 여부에 달려있다. 즉 요인의 효과가 어느 한 쪽으로만 작용한다는 것이 확실한 경우는 단측 가설검정을 하며, 작용의 방향이 확실하지 않을 경우는 양측 가설검정을 하는 것이 원칙이다. 그러나 대부분의 경우 요인의 작용방향이 확실하지 않기 때문에 일반적으로는 양측 가설검정을 한다.

8.4 t 검정(t Test)

t 검정은 [표 8-1]에서 보는 바와 같이 여러 가지 통계학적 가설검정 방법 중 하나로서 두 모집단의 평균에 차이가 있는지를 판정하고자 할 때 사용하는 방법이다. 이 때 독립변수는 이분값으로 주어진 명목변수이며 종속변수는 연속형 변수이어야 한다.

8.4.1 독립표본에서 두 모평균 차이의 검정

소금섭취가 혈압에 영향을 주는지를 알기 위하여 소금을 많이 섭취하는 집단과 적게 섭취하는 집단을 추출하여 혈압을 측정하였던 바 소금을 많이 섭취하는 집단의 평균혈압($\overline{X}_1$)은 140mmHg였고 적게 섭취하는 집단의 평균혈압($\overline{X}_2$)은 130mmHg였다. 이 결과로부터 소금 섭취량과 혈압 사이에 관계가 있다고 판정할 수 있을까?

위의 혈압 차이는 표본에서 얻어진 결과이므로 판정을 하기 위해서는 모집단에서도 두 집단간의 평균혈압에 차이가 있는지를 검토해야 한다. 이제 앞에서 설명한 가설검정의 순서에 따라 각기 독립적으로 추출된 두 표본으로부터 모평균의 차이에 대한 가설검정을 해 보자.

첫째, 통계학적 가설을 수립한다.

영 가 설(H_0) : $\mu_1 = \mu_2$
대립가설(H_A) : $\mu_1 \neq \mu_2$

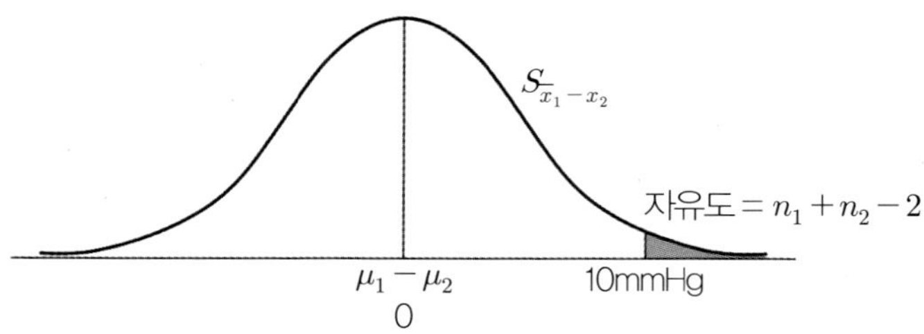

[그림 8-3] 두 산술평균의 차이로 이루어지는 표본분포(t 분포)

둘째, 검정통계방법을 선정한다. 앞의 예에서 독립변수는 소금의 섭취 정도를 2분한 명목변수이며 종속변수는 연속형 변수인 혈압이므로 t 검정을 수행하며, t 값을 검정통계량으로 선정한다.

셋째, 유의수준을 설정한다.
α=0.05 (또는 0.01)

넷째, 검정통계량을 계산한다.

$$\text{검정통계량의 값(t 값)} = \frac{(\overline{X}_1 - \overline{X}_2) - (\mu_1 - \mu_2)}{S_{\bar{x}_1 - \bar{x}_2}} = \frac{(\overline{X}_1 - \overline{X}_2)}{S_{\bar{x}_1 - \bar{x}_2}} = \frac{10}{S_{\bar{x}_1 - \bar{x}_2}}$$

이 때 위 표본분포의 표준편차는 7장에서 설명한 바와 같이 두 모집단의 분산 ${\sigma_1}^2$와 ${\sigma_2}^2$가 같으냐 다르냐에 따라 다른 통계량을 사용한다.

등분산시는 $S_{\bar{x}_1-\bar{x}_2}=\sqrt{\dfrac{(n_1-1)S_1^{\ 2}+(n_2-1)S_2^{\ 2}}{(n_1-1)+(n_2-1)}}\cdot\sqrt{\dfrac{1}{n_1}+\dfrac{1}{n_2}}$ 이며,

분산이 다를 때는 $S_{\bar{x}_1-\bar{x}_2}=\sqrt{\dfrac{S_1^{\ 2}}{n_1}+\dfrac{S_2^{\ 2}}{n_2}}$ 이다.

두 모집단의 등분산 여부는 제9장에서 설명될 F 검정에 의해서 판정되는데 SPSS에서는 t 검정시 등분산 여부에 대한 검정(레빈 검정 ; Levene's test)을 자동적으로 실시하여 준다.

다섯째, 판정을 내린다. 검정통계량으로부터 계산된 유의확률(p 값)이 유의수준보다 작으면 영가설을 기각하고 대립가설을 받아들여 "두 모집단의 산술평균은 유의한 차이가 있다"라고 판정하며, p 값이 유의수준보다 크면 영가설을 기각하지 못하고 "두 모집단의 산술평균은 유의한 차이가 있다고 말할 수 없다"라고 판정한다.

8.4.2 독립표본에서 두 모평균 차이의 검정 SPSS 예제

부록으로 제시된 자료로 허혈성 뇌혈관질환을 가지고 있는 환자군과 일반병동에 입원한 환자들로 이루어진 대조군간의 수축기 혈압에 유의한 차이가 있는지 알아보도록 하자.

1) 프로그램

① SPSS 프로그램으로 들어가서 파일 sample.sav를 불러온다(파일은 본인의 폴더를 만들어서 저장해 두고 필요할 때마다 가져오는 것이 좋다).
파일 ▶ 열기 ▶ 데이터(A) ▶ sample.sav (파일이 있는 폴더에서 가져옴)

② 검정을 위하여 t-test를 실시한다.
분석 ▶ 평균 비교(M) ▶ 독립표본 T검정(T)

독립적인 두 표본간의 차이(Independent-Samples T-Test)를 수행한다. 검정변수(T)에 종속변수인 수축기 혈압(spb)을 넣고, 집단변수(G)에는 독립변수인 환자여부(dx)를 넣는다. 독립변수를 넣은 후 아래쪽의 집단정의(D)를 클릭해서 집단 1에 0, 집단 2에 1(변수 dx를 정의할 때 값 1은 환자군, 0은 대조군으로 정함)을 넣어 두 군을 구분한다. ▶ 확인

2) 결과

① 두 집단의 기초통계량을 보여준다.

집단통계량

	dx	N	평균	표준편차	평균의 표준오차
sbp	0	265	122.72	15.070	.926
	1	91	146.26	19.872	2.083

② 두집단의 분산이 같은 경우의 t 검정 결과와 분산이 다른 경우의 t 검정 결과를 제시한다.

독립표본 검정

		Levene의 등분산 검정		평균의 동일성에 대한 t-검정						
									차이의 95% 신뢰구간	
		F	유의확률	t	자유도	유의확률 (양쪽)	평균차	차이의 표준오차	하한	상한
sbp	등분산이 가정됨	9.577	.002	−11.795	354	.000	−23.539	1.996	−27.464	−19.614
	등분산이 가정되지 않음			−10.326	127.364	.000	−23.539	2.280	−28.050	−19.028

3) 결과 해석

①번의 기초통계량에서 뇌혈관질환이 없는 대조군(0)은 265명으로 평균(Mean)이 122.72 mmHg이고, 표준편차(Std. Dev) 및 표준오차(Std. Error)를 제시하고 있다. 뇌혈관질환이 있는 환자군(1)은 91명으로 평균이 146.26mmHg이며, 표준편차, 그리고 표준오차가 제시되어 있다. 평균값으로만 보아서는 환자군의 혈압이 높은 것으로 해석된다.

두 집단의 평균에 유의한 차이가 있는지를 검정하기 위해서는 먼저 두집단의 분산이 동일한지를 알아야 한다. 이것에 대한 검정결과가 ②에 제시되어 있다. '두 집단의 분산이 같다'라는 영가설에 대하여 F 검정을 실시한 결과(Levene's test)에서 F 값이 9.577이며 유의확률이 0.002로서 유의수준 0.05보다 작으므로 영가설을 기각한다. 그러므로 '두 집단간의 분산

은 동일하지 않다'라고 해석하고 ②번의 t 검정 결과 중 sbp에서 '등분산이 가정되지 않음(Equal variance not assumed)'의 값을 사용한다. 즉 t 값은 −10.326으로서 두 집단의 평균이 같다는 가설에 대한 유의확률(양쪽)이 0.000이므로 영가설을 기각하고 뇌혈관질환을 가진 환자군의 수축기혈압은 146.26으로 대조군의 122.72보다 높고, 통계적으로 유의한 차이($p < .001$)가 있다고 해석한다.

8.4.3 짝 표본에서 두 모평균 차에 대한 검정(Paired t test)

앞에서는 독립표본에서 두 모평균의 차이를 검정하였다. 여기서 독립표본이란 모집단에서 표본을 추출할 때 비교하려는 표본간에 서로 영향을 받지 않고 독립적으로 추출된 표본을 말한다. 짝표본이란 모집단에서 표본을 추출할 때 조건이 같은 단위(unit) 둘을 한 짝으로 설정하고 이 짝을 추출하여 표본으로 삼은 것이다.

짝표본은 어떤 실험이나 치료의 효과를 측정할 때 자주 사용되는 표본추출방법으로 두 단위 중 한 단위는 실험표본으로 남은 한 단위는 대조표본으로 나눈다. 짝표본을 사용하는 이유는 비교하려는 두 표본의 비교성(comparability)을 높이기 위한 것이다. 논리적으로 볼 때 비교하려는 두 집단간에는 비교하려는 요인(factor) 외의 다른 조건들이 모두 동일해야만이 결과와 요인과의 관련성을 논할 수 있을 것이다. 만약 두 집단간에 비교하려는 요인 외에도 다른 조건들이 다르다면 결과의 차이가 어떤 요인의 영향인지 구별할 수 없게 된다.

[표 8-3]은 수면제의 효과를 측정하기 위하여 10명의 환자에게 하루는 수면제를 투여하고 하루는 위약을 투여한 후 수면시간을 기록한 결과이다. 두 방법간의 수면시간 차이의 평균은 $\overline{d}$=1.78, 표준편차는 S_d=1.77, 표준오차는 $S_{\overline{d}} = S_d / \sqrt{n}$ =0.56이다. 이 자료를 이용하여 가설검정을 해 보자.

첫째, 통계학적 가설을 수립한다.

영 가 설(H_0) : 수면시간 차이의 모평균 $\mu_{\overline{d}} = 0$

대립가설(H_A) : 수면시간 차이의 모평균 $\mu_{\overline{d}} \neq 0$

둘째, 검정통계량을 선정한다. 독립변수는 수면제 투여시와 위약 투여시로 2분된 명목변수이며 종속변수는 연속형 변수인 수면시간이므로 t 값을 검정통계량으로 선정한다.

셋째, 유의수준을 설정한다.

$\alpha=0.05$로 하고

넷째, 검정통계량을 계산한다.

$$t=\frac{\overline{d}}{S_d/\sqrt{n}}=\frac{1.78}{0.56}=3.18$$

이때 자유도는 짝의 수에서 하나를 빼준 값인 9이다.

[표 8-3] 수면제의 효과를 검정하기 위한 임상시험의 결과

환 자	수면시간		차 이
	약	위 약	
1	6.1	5.2	0.9
2	7.0	7.9	− 0.9
3	8.2	3.9	4.3
4	7.6	4.7	2.9
5	6.5	5.3	1.2
6	8.4	5.4	3.0
7	6.9	4.2	2.7
8	6.7	6.1	0.6
9	7.4	3.8	3.6
10	5.8	6.3	− 0.5
평 균	7.06	5.28	1.78

다섯째, 판정을 내린다. 양측검정하에 t 분포의 면적표에서 자유도 9인 $t_{.975}$의 t 값은 2.262이다. 3.18은 2.262보다 크므로 기각역에 속하며 따라서 가설을 기각하고 대립가설을 받아들여 수면제 투여와 위약 투여는 수면시간에 유의한 차이가 있다고 판정한다.

8.4.4 짝 표본에서 두 모평균 차에 대한 검정 SPSS 예제

부록에 첨부된 일부 환자들의 시간 경과에 따른 혈압측정 자료를 이용하여 입원시의 혈압과 입원 48시간 후의 혈압의 평균에 차이가 있는지 검정해 보기로 하자.

1) 프로그램

① SPSS 프로그램에서 자료가 저장된 폴더에서 파일 paired.sav를 불러온다.
파일 ▶ 열기 ▶ 데이터(A) ▶ paired.sav

② 검정을 위하여 paired t-test를 실시한다.
분석(A) ▶ 평균비교(M) ▶ 대응표본 T검정(P)

짝비교하고 싶은 혈압측정 자료인 y1과 y2을 각각 클릭하여 대응변수(V)로 옮긴다. 그런 후에 확인하면 검정이 실시된다.

짝표본에 사용된 혈압측정 변수인 y1과 y2의 평균(Mean), 표준오차(Std Error), 혈압 차이(paired differences), t 검정 결과가 나온다. 그리고 제13장에서 소개할 비모수 검정인 부호순위 검정결과를 보기 위해서는 분석(A) ▶ 비모수 검정(N) ▶ 대응 2 표본(L)에서 실시하며 이후는 모수검정에서 설명한 순서대로 한다.

2) 결과

① 모수검정 결과

대응표본 통계량

		평균	N	표준편차	평균의 표준오차
대응 1	y1	160.8250	40	25.46479	4.02634
	y2	149.4250	40	25.65740	4.05679

대응표본 상관계수

		N	상관계수	유의확률
대응 1	y1 & y2	40	.780	.000

대응표본 검정

		대응차					t	자유도	유의확률(양쪽)
		평균	표준편차	평균의 표준오차	차이의 95% 신뢰구간				
					하한	상한			
대응 1	y1 - y2	11.40000	16.94304	2.67893	5.98135	16.81865	4.255	39	.000

② 비모수검정 결과(Wilcoxon Signed Ranks Test)

순위

		N	평균순위	순위합
y2 - y1	음의 순위	30[a]	21.88	656.50
	양의 순위	9[b]	13.72	123.50
	동률	1[c]		
	합계	40		

a. y2 < y1
b. y2 > y1
c. y2 = y1

검정 통계량[b]

	y2 - y1
Z	−3.723[a]
근사 유의확률(양측)	.000

a. 양의 순위를 기준으로
b. Wilcoxon 부호순위 검정

3) 결과 해석

① 모수검정 결과 입원시 혈압은 160.82mmHg이며 입원 48시간 후는 149.43mmHg으로 혈압 차이는 11.40mmHg이며 표준오차는 2.68mmHg임을 보여주고 있다. 그리고 두 시점의 혈압 차이가 0이라는 영가설에 대한 paired t 검정 결과 t 값이 4.255이며 유의확률은 0.000으로 유의한 차이가 있음을 보여주고 있다.

② 모수검정의 paired T-Test에 해당되는 비모수 검정의 Wilcoxon Signed Ranks Test를 실시한 결과에서도 유의확률이 0.000으로 유의한 차이가 있음을 나타내고 있다. 이에 대한 자세한 설명은 제13장을 참고하도록 한다.

t 검정은 모집단이 정규분포한다는 가정하에서 수행되는데, 이 책에서 제시하지는 않았지만 두 시점간의 혈압차이 변수가 정규분포한다는 영가설에 대한 검정을 실시한 결과 영가설을 기각하지 않으므로 정규분포를 따르는 것으로 생각할 수 있다. 그러나 일반적으로 표본의 수가 30개 이상인 경우에는 위와 같은 정규분포라는 가정 없이 t 검정을 시행한다.

제 9 장

분산분석(Analysis of Variance, ANOVA)

9.1 분산분석의 의미

제8장에서는 가설검정 방법 중 두 모집단의 산술평균을 비교하는 t 검정에 대하여 설명하였다. 분산분석이란 셋 이상 모집단의 산술평균에 차이가 있는지를 비교할 때 사용하는 가설검정 방법이다. 이 때 독립변수는 3개 이상의 범주(category)로 나누어지는 명목변수이며 종속변수는 연속형 변수이어야 한다. 분산분석이란 용어는 산술평균을 비교할 때 분산의 개념을 이용하는 데서 유래하였다.

셋 이상 집단의 산술평균을 비교하는 경우는 흔히 볼 수 있다. 예를 들면 혈압을 지역이나 직업이나 연령별로 비교하고자 하는 경우이다. 이때 두 집단씩 짝을 지어 t 검정을 여러 번 할 수도 있겠으나 집단의 수가 많아지면 짝의 수가 급격히 증가하여 매우 번거롭게 되며, 실제는 차이가 없는데도 영가설을 기각하게 되는 제1종 오류를 범할 가능성이 높아진다. 가령 5% 유의수준하에 t 검정을 20회 실시하였다면 실제로는 모두 차이가 없더라도 이 중 하나는 가설이 기각될 수 있다. 따라서 이런 경우 사용되는 가설검정법이 분산분석이다. 분산분석에는 1요인 분산분석과 2요인 분산분석 등 요인의 수에 따라 여러 형태가 있다.

9.2 분산(Variance)

분산분석이 분산의 개념을 이용한 가설검정 방법이므로 먼저 분산의 개념과 종류에 대하여 설명하고자 한다.

분산이란 여러 학술서적에서 흔히 접하게 되는 용어인데, 측정값들의 분포상태를 나타내는 산포도를 표현하는 여러 방법 중의 하나임을 제4장에서 이미 설명하였다. 분산은 일반적으로 체계분산과 오차분산으로 나눌 수 있다.

9.2.1 체계분산(Systematic variance)

체계분산이란 알고 있거나 혹은 모르는 어떤 인자(factor)로 인해 측정값이 일정한 방향으로 영향을 받는 것을 말한다. 이러한 영향은 인위적일 수도 있고 자연적일 수도 있다. 잘 만들어진 주사위를 여러 번 던지면 1에서 6까지의 숫자가 같은 빈도로 나올 것이다. 그러나 잘못 만들어진 주사위를 여러 번 던지면 어떤 특정한 숫자가 다른 숫자보다 더 많이 나올 것이다. 이는 무게중심이 어떤 한쪽 방향으로 치우쳐 있는 체계(system)의 영향을 받았기 때문이다. 체계분산은 집단간의 분산과 편의(bias)로 인한 분산으로 나눌 수 있다.

1) 집단간의 분산(between groups variance)

집단간의 분산은 체계분산의 일종으로 집단간의 평균값의 차이로 생긴 변동이다. 집단간의 분산과 비슷한 용어로는 실험분산(experimental variance)이란 용어가 있다. 실험분산이란 실험시에 나타나는 집단간의 분산을 의미한다. 조작(실험)이란 집단간의 분산을 증가시키기 위한 행위이다.

제8장에서 예를 들었던 성장호르몬의 경우 한 쪽 집단에는 성장호르몬을 투여하고 다른 집단에는 위약을 투여하였을 때 나타나는 두 집단간의 성장정도의 차이로 인한 분산이 실험분산이다. 실험분산의 크기가 커질수록 조작(독립변수)이 그 결과에 영향을 미쳤을 가능성이 커진다.

2) 편의(bias)

편의란 참값(true value)과의 차이 혹은 이러한 차이를 얻게 되는 과정(process)을 뜻하는 말이다.

편의는 대상자 선정, 자료수집, 자료분석 등 연구의 전 과정에서 생길 수 있는데 이는 잘못되거나 충분치 못한 방법을 사용한 체계(system)로 인해 발생한다. 편의의 종류는 선택편의(selection bias), 측정편의(정보편의, measurement bias, information bias), 혼란작용(confounding)으로 나눌 수 있다.

선택편의란 대상자를 선정하는 과정에서 발생하는 편의로서 예를 들면 목표모집단과 연구모집단이 다름으로 인해 발생하는 편의이다. 측정편의란 자료를 수집하는 과정에서 발생하는 편의로서 측정기준이 표준화되어 있지 않을 때 흔히 발생하며 예로는 측정기구로 인한 편의(bias due to instrumental errors), 조사자의 편의(interviewer bias) 등이 있다.

혼란작용이란 분석과정에서 발생하는 편의로서 원래 통계학적인 용어는 아니다. 일반적으로 어떤 결과를 일으키는 데는 한 가지 인자(factor)만 관여하는 것이 아니고 여러 인자가 복합적으로 작용한다. 즉 어떤 결과에는 여러 인자로 인한 집단간의 분산이 작용한다. 예를 들어 혈압에 영향을 주는 인자는 성(sex), 연령, 인종, 생활수준, 소금섭취량 등 여러 가지가 있다. 따라서 소금섭취량의 차이에 의한 집단간의 분산(즉 소금의 혈압에 대한 영향)은 성, 연령 등 혈압에 영향을 주는 다른 인자의 영향을 통제(control)한 후에 측정하여야 한다. 즉 다른 인자의 영향(혼란작용)을 제거한 후에 남는 분산만이 순수하게 소금섭취량의 차이에 의한 분산이라고 할 수 있다. 이처럼 연구하려는 변수 외에 결과에 영향을 주는 변수를 혼란변수(confounder)[1]라 한다.

9.2.2 오차분산(Error variance) 또는 확률분산(Random variance)

오차분산이란 우연(chance)에 의해서 확률적으로 발생하는 측정값의 차이이다. 제6장에서 사람의 키와 혈색소치의 분포는 정규분포를 한다고 했다. 그러나 이는 관찰 결과 이러한 현상을 보였다는 결과일 뿐이며 이러한 현상이 나타나는 이유는 알지 못하고 다만 우연히 혹은 확률적으로 발생한다고 간주되고 있다.

만약 전지전능한 신이 존재한다면 그 신의 입장에서는 모든 사건이나 결과(즉 측정값의 변화)가 우연이 아닌 필연이 되므로 신의 사전에는 오차분산이란 없을 것이다. 오차분산이란 인간의 무지(ignorance)로 인한 분산이다. 인간의 지식으로 그 현상을 설명할 수 없기 때문

1) 정확히 말하면 결과에 영향을 주면서 연구하려는 변수와도 관계가 있는 변수를 혼란변수라 한다. 자세한 설명은 역학 책을 참고하기 바람

에 우연한 사건으로 간주해 버리는 것이다. 즉 전체분산에서 현재 인간의 지식으로 설명할 수 있는 모든 체계분산을 뺀 나머지가 오차분산이다. 그러나 오차분산의 영역이 항상 일정한 것은 아니다. 오늘의 오차분산이 내일은 체계분산이 될 수 있다.

예전에는 사람마다 혈압에 차이가 있는 이유를 알지 못하였다. 즉 혈압의 차이는 모두가 오차분산이었다. 그러나 의학이 발전함에 따라 혈압에 차이를 가져오는 이유를 점차 발견하게 되므로써 오차분산 중에 일부는 그 이유를 설명할 수 있는 체계분산의 영역으로 들어오게 되었으며 인간은 앞으로도 계속 오차분산의 영역을 줄이기 위하여 노력할 것이다. 즉 오차분산이 0(zero)이 될 때가 인간의 지식으로 어떤 현상이 발생하는 이유를 100% 설명할 수 있는 때일 것이다.

9.3 F 분포(F Distribution)

앞 장에서 모평균을 비교할 때 t 분포의 성질을 이용하였다. 그러나 모분산이 같은지를 비교할 때는 F 분포를 이용한다.

F 분포는 영국의 통계학자 Ronald A. Fisher의 이름자를 딴 것인데, 두 모집단에서 추출된 표본들의 분산비 $S_1^{\,2}/S_2^{\,2}$로 이루어지는 표본분포이다.

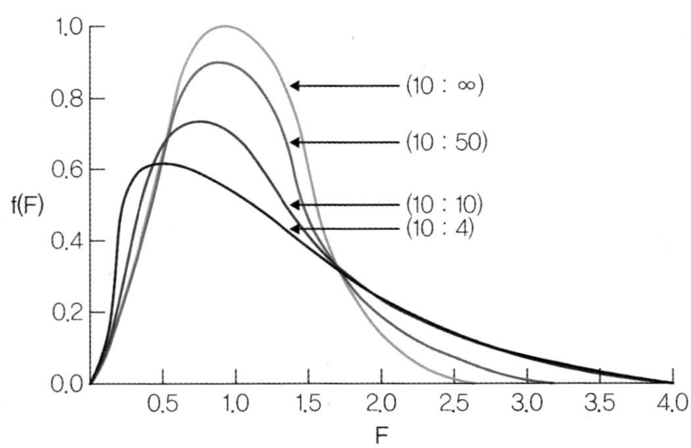

[그림 9-1] 자유도별 F 분포

이 분포는 자유도가 두 개인데, 하나는 $S_1^{\ 2}$을 계산하는 데 사용된 n_1-1이고, 다른 하나는 $S_2^{\ 2}$을 계산하는 데 사용된 n_2-1이다. [그림 9-1]은 F 분포곡선을 나타낸 것인데 F 값은 두 양수의 비이므로 양의 값만을 가지며 그 모양은 우측으로 왜곡되어 있으며 자유도가 증가함에 따라 대칭성에 가까워진다.

F 분포는 분자의 자유도가 1일 때 t 분포와 같아진다. t 분포처럼 F 분포도 그 면적을 미리 계산하여 두었으며 부표 4와 같다.

9.4 1요인 분산분석(One-way ANOVA)

1요인 분산분석은 비교집단을 나누는 요인이 하나일 때 사용하는 방법이다. 앞에서 전체분산은 체계분산과 오차분산으로 나뉘어지며 체계분산은 집단간의 분산과 편의로 인한 분산으로 나눌 수 있다고 하였다. 이 중 편의는 연구과정에서 가능한 한 이를 줄이도록 노력해야 하나 일단 수집된 자료에 편의가 어느 정도 개재되었는지 그 규모를 알 수 없으므로 결국 집단간의 분산이 아닌 것은 전부 오차분산으로 간주할 수밖에 없다. 즉 전체분산은 집단간의 분산과 오차분산으로 나뉘게 된다.

1요인 분산분석은 이러한 분산의 개념을 기초로 하여 전체분산을 집단간의 분산과 집단내의 분산 (또는 오차분산[2]))으로 나누고 두 분산을 서로 비교하는 방법이다.

9.4.1 제곱합의 분할

이제 측정값들이 나타내는 전체분산을 집단간의 분산과 오차분산으로 구분하여 계산하는 방법을 알아보자.

분산 $S^2=\Sigma(X-\overline{X})^2/(n-1)$인데 이때 분자 $\Sigma(X-\overline{X})^2$를 제곱합(sum of square)이라 하며 분모는 자유도이다. 따라서 분산은 제곱합을 자유도로 나눈 값 즉, 평균제곱합(mean square)이다. [표 9-1]은 15명의 환자를 확률적으로 세 집단으로 나누고 A_1, A_2, A_3, 3가지 치료법을 적용한 결과이다. 이를 보면 A_1의 평균값은 19, A_2는 26, A_3는 21인데, 세 치료법

2) 집단내에서 측정값들이 변화하는 것은 그 이유를 알 수 없으므로 확률적으로 변화한다고 간주하여 확률분산 또는 오차분산이라 한다.

을 적용한 모평균간에 차이가 있는지를 검정하고자 한다.

이제 [표 9-1]을 이용하여 제곱합과 분산을 계산해 보자.

[표 9-1] 서로 다른 세 가지 치료를 시행한 결과

약의 종류	A_1	A_2	A_3	계
	17	25	24	
	23	24	20	
	19	28	21	
	20	31	21	
	16	22	19	
합계 ΣX	95	130	105	330
$\overline{X}$	19	26	21	22

1) 전체 제곱합(total sum of square, SST)

전체 제곱합은 전체평균과 각 측정값과의 차이를 제곱하여 모두 합한 값이다.

$$\text{SST} = (17-22)^2 + (23-22)^2 + \cdots\cdots + (19-22)^2 = 224$$

이때 자유도는,

$$\text{d.f.} = (\text{총표본수} - 1) = 15 - 1 = 14\text{이다.}$$

2) 집단간 제곱합(between groups sum of square, SSB)

집단간 제곱합은 각 집단간의 측정값의 차이를 나타내는 지표 중의 하나로서 전체평균과 집단평균간의 차이를 제곱하여 각 집단 내의 측정값의 갯수를 곱해 준 후 이를 모두 합한다.

$$\text{SSB} = 5(19-22)^2 + 5(26-22)^2 + 5(21-22)^2 = 130$$

이때 자유도는,

d.f. = (집단수 − 1) = 3 − 1 = 2이다.

따라서, 집단간 분산(집단간 평균제곱합 ; between groups mean square, MSB)은,

MSB=SSB/d.f.=130/2=65이다.

3) 집단내 제곱합(within groups sum of square, SSW)

집단내 제곱합은 집단 내에서 각 측정값들의 변동정도를 나타내는 지표 중의 하나로서 우연히 혹은 확률적으로 발생하는 변동으로 간주하기 때문에 오차 제곱합(error sum of square, SSE)이라고도 하며, 알고 있는 모든 변동을 제거한 후에 남은 변동이란 의미에서 잔여 제곱합(residual sum of square, SSR)이라고도 한다. 오차 제곱합은 집단별로 집단내의 변동을 계산한 후 그것을 모두 합한 값이다.

각 집단별 편차의 제곱합을 각각 A_1, A_2, A_3라 하면,

$A_1=(17-19)^2+(23-19)^2+\cdots\cdots+(16-19)^2=30$

$A_2=(25-26)^2+(24-26)^2+\cdots\cdots+(22-26)^2=50$

$A_3=(24-21)^2+(20-21)^2+\cdots\cdots+(19-21)^2=14$이므로

SSE$=A_1+A_2+A_3=94$이다.

이때 자유도는,

d.f.=(총표본수−집단수)=15−3=12이다.

오차분산(오차 평균제곱합 ; error mean square, MSE) 혹은 집단내 분산(within groups mean square, MSW)은,

MSE=SSE/d.f.=94/12=7.83이다.

앞에서 계산한 제곱합을 정리해 보면,

SST=224, SSB=130, SSE=94이다.

이를 자세히 보면 224=130+94의 관계가 성립함을 알 수 있다. 즉 전체제곱합(SST)=집단간 제곱합(SSB)+오차제곱합(SSE)이다.[3]

9.4.2 가설검정

이제 [표 9-1]의 예에 대하여 분산분석을 해 보자.

첫째, 통계학적 가설을 수립한다.

영 가 설(H_0) : $\mu_1 = \mu_2 = \mu_3$
대립가설(H_A) : 세 모평균이 모두 같지는 않다.

둘째, 검정통계방법을 선정한다. 분산분석은 F 분포를 이용하므로 F 값을 검정통계량으로 한다.

셋째, 유의수준을 설정한다.

$\alpha=0.01$

넷째, 검정통계량을 계산한다. 이제 F 분포를 이용해서 확률적으로 발생하는 분산, 즉 오차분산에 비해서 집단간의 분산이 얼마나 큰지를 알아보자. 집단간분산과 오차분산이 비슷하다면(F=1) 이는 영가설하에 확률적으로 흔히 발생하는 표본집단간 평균의 차이이며 집단간 분산과 오차분산이 크게 다르다면(F 값이 1보다 아주 크다면) 이는 영가설하에 확률적으로 흔히 발생하는 표본집단간 평균의 차이가 아닐 것이다.

F=집단간분산/오차분산=(SSB/k−1)/(SSE/n−k)=MSB/MSE
=65/7.83=8.3(d.f.=2, 12)

3) 이는 수식으로 유도되나 이 책에서는 생략한다.

다섯째, 판정을 내린다. p 값은 모든 μ_i가 동일하다는 가정 하에 주어진 표본으로부터 계산된 F 값 이상의 값을 얻을 수 있는 확률이다. 따라서 p 값이 α(유의수준)보다 작으면 영가설을 기각하고 유의수준보다 크면 영가설을 받아들인다. 위에서 계산한 F 값이 유의수준 0.01, 자유도(2, 12)에서 F 값 6.93보다 크므로 영가설을 기각하고 세 모평균이 모두 같지는 않다고 판정한다.

[표 9-2]는 [표 9-1]의 자료를 분산분석한 결과를 요약한 것으로 이를 분산분석표(analysis of variance table)라 한다.

[표 9-2] 분산분석표

변인	자유도	제곱합	분산	분산비(F)	p
집단간(처리간)	2	130	65	8.3	0.005
집단내(오차)	12	94	7.83		
계	14	224			

9.4.3 t 검정과의 관계

1요인 분산분석은 t 검정을 일반화한 방법으로 단지 두 집단만을 비교할 때는 t 검정과 동일한 결과를 나타낸다. F 값은 t 값을 제곱한 값과 같으며 자유도(1, n−2)에서 분산분석을 한 p 값은 자유도(n−2)에서 t 검정을 한 양측검정 p 값과 같다.

분산분석은 F 값이 1보다 큰 경우만 의미가 있으며 1보다 작아서 0에 가까운 경우는 의미가 없기 때문에 단측검정만을 한다.

9.4.4 다중비교(Multiple Comparison)

다중비교란 1요인 분산분석에 의해서 $H_0 : \mu_1 = \mu_2 = \cdots = \mu_k$가 기각되었을 때 이 중 어느 집단의 모평균간에 차이가 있는지를 판정하는 법이다. 예를 들어 영가설(H_0) : $\mu_1 = \mu_2 = \mu_3 = \mu_4$가 기각되었을 때 어떤 두 집단의 평균값 간에 차이가 있는지 판정하기 위해서는 많은 영가설들 $H_{01} : \mu_1 = \mu_2$, $H_{02} : \mu_2 = \mu_3$, $H_{03} : \mu_3 = \mu_4$, $H_{04} : \mu_1 = \mu_3$, $H_{05} : \mu_1 = \mu_4$, $H_{06} : \mu_2 = \mu_4$를 세울 수 있으며 다중비교란 이런 영가설들을 한꺼번에 검정하는 방법이다.

다중비교 방법은 이외에도 $H_{07} : (\mu_1 + \mu_2)/2 = (\mu_3 + \mu_4)/2$, $H_{08} : (\mu_1 + \mu_2 + \mu_3)/3 = \mu_4$와 같

은 특수한 영가설도 검정할 수 있다. 이때 두 집단씩 짝을 지어 t 검정을 여러번 실시하는 것은 적당치 않다고 이미 설명한 바 있다. 다중비교 방법은 여러 가지가 있으나 자세한 설명은 생략하고, 다만 각 방법의 적용조건과 장단점만을 소개하고자 한다. 컴퓨터 사용시 간단한 명령으로 다중비교 결과가 제시되므로 연구자는 상황에 따라 적절한 방법을 선택하고 해석할 수 있어야 한다.

1) LSD(Least Significant Difference) 방법

분산분석을 하려는 특정요인이 자료수집 전에 미리 결정되어 있었던 경우(planned comparison)에 적용할 수 있는 방법이다. 다른 방법에 비해 동일 유의수준 하의 신뢰구간이 필요 이상으로 넓기 때문에 영가설이 잘 기각되지 않는 보수적인 방법이다. 즉 제2종 오류가 가장 크다.

2) Tukey 방법

각 집단의 표본수가 동일하며 짝비교(pairwise comparison)가 주 관심사일 때 시행한다.[4] 제2종 오류가 가장 작다.

3) Scheffè 방법

각 집단의 표본수가 다르며 짝비교 외에 복잡한 비교를 하고자 할 때 적합하다. 짝비교만을 하고자 할 때는 Tukey 방법에 비해 정밀성이 떨어지므로 적당하지 않으며 제2종 오류가 크다. 모든 집단의 평균값이 같다는 가설이 기각되었을 경우 이 방법을 사용하면 여러 다중비교 중 최소한 하나의 가설은 기각된다. 그러나 Tukey 방법은 같은 경우에 하나의 가설도 기각되지 않을 수 있다. 이 외에도 여러 가지 다중비교 방법이 있으나 이 책에서는 다루지 않겠다.

4) 적절한 다중비교법 선정 방법

적절한 다중비교법을 선정하려면 먼저 짝비교를 할 것인지, 아니면 더 복잡한 비교를 할 것

4) 다중비교시 $H_{01} : \mu_1 = \mu_2$, $H_{02} : \mu_2 = \mu_3$와 같이 짝을 이룬 집단끼리 평균값을 비교하고자 하는 경우이다. $H_{03} : \mu_1 = (\mu_2 + \mu_3)/2$와 같이 복잡한 비교도 가능하지만 정밀성이 떨어진다. 그러므로 복잡한 비교를 원할 때는 Scheffè 방법이 적합하다.

인지 그 목적을 고려해야 한다. 만약 짝비교만을 하려면 각 집단의 표본수가 같다면 Tukey 방법을 사용하고 그렇지 않으면 Scheffè 방법을 사용한다. 만약 복잡한 비교를 원한다면 자료수집 전에 미리 계획된 비교인지 여부를 고려하여야 한다. 계획된 비교라면 LSD 방법을 사용하고 자료수집 후에 시험적으로 해 보는 비교라면 Scheffè 방법을 사용한다(그림 9-2).

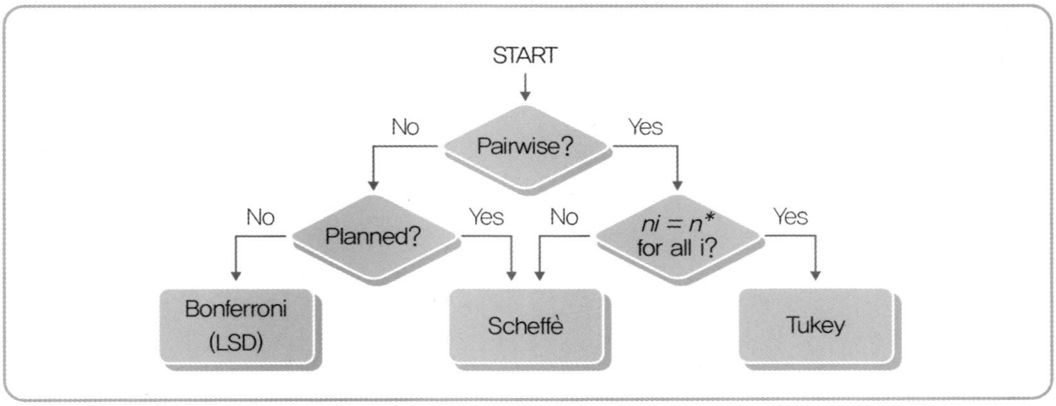

[그림 9-2] 적절한 다중비교법 선정 방법

자료 : Kleinbaum DG et al. Applied Regression Analysis and other Multivariable Methods. 2nd ed. Boston, PWS-KENT Publishing Co., 1988

9.4.5 1요인 분산분석 SPSS 예제

부록으로 제시된 자료를 체중에 따라 세 집단으로 나눈 후 각 집단별로 혈압에 차이가 있는지 검정하여 보자. 체중이 연속변수로 측정되어 있으므로 체중이 50kg 이하인 군, 50kg 초과 65kg 이하인 군, 65kg 초과인 군으로 나누어 검정하도록 한다.[5)]

1) 프로그램

① SPSS 프로그램에서 자료가 있는 폴더의 파일 sample.sav를 불러온다.

파일 ▶ 열기 ▶ 데이터(A) ▶ sample.sav

5) 앞의 기술통계에서 설명한 바와 같이 연속변수의 급간격을 정하는 것은 생각보다 어려운 일이다. 왜냐하면 연구자마다 마음대로 급간격을 정해 버리면 서로의 연구결과를 비교할 수가 없기 때문이다. 이 예제는 급간격을 정하는 것이 목적이 아니므로 1사분위값(50kg)과 3사분위값(65kg)을 기준으로 급간격을 나누었다.

② 분산분석을 실시하기 위해서 현재 연속변수로 되어 있는 체중(변수명; wt)을 3개 집단으로 구분해야 한다.

변환 ▶ 다른 변수로 코딩변경(R) ▶ wt를 오른쪽 상자로 옮기고 출력변수에 새로운 변수명(예 ; wt_g)을 쓰고 바꾸기를 클릭한다 ▶ 화면 아래쪽의 기존값 및 새로운 값(O)을 클릭한다. (☞ 새로운 변수명을 줄 때 −, =, *, / 등의 부호를 넣으면 안된다)

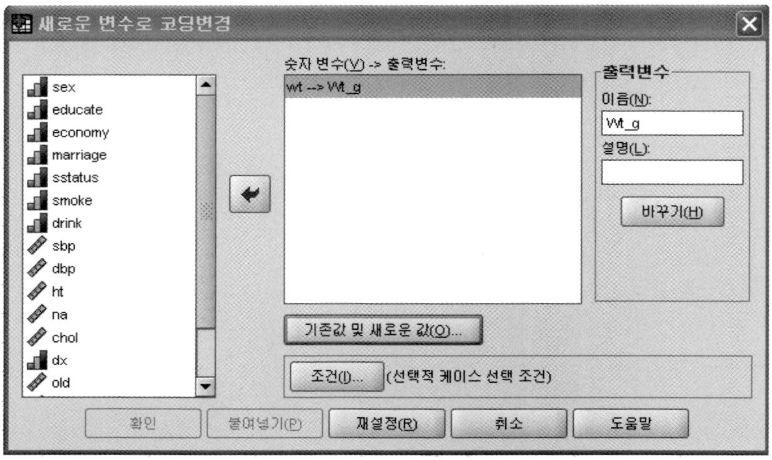

화면의 '기존값' 쪽에는 1개의 값만 쓸 수 있는 값, 측정되지 않은 자료 또는 사용자가 정한 결측값 등은 시스템 또는 사용자 결측값을 클릭하면 되고, 연속변수는 범위를 정할 수가 있다. 이렇게 정한 값은 새로운 값 화면에 범주형 변수로 바꾸어 저장한다. 화면의 '새로운 값'쪽에 기준값(A)는 새로운 코드를 만들어 넣는다.

현재의 예에서 50kg 이하는 두 번째에 있는 범위(최저값에서 다음 값까지 범위)를 사용하는데 먼저 범위의 앞에 있는 ○를 클릭한 후에 □에 50.0을 넣고 새로운 값 화면의 기준값에는 1을 넣고 추가를 클릭한다. 50.1kg 이상 65kg 이하는 첫 번째의 Range의 ○를 클릭하고 50kg과 65kg이 중복되지 않게 각 □에 50.1과 65.0을 넣고 기준값에는 2를 넣고 추가 클릭, 65.1kg 이상은 세 번째 Range의 ○을 클릭하고 □에는 65.1을 넣고 기준값에 3을 넣고 추가한다(☞ 체중의 범위에 따라 1부터 3까지 부여한 값은 마스터코드에 기록해 두거나, 자료분석이 완전히 끝날 때까지 기억하고 있어야 한다) ▶ 계속 ▶ 확인

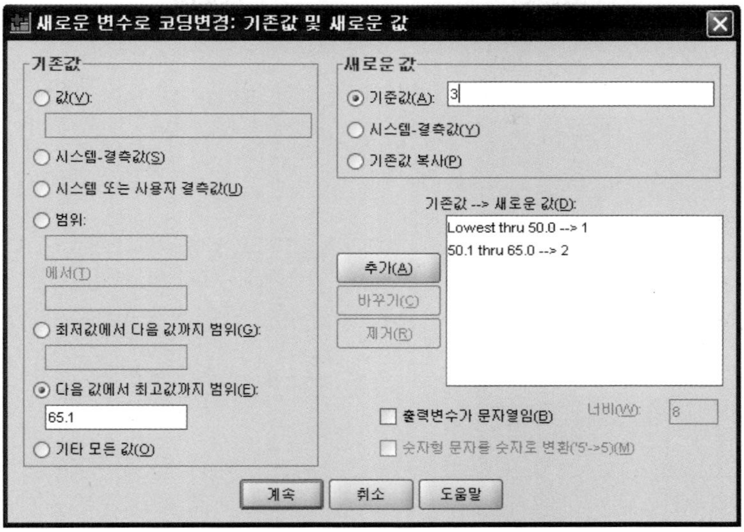

③ 분산분석을 실시한다.

분석 ▶ 평균비교(M) ▶ 일원배치 분산분석(O) ▶ 요인분석(F)에는 wt_g(범주형변수), 종속변수(E)에는 sbp (종속변수인 수축기혈압)을 옮긴다.

이와 같이 하면 분산분석의 통계적 결과만 간단하게 나온다. 체중집단별 수축기혈압의 평균, 표준편차 등을 알기 위해서는 옵션(O)의 기술통계(D)를 클릭하여야 하고, 다중비교를 하기 위해서는 사후분석(H)에서 Scheffè를 클릭한다. ▶ 확인

2) 결과

① 각 집단의 기술통계량을 보여준다.

기술통계

sbp

	N	평균	표준오차 편차	표준오차 오류	평균에 대한 95% 신뢰구간		최소값	최대값
					하한값	상한값		
1.00	87	121.94	17.446	1.870	118.22	125.66	96	195
2.00	191	129.70	18.852	1.364	127.01	132.39	90	195
3.00	78	133.99	20.700	2.344	129.32	138.65	100	178
합계	356	128.74	19.358	1.026	126.72	130.76	90	195

② 분산분석의 결과를 나타낸다.

분산분석

sbp

	제곱합	df	평균 제곱	F	유의확률
집단-간	6342.137	2	3171.069	8.836	.000
집단-내	126690.087	353	358.895		
합계	133032.225	355			

③ 다중비교의 결과를 나타낸다.

다중 비교

sbp
Scheffe

(I) wt g	(J) wt g	평균차(I-J)	표준오차 오류	유의확률	95% 신뢰구간	
					하한값	상한값
1.00	2.00	-7.754*	2.450	.007	-13.78	-1.73
	3.00	-12.045*	2.954	.000	-19.31	-4.78
2.00	1.00	7.754*	2.450	.007	1.73	13.78
	3.00	-4.291	2.546	.243	-10.55	1.97
3.00	1.00	12.045*	2.954	.000	4.78	19.31
	2.00	4.291	2.546	.243	-1.97	10.55

*. 평균차는 0.05 수준에서 유의합니다.

3) 결과 해석

① 각 체중 집단별 평균 및 기술통계량을 보여주고 있다. 전체 356명의 평균혈압은 128.74 mmHg이고, 50kg 이하의 집단(wt_g=1)은 87명이며, 평균혈압은 121.94mmHg임을 알 수 있다. 50.1kg 이상 65kg 이하 집단(wt_g=2)의 평균혈압은 129.70mmHg이고, 65.1kg 이상(wt_g=3) 집단의 평균혈압은 133.99mmHg로서 체중이 많이 나가는 집단일수록 혈압이 높은 경향을 보여준다.

이 정보에서 우리가 나누었던 급간격과 일치하지 않거나 이상한 값이 발견되는 경우에는 자료에 문제가 있는 것이므로 확인해야 한다. 그리고 분석에 사용된 자료의 수가 일치하지 않는 경우는 결측치(missing)가 있는 경우이므로 확인해야 한다

② 분산분석의 결과, 모형과 오차에 관한 제곱합(Sum of Squares) 및 평균제곱합(Mean

Square)이 제시되어 있다. 그리고 각 집단의 평균이 동일하다는 영가설에 대한 F 값이 8.836이고 이에 해당하는 유의확률이 0.000이므로 영가설을 기각한다. 즉, 세 집단의 평균혈압은 통계적으로 유의한 차이가 있다고 해석한다. 그러나 이 결과가 세 집단의 평균혈압이 모두 차이가 있다는 의미가 아님에 주의해야 한다. 영가설 기각의 의미는 세 집단의 평균혈압이 모두 같은 것은 아니라는 의미이다.

③ 각 집단의 평균에 차이가 있는지를 검정한 다중비교의 결과이다. 첫 번째 행의 '1-2'라는 의미는 첫 번째 집단과 두 번째 집단의 혈압을 비교했다는 의미이다. 각 행의 두 번째 열에는 * 표시가 있는데, 이는 유의수준 0.05에서 유의한 차이가 있음을 표시한 것이다(네 번째 행은 유의확률로, 이 값이 0.05보다 작으면 통계적으로 유의한 차이가 있는 것이다). 분석결과 첫 번째 집단과 두 번째 집단 그리고 첫 번째 집단과 세 번째 집단에는 통계학적으로 유의한 차이가 있고, 두 번째 집단과 세 번째 집단 사이에는 유의한 차이가 없다는 뜻이다.

9.5 2요인 분산분석(Two-way ANOVA)

2요인 분산분석은 비교집단을 나누는 요인이 둘일 때 사용하는 방법이다. 예를 들면, 혈압의 수준은 남녀에 따라 혹은 연령에 따라 다른 것으로 알려져 있다. 이때 혈압의 수준을 연령별로 또는 성별로 1요인 분산분석을 하여 비교하는 방법도 있으나 1요인 분산분석은 혈압에 영향을 주는 다른 요인들의 영향을 통제하지 못한다는 단점이 있다. 따라서 성(sex)의 영향을 통제한 후 연령별 혈압수준을 비교하거나 연령의 영향을 통제한 후 성별 혈압수준을 비교하고자 할 때 사용하는 방법이 2요인 분산분석이다.

혈압에 영향을 주는 다른 여러 요인의 영향을 동시에 통제한 후 연령별 혈압수준을 비교할 수도 있으며, 이를 다요인 분산분석이라 한다. 그러나 다요인 분산분석은 표본수가 커야 하며 결과 해석의 복잡성 등으로 인해 흔히 사용되지는 않는다.

9.5.1 2요인 분산분석 SPSS 예제

1요인 분산분석에서 각 체중 집단의 수축기 평균혈압에 유의한 차이가 있음을 보여주었다. 그러나 혈중 콜레스테롤 농도는 혈압의 위험인자가 될 수 있고 체중하고도 유의한 상관관계가 있을 수 있다. 그러므로 실제로는 체중과 혈압간에 상관이 없음에도 불구하고 체중이 높은 사람이 혈중 콜레스테롤 농도가 높아서 혈압이 높을 가능성이 있다. 그러므로 혈중 콜레스테롤의 영향을 통제한 2요인 분산분석을 시행하여 보자. 단, 콜레스테롤의 농도도 연속변수로 측정되었으므로 133.8mg/dℓ(33.3 퍼센타일의 값), 179.0mg/dℓ(66.6 퍼센타일)의 값을 기준으로 3집단으로 구분하여 분석하도록 한다.

1) 프로그램

① SPSS 프로그램에서 자료가 있는 폴더의 파일 sample.sav를 불러온다.
파일 ▶ 열기 ▶ 데이터(A) ▶ sample.sav

② 분산분석을 실시하기 위해서 콜레스테롤(변수명 ; chol)을 1요인 분석 예제에서 체중(변수명 ; wt)을 코딩변경(Recode)한 것처럼 3개 집단으로 구분한다.
변환 ▶ 다른변수로 코딩변경(R) ▶ chol을 오른쪽 상자로 옮기고 출력변수에 새로운 변수명(예 ; chol_g)을 쓰고 바꾸기를 클릭한다. ▶ 아래쪽의 기존값 및 새로운 값(O)을 클릭한다.
기존값에 연속변수의 값, 새로운 값에 범주형 변수로 바꾸는 새로운 값을 지정한다. 두 번째에 있는 범위(최저값에서 다음 값까지 범위(G) □)에 133, 새로운 값에는 1을 넣고 추가를 클릭한다. 첫 번째의 범위에는 □에 134과 178를 넣고 새로운 값에는 2를 넣은 후 추가를 클릭한다. 세 번째 범위의 □에는 179를 넣고 새로운 값에 3을 넣은 후 추가를 클릭한다. ▶ 계속 ▶ 확인
(☞ 변환을 이용할 때 전단계에서 똑같은 작업을 수행한 경우에는 다른 변수에 대한 정의가 그대로 남아있으므로 새로운 변수를 정의하기 전에 재설정(R)을 클릭해서 새로 시작하여야 한다.)

③ 2요인 분산분석을 실시한다.
분석 ▶ 일반선형모형(G) ▶ 일변량(U) ▶ 종속변수(D)에 종속변수인 수축기혈압 sbp;

모수요인(F)에 범주형 독립변수인 wt_g와 chol_g을 넣음 ▶ 확인
이때 체중과 콜레스테롤 수준에 따른 평균 수축기혈압을 얻고자 하면 옵션에서 보고자 하는 변수를 우측으로 옮겨야 하며, 표시에서 기술통계량을 클릭하면 된다.

☞ 2요인 분산분석은 일반선형모형(General Linear Model, GLM)의 일변량(Univariate)을 이용하고 1요인 분산분석은 평균비교(M)의 일원배치분석(One-way ANOVA)을 이용한다. 2요인 분산분석은 명목변수가 두 개이므로 콜레스테롤 농도에 따라 집단을 구분한 변수(chol_g)와 체중에 따라 집단을 구분한 변수(wt_g)간의 상호작용에 대한 chol_g * wt_g 변수가 나오게 된다.

2) 결과

① 2요인 분산분석의 결과를 나타낸다.

개체-간 요인

		N
Wt_g	1.00	87
	2.00	191
	3.00	78
chol_g	1.00	118
	2.00	118
	3.00	120

기술통계량

종속변수 : sbp

Wt_g	chol_g	평균	표준오차편차	N
1.00	1.00	118.97	17.094	37
	2.00	120.96	13.704	27
	3.00	127.87	20.903	23
	합계	121.94	17.446	87
2.00	1.00	121.83	16.927	59
	2.00	130.97	19.165	67
	3.00	135.52	17.983	65
	합계	129.70	18.852	191
3.00	1.00	119.86	12.202	22
	2.00	135.08	20.521	24
	3.00	142.88	20.663	32
	합계	133.99	20.700	78
합계	1.00	120.57	16.136	118
	2.00	129.52	18.872	118
	3.00	136.02	19.787	120
	합계	128.74	19.358	356

개체-간 효과 검정

종속변수 : sbp

소스	제 III 유형 제곱합	자유도	평균제곱	F	유의확률
수정 모형	20413.295[a]	8	2551.662	7.862	.000
절편	4874574.801	1	4874584.801	15019.508	.000
Wt_g	4362.742	2	2181.371	6.721	.001
chol_g	11677.060	2	5838.530	17.990	.000
Wt_g * chol_g	1858.638	4	464.659	1.432	.223
오류	112618.930	347	324.550		
합계	6033516.000	356			
수정 합계	133032.225	355			

a. R 제곱 = .153(수정된 R제곱 = .134)

3) 결과 해석

① 분산분석의 결과는 대체로 1요인 분산분석과 동일하다. 첫 번째 표에서 체중과 콜레스테롤 집단에 따라 각 집단에 해당되는 사람들의 수가 나오고, 두 번째 표에서는 분산분석에서 상호작용에 대한 제곱합을 계산하는 방법이 네 개가 있는데 SPSS에서는 인과관계 추론시에는 일반적으로 사용하는 제3유형 제곱합(Type III SS)만을 제시하고 있다.

각 변수들의 효과를 통제한 상태에서 콜레스테롤 농도에 따른 집단간의 혈압의 차이 여부를 검정한 F 값이 17.990이고 이에 해당하는 유의확률이 0.000이므로 체중의 효과를 통제한 상태에서도 유의한 통계학적 차이가 존재한다. 그리고 체중별 혈압의 차이 여부를 검정한 F 값이 6.721로 이에 해당하는 유의확률이 0.001로서 유의수준 0.05보다 작으므로 콜레스테롤 농도의 효과를 통제한 상태에서도 체중 집단별 평균 혈압에는 유의한 통계학적 차이가 존재한다. 그러나 1요인 분산분석에서 계산된 유의확률 0.000보다는 증가되었음을 알 수 있다.

해석과정에서 콜레스테롤과 체중간의 상호작용(interaction)이 존재하면 해석에 유의하여야 한다. 본 예제에서는 유의확률이 0.223으로 유의수준 0.05보다 크기 때문에 상호작용이 없으므로 문제가 없다. 상호작용이 있으면 다른 변수(예 ; 체중)로 층화한 후에 해석하는 것이 적절하다.

9.6 반복 측정된 균형설계(Balanced design with replication)

[표 9-3]은 3종(strain)의 실험 쥐를 각 종별로 암컷, 수컷 각기 5마리씩 모두 30마리를 선정하여 성장호르몬을 투여한 실험결과이다. 이 실험의 목적은 성장호르몬의 효과가 쥐의 종과 성(sex)에 따라 차이가 있는지를 알아보기 위한 것이다.

[표 9-3] 성장호르몬 투여 후 집단별 체중 증가의 평균(표준편차)

성(sex)	종(strain)		
	A	B	C
수 컷	11.9(0.9)	12.1(0.7)	12.2(0.7)
암 컷	12.3(1.1)	11.8(0.6)	13.1(0.9)

측정값은 성장호르몬 투여 7일 후의 체중 증가량이다. 이 경우처럼 각 집단(group)의 관찰수(이 경우는 5)가 동일한 연구설계를 균형설계(balanced design)라 한다. 이때 각 집단의 관찰수가 둘 이상이면 반복 측정되었다(with replication)고 하며 관찰수가 하나이면 반복 측정되지 않았다(without replication)고 한다. 이 책에서는 반복 측정된 균형설계만 다루고자 한다.

1요인 분산분석시 제곱합 간에는 다음과 같은 관계가 성립하였다.

전체 제곱합=집단간 제곱합+오차 제곱합

2요인 분산분석에서는 집단을 나누는 요인이 둘이므로 집단간 제곱합이 행간의 제곱합과 열간의 제곱합과 집단을 나누는 요인들간의 상호작용(interaction)에 의한 제곱합으로 나뉘어질 뿐 1요인 분산분석과 같은 논리가 적용된다.

전체 제곱합(SST)=행의 제곱합(SSA)+열의 제곱합(SSB)
+상호작용의 제곱합(SSAB)+오차 제곱합(SSE)

이때 행의 제곱합과 열의 제곱합을 상호작용의 제곱합과 구별하여 각 요인의 주효과(main effect)라 한다.

주효과와 상호작용의 유의성은 1요인 분산분석에서와 같이 이들의 분산을 각기 오차분산으로 나누어 F 검정을 한다. [표 9-4]는 [표 9-3]에 대한 분산분석표이다. 이 실험에서는 유의한 결과가 발견되지 않았다.

[표 9-4] 분산분석표

변인	제곱합	자유도	분산	분산비(F)	p 값
주효과					
종	2.63	2	1.32	1.9	> 0.1
성	1.16	1	1.16	1.7	> 0.1
종과 성의 상호작용	1.65	2	0.83	1.2	> 0.1
오차효과	16.86	24	0.70		
계	22.30	29			

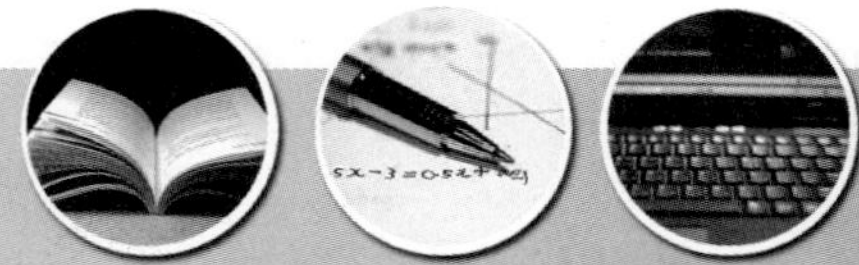

제 10 장

χ^2 검정(Chi-square Test)

10.1 χ^2 분포

χ^2 검정은 독립변수와 종속변수가 모두 명목변수(일반적으로 독립변수와 종속변수의 구별이 반드시 필요하지 않음)일 때 두 변수간의 관련성을 알아보는 방법으로 Pearson이 제안하였다.

[표 10-1(a)]는 인플루엔자 유행기간 동안 인플루엔자 예방접종의 효과를 측정한 실험결과이다. 질병발생률을 보면 접종집단은 8.3%이고 위약(placebo)집단은 36.4%였다. 이 결과에서 예방접종이 효과가 있다고 할 수 있을까? 이를 검정하자면 같은 모집단에서 위와 같은 두 표본이 추출될 확률을 계산해 보아야 할 것이다. 이런 경우는 χ^2 검정을 하며 χ^2 검정통계량은 아래와 같다.

$$\chi^2 = \Sigma \frac{(O-E)^2}{E}$$ 단, O = 실측치, E = 기대치

$$d.f. = (n-1) \times (m-1)$$ n : 분할표에서 행의 구분수
m : 분할표에서 열의 구분수

[표 10-1(b)]는 예방접종이 효과가 없을 경우, 즉 접종집단과 위약집단의 질병발생률이 같을 경우의 기대되는 숫자를 각 범주별로 나타낸 것이다. 실측치와 기대치가 크게 차이가 날수록 χ^2 값은 커지고, 따라서 우연한 결과일 가능성이 적어질 것이다.

[표 10-1] 인플루엔자 예방접종의 효과

(a) 실측치

인플루엔자	예방접종	위 약	계
발생	20(8.3%)	80(36.4%)	100(21.7%)
발생안함	220	140	360
계	240	220	460

(b) 기대치(예방접종이 효과가 없을 경우)

인플루엔자	예방접종	위 약	계
발생	52.2	47.8	100
발생안함	187.8	172.2	360
계	240	220	460

기대치(E)는 다음과 같이 계산한다. 접종집단과 위약집단의 질병발생률이 같다고 할 때, 두 집단의 기대 발생수는,

접종집단은 $E_1 = 240 \times 100/460 = 52.2$

위약집단은 $E_2 = 220 \times 100/460 = 47.8$이 되며,

기대 비발생수는,

접종집단은 $E_3 = 240 \times 360/460 = 187.8$

위약집단은 $E_4 = 220 \times 360/460 = 172.2$가 된다.

[그림 10-1]은 여러 가지 자유도의 χ^2 분포를 나타낸 것으로 다음과 같은 특성을 가지고 있다.

첫째, χ^2 값은 양수만을 취한다.

둘째, 곡선의 모양은 자유도에 따라 정해진다. 자유도가 커짐에 따라 대칭에 가까워지며 자유도 30 이상이면 정규분포에 가깝다.

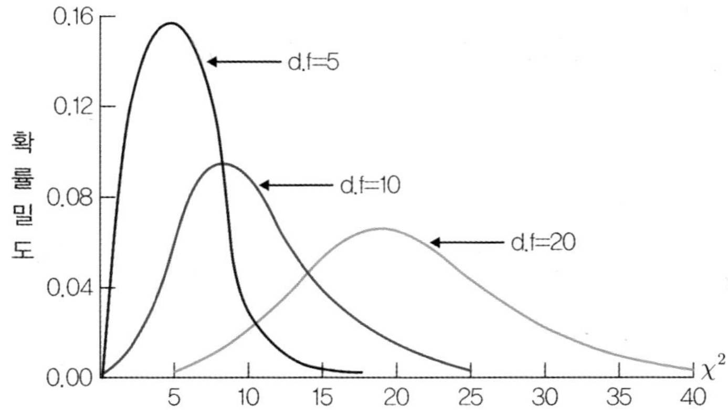

[그림 10-1] 여러 가지 자유도의 χ^2 분포곡선

10.2 χ^2 검정

이 분포의 면적은 부표 5에 계산되어 있다. 위 예를 이용하여 χ^2 검정을 해 보자.
첫째, 가설을 수립한다.

H_0 : $P_1 = P_2$, H_A : $P_1 \neq P_2$
P_1 : 예방접종을 실시한 모집단의 질병발생률
P_2 : 위약을 접종한 모집단의 질병발생률

둘째, 유의수준을 설정한다.

$\alpha = 0.01$

셋째, 검정통계량을 계산한다.

$$\chi^2 = \frac{(20-52.2)^2}{52.2} + \frac{(80-47.8)^2}{47.8} + \frac{(220-187.8)^2}{187.8} + \frac{(140-172.2)^2}{172.2}$$
$$= 19.86 + 21.69 + 5.52 + 6.02 = 53.09$$

넷째, 판정을 내린다.

부표 5를 보면 자유도 1에서 χ^2 값 53.09는 유의수준 0.001에서의 χ^2 값 10.83보다 크다. 즉 예방접종을 실시한 모집단의 질병발생률과 위약을 접종한 모집단의 질병발생률에 차이가 없다면 질병발생률이 위 예 이상으로 차이를 보이는 표본이 추출될 확률은 0.1% 미만이다. 따라서 가설을 기각하고 예방접종이 효과가 있다고 판정한다. χ^2 검정도 자유도가 2 이상일 때는 여러 집단을 동시에 비교하기 때문에 단측검정이나 양측검정과 같은 개념은 적용되지 않는다. 다만, 2×2 표(즉 자유도가 1일 때)의 χ^2검정은 비율의 Z 검정[6]을 양측 검정한 것과 동일하다.

χ^2검정은 두 변수간의 관련성에 대한 근사적인 검정방법으로 정확한 검정법은 Fisher의 정확확률 검정(Fisher's exact test)이 있다. 따라서 χ^2검정은 각 칸(cell)의 기대도수가 5 이상일 때 실시하여야 하며, 특히 자유도가 1일 때는 연속성의 수정(Yates' continuity co-rrection)을 해야 한다.

$$\chi^2 = \Sigma \frac{(|O-E|-1/2)^2}{E}$$

위의 예를 수정하면,

$$\chi^2 = \frac{(32.2-1/2)^2}{52.2} + \frac{(32.2-1/2)^2}{47.8} + \frac{(32.2-1/2)^2}{187.8} + \frac{(32.2-1/2)^2}{172.2}$$
$$= 19.25 + 21.02 + 5.35 + 5.84 = 51.46$$

따라서, 유의확률 $p < 0.001$이므로 영가설을 기각한다.

기대도수가 적을 때는 연속성의 수정으로도 충분치 않기 때문에 Fisher의 정확확률 검정을 하여야 한다. Cochran(1954)은 2×2 표에서 다음 두 가지 경우에는 Fisher의 정확확률 검정을 하는 것이 좋다고 제안하였다. 첫째, 총 표본수가 20 미만일 때, 둘째, 총 표본수가 20에서 40 사이일 때 각 칸의 기대도수 중 하나라도 5 미만인 것이 있을 때이다. Fisher의 정확확률 검정에 대한 설명은 이 책에서 생략하며 결과 해석은 χ^2검정과 동일하다.

---

6) χ^2 검정과 동일한 결과를 나타내므로 이 책에서는 Z 검정 설명시 생략하였다. 자유도 1에서의 χ^2값은 Z값을 자승한 것과 같다.

표 10-2. 서부 아프리카의 세 마을의 가정에서 사용되는 식수원의 비교

(a) 실측치 수(%)

식수원	마을명			계
	갑	을	병	
강	20 (40.4)	32 (53.3)	18 (45.0)	70 (46.7)
연 못	18 (36.0)	20 (33.3)	12 (30.0)	50 (33.3)
샘 물	12 (24.0)	8 (13.3)	10 (25.0)	30 (20.0)
계	50(100.0)	60(100.0)	40(100.0)	150(100.0)

(b) 기대치

식수원	마을명			계
	갑	을	병	
강	23.3	28.0	18.7	70
연 못	16.7	20.0	12.3	50
샘 물	10.0	12.0	8.0	30
계	50	60	40	150

이제 자유도가 1보다 큰 경우의 예를 들어 보고자 한다.

[표 10-2]는 서아프리카의 세 마을의 식수원을 조사한 결과이다. 이 결과에서 세 마을간의 식수원에 차이가 있다고 할 수 있을까?

첫째, 가설을 수립한다.

H_0 : 세 마을간의 식수원 분포가 같다.

H_A : 세 마을간의 식수원 분포가 모두 같지는 않다.

둘째, 유의수준을 설정한다.

$\alpha = 0.05$

셋째, 검정통계량을 계산한다.

$$\chi^2 = \Sigma \frac{(O-E)^2}{E}$$

$$\chi^2 = (20-23.3)^2/23.3 + (32-28.0)^2/28.0 + (18-18.7)^2/18.7$$
$$+ (18-16.7)^2/16.7 + (20-20.0)^2/20.0 + (12-13.3)^2/13.3$$
$$+ (12-10.0)^2/10.0 + (8-12.0)^2/12.0 + (10-8.0)^2/8.0$$
$$= 3.53$$
$$d.f. = (n-1)\times(m-1) = 2\times 2 = 4$$

넷째, 판정을 내린다. χ^2 값 3.53은 자유도 4에서 면적 90%의 7.78보다 작으므로(즉 $p > 0.1$이므로) 영가설을 받아들인다. 즉 세 마을간의 식수원 분포는 유의한 차이가 없다.

10.2.1 χ^2 검정의 SPSS 예제

부록에 있는 허혈성 뇌혈관 질환군과 대조군의 자료(파일명 : sample.sav)를 사용하여 소득수준에 따라 뇌혈관질환 발생에 차이가 있는지를 알아보도록 하자. 그러나 본 자료는 환자 – 대조군의 자료로서 소득수준에 따른 뇌혈관질환 발생률을 직접 비교할 수 없다. 그러므로 뇌혈관질환 여부(변수명 : dx)에 따라 소득수준 분포(변수명 : economy)에 통계적으로 유의한 차이가 있는지 살펴보도록 하자.

1) 프로그램

① SPSS 프로그램에서 자료가 있는 폴더의 파일 sample.sav를 불러온다.
파일 ▶ 열기 ▶ 데이터(A) ▶ sample.sav

② χ^2 검정(교차분석)을 실시한다.
분석 ▶ 기술통계량 ▶ 교차분석(C) ▶ 행(W)에 독립변수(economy), 열(C)에 종속변수(dx)를 옮긴다(☞ 두 변수의 위치는 바뀌어도 관계는 없음).

③ **통계치(Statistics)와 퍼센트의 계산**
동일 화면에서 우측에 있는 통계량(S) ▶ 카이제곱, 명목데이터의 분할계수(O), 불확실성 계수(U), 파이 및 크레이머의 V(P)을 체크 ▶ 계속
동일한 화면의 셀(E) ▶ 빈도의 기대빈도(E), 퍼센트의 행(R), 열(C) ▶ 계속 ▶ 확인

χ^2 검정은 기술적 통계인 교차표(Crosstabs) 명령어로 수행된다. 그래서 χ^2 검정을 교차분석이라고도 하며, 이때 결과에 나오는 표를 분할표(Contingency table)라고 한다. χ^2 검정의 결과를 얻기 위해서 통계량(Statistics)에서 Chi-square를 클릭해야 하며, 행과 열의 퍼센트(%)를 얻기 위해서 셀(Cells)에서 지정하여 준다. 이때 기대빈도(Expected)는 분할표에 기대치를 표시하도록 하는 옵션으로 생략하여도 무방하다. 즉 위의 명령문은 소득수준(economy)변수와 뇌혈관질환 여부(dx)변수로서 분할표를 구성하고 χ^2 검정을 수행하라는 명령문이 된다.

2) 결과

① 해당 변수들의 빈도수와 기대치 및 세 가지 형태의 백분율을 나타낸다.

economy * dx 교차표

			dx		전체
			없음	있음	
economy	저	빈도	111	26	137
		기대빈도	102.0	35.0	137.0
		economy 중 %	81.0%	19.0%	100.0%
		dx 중 %	41.9%	28.6%	38.5%
	고	빈도	154	65	219
		기대빈도	163.0	56.0	219.0
		economy 중 %	70.3%	29.7%	100.0%
		dx 중 %	58.1%	71.4%	61.5%
전체		빈도	265	91	356
		기대빈도	265.0	91.0	356.0
		economy 중 %	74.4%	25.6%	100.0%
		dx 중 %	100.0%	100.0%	100.0%

② χ^2 검정의 결과를 나타낸다.

카이제곱 검정

	값	자유도	점근 유의확률 (양측검정)	정확한 유의확률 (양측검정)	정확한 유의확률 (단측검정)
Pearson 카이제곱	5.073a	1	.024		
연속수정[b]	4.526	1	.033		
우도비	5.218	1	.022		
Fisher의 정확한 검정				.025	.016
선형 대 선형결합	5.059	1	.024		
유효 케이스 수	356				

a. 0셀(.0%)은(는) 5보다 작은 기대 빈도를 가지는 셀입니다. 최소 기대빈도는 35.02입니다.
b. 2×2표에 대해서만 계산됨

③ χ^2 통계량에 기초한 연관성의 척도를 나타낸다.

대칭적 척도

		값	근사 유의확률
명목척도 대 명목척도	파이	.119	.024
	Cramer의 V	.119	.024
	분할계수	.119	.024
유효 케이스 수		356	

3) 결과 해석

① 해당변수들에 대한 빈도수(Frequency), 기대치(Expected Count), 행 백분율(% within Economy), 열 백분율(% within Dx)을 보여준다. 저소득층 137명 중 뇌혈관질환(dx=1)이 있는 사람은 26명으로 19.0%이며, 고소득층은 65명으로 29.7%를 차지하고 있다.

그러므로 뇌혈관질환은 고소득층에서 더 높다는 것을 알 수 있다.

뇌혈관질환군과 대조군의 소득수준별 분율이 같다고 가정하는 경우의 기대치(Expected Count)가 제시되어 있으며 이 값은 χ^2 값을 계산하는 데 사용된다.

② χ^2 검정의 결과를 보여주고 있다. 즉, 뇌혈관질환군과 대조군의 소득수준별 분율이 같다는 영가설에 대한 χ^2 값이 5.073이고 이에 대한 유의확률이 0.024로 유의수준 0.05보다 작으므로 영가설을 기각한다. 즉, 뇌혈관질환과 소득수준간에는 유의한 연관성이 있다고 해석한다.

그러나 보다 정확하게 해석한다면, 본 예제의 자유도가 1(2×2 분할표인 경우)이므로 연속성 수정을 해 주어야 한다. 그러므로 연속 수정된 χ^2 값(Continuity Correction)인 4.526에 대한 유의확률이 0.033이므로 역시 영가설을 기각한다. 또한, 본 예제에는 해당되지 않으나 각 칸의 기대도수 중 5 미만인 것이 20%가 넘는 경우에는 Fisher의 정확확률 검정(Fisher's Exact Test)에 의한 유의확률을 사용하여야 하며 보통 양측검정(2-sided)을 한다. 표의 아래에 a에 기술된 내용을 보면 되며 현재 자료에서는 기대값이 5 미만인 경우는 0셀 (0%)이다.

③ χ^2 검정을 이용한 연관성의 척도로서 파이계수(Phi Coefficient), 분할계수(Contingency Coefficient), Cramer's V를 보여주고 있다. 이들 값은 범주형 변수들의 결합도를 나타내는 연관성에 관한 척도로 일반적인 분석에서는 잘 사용되지 않지만 파이계수는 0

과 1의 사이 값을 가지며, 1에 가까울수록 두 변수 사이에 밀접한 관계가 있음을 의미한다. χ^2 검정은 적은 표본수에서는 통계적인 유의성이 없더라도 표본수가 커지면 통계적인 유의성이 있게 나타날 수 있다. 이때 변수간의 임상적 의미를 파악할 때 파이계수를 이용하는 경우도 있다.

10.3 다단계 2×2표 분석

[표 10-3]은 도시와 농촌의 렙토스피라증(leptospirosis) 항체 양성률을 조사한 것이다. 표 (a)에서 도시와 농촌의 항체 양성률은 각각 30%로 동일하다. 그러나 성별로 구분한 표 (b)와 (c)를 보면 남자와 여자 모두 농촌의 양성률이 도시보다 높다. 이러한 현상은 다음 두 가지 요인이 복합적으로 작용하기 때문이다.

[표 10-3] 도시와 농촌의 렙토스피라증 항체 양성률 비교

(a) 전체

항체	농촌	도시	계
유	60(30%)	60(30%)	120
무	140	140	280
계	200	200	400

(b) 남자

항체	농촌	도시	계
유	36(72%)	50(50%)	86
무	14	50	64
계	50	100	150

$\chi^2=5.73$, 자유도=1, $p < 0.025$

(c) 여자

항체	농촌	도시	계
유	24(24%)	10(10%)	34
무	126	90	216
계	150	100	250

$\chi^2=1.36$, 자유도=1, $p=0.25$

첫째, 남녀간의 항체 양성률이 다르기 때문이다. 이 경우는 두 지역 모두에서 여자의 양성률이 낮다.

둘째, 두 지역의 남녀 구성이 다르기 때문이다. 이 경우는 남자의 구성비가 도시는 50%이고 농촌은 25%이다. 즉 성(sex)이 종속변수(항체양성률)와 독립변수(지역)에 모두 관련되어 있기 때문이다. 이런 경우 성(sex)을 혼란변수(confounding variable)라 한다. 혼란변수의 영향을 통제하지 않고 분석하면 그 결과에 편의(bias)가 개재된다. 따라서 위 경우에는 남자와 여자를 별도로 분석하였는데 χ^2 검정 결과 남자에서만 도시와 농촌간에 항체 양성률에 유의한 차이가 있었다.

이처럼 서로 다른 소집단을 구분하지 않고 합쳐서 분석하면 실제와 다른 잘못된 결과를 얻게 되는 경우가 있다. 즉, 실제로는 두 변수간에 관련성이 있는데도 없게 나오거나 없는데도 있게 나오게 되며, 어떤 경우는 관련성의 방향이 반대로 나타나기도 한다.

10.3.1 Mantel-Haenszel χ^2 검정

혼란작용(confounding)이 있을 때는 [표 10-3]의 (b)와 (c)처럼 소집단 별로 분석하는 것이 좋다. 그러나 소집단의 숫자가 많아질수록 소집단마다 한 번씩 독립변수와 종속변수간의 관련성을 검정하므로써 검정의 횟수가 증가하며 결과해석 또한 복잡해진다. 이런 경우 혼란작용을 통제하면서도 독립변수와 종속변수 사이의 관련성을 종합적으로 검정할 수 있는 방법이 Mantel-Haenszel χ^2 검정이다.

10.3.2 Mantel-Haenszel χ^2 검정 SPSS 예제

앞에서 뇌혈관질환과 소득수준이 유의한 관계가 있음을 χ^2 검정을 통하여 살펴보았다. 그러나 다시 생각해 보면, 소득이 많다고 해서 뇌혈관질환이 많이 발생한다는 것은 쉽게 이해하기 어렵다. 혹시 고소득층이 기름진 음식 섭취가 많고 이로 인해서 체중이 증가하여 이런 결과가 나온 것은 아닐까? 만약 이것이 사실이라면 소득수준과 질병간에는 직접적인 관련이 없는데 체중이 혼란변수로 작용하여 위와 같은 결과가 나온 것이다. 이 사실을 확인하는 가장 좋은 방법은 혼란변수별로 층화하여 분석하는 것이다. 즉 비만군과 정상군으로 각각 나누어 따로 분석하는 방법을 사용하는 것이다.

그러므로 본 예제에서는 체중을 통제한 상태에서 소득수준과 뇌혈관질환과의 상관성에 대해 만텔-한첼 χ^2 검정을 실시하도록 한다. 단, 원 자료(sample.sav)에는 체중이 연속변수로 측정되어 있으므로 편의상 평균인 58kg를 기준으로 하여, 비만군과 정상 체중군으로 범주화 시키기로 한다.

1) 프로그램

① SPSS 프로그램에서 자료가 있는 폴더의 파일 sample.sav를 불러온다.
파일 ▶ 열기 ▶ 데이터(A) ▶ sample.sav

② **체중(wt)의 코딩변경(Recode)**
변환 ▶ 다른 변수로 코딩변경(R) ▶ 새로운 변수로 코딩변경 ▶ wt를 오른쪽 상자로 옮기고 출력변수에 새로운 변수명(예 ; wt_gg)을 쓰고 바꾸기(H)를 클릭 ▶ 아래쪽의 기존값 및 새로운 값(O)를 클릭
기존값의 두 번째에 있는 범위(최저값에서 다음 값까지 범위 □)에 58.0, 새로운 값에는 1을 넣고 추가를 클릭. 세 번째 범위의 □에는 58.1을 넣고 새로운 값에 2를 넣은 후 추가 ▶ 계속 ▶ 확인

③ χ^2 검정을 실시한다.
분석 ▶ 기술통계량 ▶ 교차분석 ▶ 행(W)에 독립변수(economy), 열(C)에 종속변수(dx), 레이어 1 대상 1에 wt_gg를 옮긴다.

④ **통계치(Statistics)와 퍼센트의 계산**
동일 화면에서 우측의 통계량(S) ▶ 카이제곱, 위험도, Cochran 및 Mantel-Hanszel 통계량 ▶ 계속을 클릭하고, 동일 화면에서 셀(E) ▶ 퍼센트의 행(R), 열(C) ▶ 계속 ▶ 확인

만텔-한첼 χ^2 검정의 명령문은 χ^2 검정의 명령문과 거의 동일하다. 다만 분석에 사용되는 변수가 3개 이상이므로 앞의 프로그램에서 설명한대로 혼란변수라고 생각되는 체중을 레이어1 대상1(Layer 1 of 1)에 옮겨서 보정을 한다.

통계치의 계산에서 카이제곱, 위험도, Cochran 및 Mantel-Hanszel 통계량을 함께 지정한다. 그리고 셀(E)에서 백분율에 대한 지정을 하며, 이때 기대값은 생략해도 된다.

2) 결과

① 정상 체중군과 비만체중군의 소득수준과 허혈성 뇌질환에 대한 분할표

economy * dx * wt_gg 교차표

wt_gg				dx 없음	dx 있음	전체
1.00	economy	저	빈도	67	7	74
			economy 중 %	90.5%	9.5%	100.0%
			dx 중 %	43.5%	31.8%	42.0%
		고	빈도	87	15	102
			economy 중 %	85.3%	14.7%	100.0%
			dx 중 %	56.5%	68.2%	58.0%
	전체		빈도	154	22	176
			economy 중 %	87.5%	12.5%	100.0%
			dx 중 %	100.0%	100.0%	100.0%
2.00	economy	저	빈도	44	19	63
			economy 중 %	69.8%	30.2%	100.0%
			dx 중 %	39.6%	27.5%	35.0%
		고	빈도	67	50	117
			economy 중 %	57.3%	42.7%	100.0%
			dx 중 %	60.4%	72.5%	65.0%
	전체		빈도	111	69	180
			economy 중 %	61.7%	38.3%	100.0%
			dx 중 %	100.0%	100.0%	100.0%

② 연구설계에 따른 위험요인과 질병과의 관련성 크기

위험도 추정값

wt_gg		값	95% 신뢰구간 하한	95% 신뢰구간 상한
1.00	economy(0/1)에 대한 승산비	1.650	.637	4.276
	코호트 dx=없음	1.062	.952	1.184
	코호트 dx=있음	.643	.276	1.499
	유효 케이스 수	176		
2.00	economy(0/1)에 대한 승산비	1.728	.901	3.313
	코호트 dx=없음	1.220	.973	1.528
	코호트 dx=있음	.706	.459	1.085
	유효 케이스 수	180		

Mantel-Haenszel 공통승산비

추정값			1.703
자연로그(추정값)			.532
자연로그(추정값)의 표준오차			.274
근사 유의확률(양측검정)			.052
95% 근사 신뢰구간	공통승산비	하한	.995
		상한	2.914
	자연로그(공통승산비)	하한	-.005
		상한	1.070

Mantel-Haenszel 공통승산비 추정값은 공통승산비가 1.000이라는 가정하에서 근사적으로 정규분포를 따르므로 추정값의 자연로그도 근사적으로 정규분포를 따릅니다.

③ Breslow-Day 검정결과

승산비의 동질성 검정

	카이제곱	자유도	근사 유의확률(양측검정)
Breslow-Day	.006	1	.937
Tarone의	.006	1	.937

조건부 독립성 검정

	카이제곱	자유도	근사 유의확률(양측검정)
Cochran의	3.810	1	.051
Mantel-Haenzel	3.294	1	.070

조건부 독립성 가정하에서 Mantel-Haenszel 통계량은 자유도 1인 카이제곱 분포를 항상 근사적으로 따르면 반면, Cochran의 통계량은 계층 수가 고정되어 있을 경우에만 자유도 1인 카이제곱 분포를 근사적으로 따릅니다. 관측값과 예측값 차이의 합이 0일 때 Mantel-Haenszel 통계량에서 연속수정이 제거됩니다.

3) 결과 해석

① 정상 체중군(wt_gg=1) 176명의 소득수준과 뇌혈관질환에 대한 분할표를 나타내고 있다. 환자군(dx=1)은 저소득자(economy=0)에서 9.5%, 고소득자(economy=1)는 14.7%로 고소득자에서 높다.

비만군(wt_gg=2) 180명의 소득수준과 뇌혈관질환에 대한 분할표를 나타내고 있다. 환자군은 저소득자에서 30.2%, 고소득자에서 42.7%로 고소득자에서 높다.

② 연구설계에 따라 혼란변수를 통제한 상태에서 독립변수와 종속변수간의 관련성에 대한 크기와 95% 신뢰구간을 나타내고 있다. 분석에 사용되었던 자료가 환자-대조군(Case-Control) 연구이므로, 이 경우 비차비(Odds Ratio)로 해석한다.

만텔-한첼의 비차비의 값(Value)은 1.703으로 체중을 통제한 상태에서 고소득자가 저소득자에 비해 뇌혈관질환에 이환될 위험이 1.703배 높다는 것을 의미하지만, 95% 신뢰구간이 0.995에서 2.914로 1을 포함하고 있으므로 영가설을 기각하지 못하고 체중을 통제한 상태에서 소득수준과 뇌혈관질환의 발생간에는 유의한 차이가 없다고 해석한다.

체중을 통제한 상태에서 소득수준과 뇌혈관질환과의 관련성을 검정하기 위해 여러 가지 가정하에서의 만텔-한첼 검정결과 유의확률이 0.052로 유의수준 0.05에서 영가설을 기각하지 못하였다. 그러므로 소득수준과 뇌혈관질환이 통계적으로 유의한 상관관계를 나타내었던 일반적인 χ^2 검정결과는 체중이 혼란변수로 작용한 결과일 가능성이 있다.

정상체중군과 비만체중군으로 구분한 상태에서 소득수준과 뇌혈관질환 발생간의 관계에서 비차비는 정상체중군 1.650, 비만군 1.728로 높았지만 95% 신뢰구간이 1을 포함하므로 통계적인 유의성은 없다.

③ 위에서는 체중을 혼란변수로 가정하고 혼란변수의 영향을 만텔-한첼 방법으로 통제한 결과를 해석하였다. 그러나 체중이 혼란변수가 되기 위해서는 정상 체중군에서의 소득수준과 뇌혈관질환과의 관련성의 크기가 비만군에서의 관련성의 크기와 같아야 한다. 만약 그 크기가 서로 다르다면 이는 혼란변수가 아닌 상호작용이 있는 것으로 보고 두 집단을 별도로 분석해야 한다. 예를 들어 정상 체중군에서는 저소득자가 뇌혈관질환에 더 많이 이환되고 비만군에서는 고소득자가 질환에 더 많이 이환된다면 이를 동시에 분석하면 아무런 결과도 나오지 않을 것이다. 이러한 경우는 상호작용이 있기 때문에, 체중에 따라 층화하여 별도로 분석하여야 의미 있는 결과를 볼 수 있다. SPSS에서는 각 층별로 관련성의 크기가 동일한지를 Breslow-Day 방법으로 분석하여 보여주고 있다.

각 층의 관련성의 크기가 동일하다는 영가설에 대해 χ^2 통계량이 0.006이고 유의확률이 0.937로서 영가설을 기각하지 못하기 때문에 체중군별 관련성의 크기는 동일하며, 만텔-한첼 방법으로 혼란변수를 통제한 것은 바람직한 것으로 판단된다.

10.4 멕네마의 카이자승 검정(McNemar's χ^2 test)

멕네마의 카이자승 검정은 짝을 지은 두 표본에서 분포의 차이를 검정할 때 사용한다. [표 10-4]는 Schistosoma mansoni 충란을 두 가지 검사법(Bell법과 Kato-Katz법)으로 검사한 결과이다. 이 결과에서 Bell법과 Kato-Katz법의 검사결과에 차이가 있다고 할 수 있을까? 이러한 경우에는 멕네마의 카이자승 검정을 하며 멕네마의 카이자승 값은 다음과 같다.

[표 10-4] 분변 중 Schistosoma mansoni 충란 검사방법의 비교

(a) 정확한 표

		Kato-Katz		계
		+	−	
Bell	+	184	54	238
	−	14	63	77
	계	198	117	315

(b) 부정확한 표

결과	Bell	Kato-Katz	계
+	238	198	436
−	77	117	194
계	315	315	630

그러나 앞 절에서 자유도가 1인 카이자승 검정에는 연속성 수정을 해야 함을 설명하였다. 그러므로 멕네마의 카이자승 값을 다음과 같이 연속성 수정을 하면 더욱 정확한 값이 된다.

$$\chi^2 = \frac{(|b-c|-1)^2}{b+c}, \qquad \text{자유도} = 1$$

$H_0 : P_{Bell} = P_{kato-katx}$, $H_A : P_{Bell} > P_{kato-katz}$

$\alpha = 0.05$

$\chi^2 = (|54-14|-1)^2/(54+14) = 39^2/68 = 22.36$, 자유도=1, $p < 0.001$

따라서, Bell법과 Kato-Katz법의 검사결과간에 통계학적으로 유의한 차이가 존재한다고 할 수 있다. 단, 멕네마의 카이자승 검정은 b+c의 값이 10 이상일 때 사용해야 한다.

[표 10-5] 짝 표본의 검사결과

		짝 A		
		+	−	계
짝 B	+	a	b	a+b
	−	c	d	c+d
	계	a+c	b+d	N

$$\chi^2 = \frac{(b-c)^2}{b+c},\ 자유도 = 1$$

두 검사의 일치도를 구하기 위하여 Kappa 값을 흔히 사용한다. [표 10-5]에서 Kappa를 계산하기 위하여 관찰에서 일치된 값(Ao : a+d), 최대 일치값(N : a+b+c+d), 셀 a의 일치 기대값(X : [(a+b)(a+c)]/(a+b+c+d)), 셀 d의 일치 기대값(Y : [(c+d)(b+d)]/(a+b+c+d)), 전체 일치 기대값(Ac: X+Y)이 필요하다. 이런 값들에 의하여 Kappa=(Ao−Ac)/(N−Ac)이 된다.

계산된 Kappa 값이 80% 이상이면 일치성이 아주 좋음, 60~80%는 좋음, 40~60%는 보통, 20~40%는 나쁨, 20% 미만은 무시해도 된다(☞ 일부 연구자들이 전반적 일치도(overall percent agreement)=$\frac{(a+d)}{N}\times 100$)를 보는 경우가 있는데 이 지표는 한 관측자가 다른 관측자에 비해 더 많은 양성결과를 발견했는지의 우연한 일치가 고려되지 않았으므로 Kappa test를 하는 것이 바람직하다).

10.4.1 멕네마의 카이자승 검정 SPSS 예제

부록에 첨부된 일부 환자의 혈압 측정자료(파일명 : paired.sav)에는 2명의 의사가 환자 질병을 판독한 결과(변수명 : dx1, dx2)가 있다. 이 두 의사의 판독 결과에 통계적으로 유의한 차이가 있는지 알아보자.

1) 프로그램

① SPSS 프로그램에서 자료가 있는 폴더의 파일 paired.sav를 불러온다.
파일 ▶ 열기 ▶ 데이터(A) ▶ paired.sav

② 멕네마의 카이자승 검정을 실시한다.
분석 ▶ 기술통계량 ▶ 교차분석(C) ▶ 행(W)에 dx2, 열(C)에 dx1를 옮긴다(두 변수의 위치는 바뀌어도 관계는 없음).

③ **통계치(Statistics)의 계산**
통계량(S)에서 카파(K)와 McNemar(M)를 클릭 ▶ 계속 ▶ 확인

이와 같이 SPSS에서는 교차분석(crosstab)에서 멕네마 χ^2 검정을 수행할 수 있다. 검정할 변수를 정의한 다음 통계량(S)에서 McNemar를 선택하고, 두 검사자의 검사일치도를 보기 위해서 Kappa를 선택하면 된다.

2) 결과

① 멕네마 검정결과

dx2 * dx1 교차표

빈도

		dx1		전체
		없음	있음	
dx2	없음	9	8	17
	있음	13	10	23
전체		22	18	40

카이제곱 검정

	값	정확한 유의확률 (양측검정)
McNemar 검정		.383[a]
유효 케이스 수	40	

a. 이항분포를 사용함

② 일치도의 검정(Kappa 값)

대칭적 측도

		값	점근 표준오차[a]	근사 T 값[b]	근사 유의확률
일지측도	카파	-.034	.153	-.225	.822
유효 케이스 수		40			

a. 영가설을 가정하지 않음
b. 영가설을 가정하는 점근 표준오차 사용

3) 결과 해석

① 의사 1과 의사 2가 진단한 결과의 분할표를 보여주고, 멕네마 χ^2 검정결과를 보여준다. 유의확률이 0.383으로 유의수준 0.05에서 통계적으로 유의한 차이가 없다.

② 의사 1과 2의 판정간의 일치도를 보기 위하여 계산한 Kappa 값은 −0.034로 두 의사간의 판정 일치도가 매우 낮은 것을 알 수 있다.

10.5 추세분석(χ^2 test for trend)

2×c표를 χ^2 검정을 하면 c개의 구성비(proportion) 사이에 차이가 있는지를 검정해 준다. 이 때 c개의 범주(category) 사이에 어떤 순서가 있다면, 즉 c개의 범주로 나누어지는 변수가 서열변수라면 c개의 구성비간에 증가 혹은 감소의 경향이 있는지를 검정할 수 있다.

[표 10-6]은 피부두께에 따라 초경연령을 조사한 표이다. 이 표를 보면 피부가 두꺼울수록 12세 이전에 초경(menarche)이 있었던 여자의 구성비(proportion)가 점차 높아지고 있다. 이러한 표본에서의 추세가 우연히 나타나는 것인지 혹은 모집단에서도 그러한지를 검정하는 방법이 추세분석이다.

[표 10-6] 상완의 피부두께와 초경연령과의 관계

초경 연령	상완 피부두께에 따른 집단구분			계
	얇음	중간	두꺼움	
12세 미만	15(8.8%)	29(12.8%)	36(19.4%)	80
12세 이상	156	197	150	503
계	171	226	186	583
추세분석점수	1	2	3	

10.5.1 추세분석을 위한 카이자승 검정 SPSS 예제

부록에 있는 허혈성 뇌혈관환자군 및 대조군 자료를 사용하여 혈중 콜레스테롤 농도가 높아질수록 질병 발생이 증가하는지를 검정해 보자. 단, 원 자료(sample.sav)에는 혈중 콜레스테롤 농도가 연속변수로 측정되어 있으므로 2요인 분산분석에서와 같이 133mg/dℓ 이하, 134 mg/dℓ 이상 178mg/dℓ 이하, 179mg/dℓ 이상의 세 군으로 나누어 추세를 검정하도록 한다.

1) 프로그램

① SPSS 프로그램에서 자료가 있는 폴더의 파일 sample.sav를 불러온다.
파일 ▶ 열기 ▶ 데이터(A) ▶ sample.sav

② χ^2 검정을 실시하기 위해서 콜레스테롤(변수명 : chol)을 코딩변경(Recode)한다.

③ χ^2 검정을 실시한다.
분석 ▶ 기술통계량 ▶ 교차분석(C) ▶ 행(R)에 dx, 열(C)에 chol_g를 옮긴다.

④ 통계량(Statistics)과 퍼센트의 계산
통계량(S)에서 카이제곱을 클릭 ▶ 계속
셀(E)에서 행(R), 열(C) 퍼센트를 클릭 ▶ 계속 ▶ 확인

범주형 자료에 있어 추세분석도 기본적으로는 χ^2 검정방법을 이용하여 검정한다. 명령문은 일반적인 χ^2 검정을 할 때와 같으며, 결과에서 추세분석에 대한 내용을 보면 된다.

2) 결과

① 혈중 콜레스테롤 수준별 뇌혈관질환에 대한 2×3분할표를 제시한다.

dx * chol_g 교차표

			chol_g			전체
			1.00	2.00	3.00	
dx	없음	빈도	112	85	68	265
		dx 중 %	42.3%	32.1%	25.7%	100.0%
		chol_g 중 %	94.9%	72.0%	56.7%	74.4%
	있음	빈도	6	33	52	91
		dx 중 %	6.6%	36.3%	57.1%	100.0%
		chol_g 중 %	5.1%	28.0%	43.3%	25.6%
전체		빈도	118	118	120	356
		dx 중 %	33.1%	33.1%	33.7%	100.0%
		chol_g 중 %	100.0%	100.0%	100.0%	100.0%

② 여러 가지 카이자승 검정결과에 대한 통계량을 보여준다.

카이제곱 검정

	값	자유도	점근 유의확률 (양측검정)
Pearson 카이제곱	46.280[a]	2	.000
우도비	53.204	2	.000
선형 대 선형결합	45.566	1	.000
유효 케이스 수	356		

a. 0셀(.0%)은(는) 5보다 작은 기대 빈도를 가지는 셀입니다. 최소 기대빈도는 30.16입니다.

3) 결과 해석

① 혈중 콜레스테롤 수준이 증가함에 따라 뇌혈관질환 분율이 5.1%, 28.0%, 43.3%로 증가하고 있음을 알 수 있다.

② 여러 가지 χ^2 통계량 중에서 χ^2 값은 46.280이고 유의확률은 0.000임을 보여주고 있다. 이것의 의미는 각 칸의 기대치와 실제 빈도가 동일하다는 영가설을 기각한 것으로 뇌혈관 질환과 콜레스테롤 수준과는 유의한 관련이 있다고 해석할 수 있다. 그러나 우리가 예제로 다루고자 하였던 추세분석은 선형대 선형결합(Linear-by-Linear Association)의 χ^2 통계량을 이용한다. χ^2 통계량 값은 45.566이고 유의확률이 0.000이므로 추세가 존재한다고 해석한다.

제 11 장

회귀 및 상관
(Regression and Correlation)

11.1 서 론

자료분석 시에 두 변수의 관계를 수식으로 표현할 때, 한 변수의 값을 알면 다른 변수의 값을 예측할 수 있을 것이다. 회귀 및 상관분석은 두 변수가 모두 연속형 변수(continuous variable)일 때 두 변수간의 관계를 수식으로 나타내고 그 관련성의 세기(strength)를 검토하는 통계적 기법이다. 예를 들면 다음과 같다.

아버지의 키와 아들의 키
키와 체중
연령과 혈압

이때 두 변수 사이의 관계를 수식으로 나타내는 통계적 기법을 회귀분석이라 하고, 두 변수 사이의 관련성의 세기를 검토하는 통계적 기법을 상관분석이라 한다.

11.2 단순회귀분석(Simple Regression Analysis)

두 변수간의 관계는 여러 가지 수식(직선, 포물선 등)으로 나타낼 수 있으나 이 중 가장 간단한 것은 직선방정식으로 다음과 같은 형식을 취한다.

$$y=\alpha+\beta x$$

α는 절편이며 β는 기울기로서 β가 양수이면 x값이 증가할 때 y값도 증가하며 β가 음수이면 x값이 증가할 때 y값은 감소한다. β가 0이면 y값은 x값에 관계없이 항상 일정하다. 즉 x와 y의 관계가 직선방정식으로 완벽히 설명된다면, x값이 정해지면 y값이 저절로 결정된다. 그러나 두 변수간의 관계의 대부분은 완벽한 직선관계가 아닌 경우가 많다.

[표 11-1] 8명의 건강한 성인남자의 체중과 혈장의 양

순 번	체중(kg)	혈장의 양(l)
1	58.0	2.75
2	70.0	2.86
3	74.0	3.37
4	63.5	2.76
5	62.0	2.62
6	70.5	3.49
7	71.0	3.05
8	66.0	3.12

[표 11-1]은 8명의 체중과 혈장의 양(plasma volume)을 나타낸 표이며, [그림 11-1]은 체중과 혈장의 양과의 관계를 나타낸 도표이다. 이 두 변수간의 관계는 완벽한 직선관계가 아닌 것을 알 수 있다. 즉 완벽한 직선관계가 아닐 경우는 다음과 같은 수식으로 표현된다.

$$y=\alpha+\beta x+\varepsilon$$

여기서 ε는 오차값(error)으로서 정해진 x값 하에서 y값과 직선과의 거리이다. 그러면 이 두 변수간의 관계를 가장 잘 표현하는 방정식은 어떤 것일까? 이 방정식을 추정하는 방법에는 여러 가지가 있으나 흔히 쓰이는 방법이 최소자승법(least squares estimate)이다.

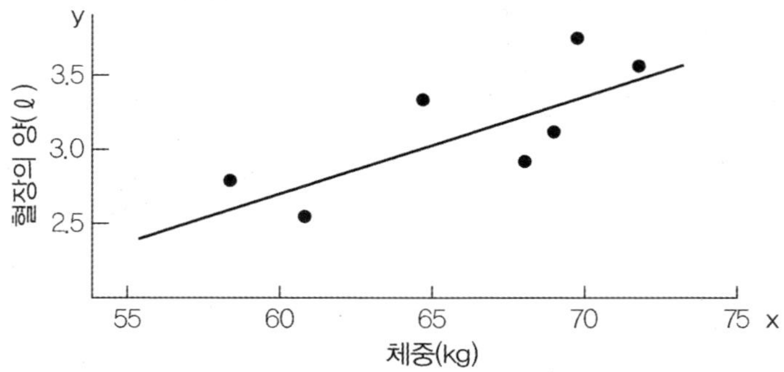

[그림 11-1] 선형회귀 직선으로 나타낸 체중과 혈장의 양과의 상관도표(scatter diagram)

이는 상관도표상의 각 점과 직선과의 거리(즉 ε값)의 자승을 모두 합한 값(sum of the squared errors)을 최소화하는 방정식(직선)을 찾는 방법이다. 이렇게 구해진 방정식을 회귀방정식(regression equation)이라 하고 β와 α의 최소자승 추정치를 b와 a로 표시하면 b와 a의 값은 다음과 같이 결정된다.

$$b = \frac{\Sigma(x_i - \overline{x})(y_i - \overline{y})}{\Sigma(x_i - \overline{x})^2}, \qquad a = \overline{y} - b\overline{x}$$

[표 11-1]의 자료를 이용하여 회귀방정식을 구하면 다음과 같다.

혈장의 양=0.0857+0.0436×체중

제9장에서 전체분산은 체계분산과 오차분산으로 나뉘고 체계분산은 집단간분산과 편의로 나눌 수 있음을 알았다. 이 중 편의는 자료수집시나 분석시 줄이려고 노력하여야 하나 그 크기는 알 수 없고 결국 집단간분산이 아닌 것은 모두 오차분산으로 간주된다. 즉 종속변수의 전 분산은 집단간분산(독립변수의 영향으로 인한 분산)과 오차분산으로 나눌 수 있으며, 이를 수식으로 표현하면 다음과 같다.

SST = SSE+SSB

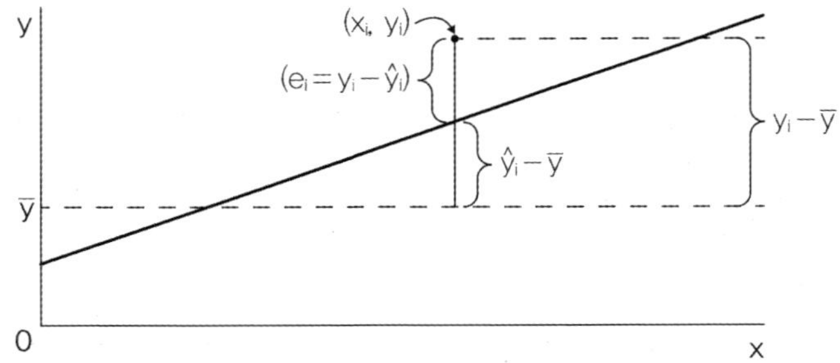

[그림 11-2] 회귀방정식 y = a + bx의 도표

[그림 11-2]에서 측정값 y_i가 내포한 편차 $y_i - \overline{y}$는 두 부분으로 나뉜다. 하나는 y_i와 회귀방정식에 의해서 추정되는 값 $\hat{y}_i$ 사이의 편차 $y_i - \hat{y}_i$이고 또 하나는 $\hat{y}_i - \overline{y}$이다. 이 세 가지 편차사이에는 다음과 같은 관계가 있다.

$$y_i - \overline{y} = (y_1 - \hat{y}) + (\hat{y} - \overline{y})$$

이 식의 양변을 제곱하여 더하면(summation) 다음과 같은 식을 얻는다.

$$\Sigma(y_i - \overline{y})^2 = \Sigma(y_i - \hat{y}_i)^2 + \Sigma(\hat{y}_i - \overline{y})^2$$

즉, SST=SSE+SSR

(총 제곱합)=(설명되지 않는 제곱합)+(설명되는 제곱합)

여기서 SST는 총 제곱합이고 SSE는 오차 제곱합이며 SSR은 회귀제곱합이다. 즉 각각의 종속변수(y_i)값이 모두 동일한 값이 아니고 차이가 나는 이유는 독립변수(x_i)의 값이 변함에 따라 종속변수의 값이 변화하는 부분과 왜 종속변수의 값이 변하는지 그 이유를 알 수 없는 부분으로 나뉜다. 이 식을 앞의 식과 비교하면 SSB와 SSR만 다르다. 그러나 SSB와 SSR은 독립변수의 영향에 의한 제곱합이라는 점에서 결국 같은 뜻이다. 즉 분산분석도 일종의 회귀분석이다. 다만 분산분석시에는 모든 독립변수를 명목변수로 간주하지만 회귀분석에서는 모든 척도의 변수를 독립변수로 사용할 수 있다.

회귀계수 b가 0이면 독립변수와 종속변수는 관련이 없다는 뜻이 되며, 0이 아니면 둘 사이에 관련이 있다는 뜻인데 우리가 계산한 b값은 표본통계량이므로 과연 모집단에서도 0이 아니냐 하는 것을 검정할 때는 F 분포를 이용한다.

F=MSR/MSE, 자유도 : (1, n−2)

오차분산에 비하여 독립변수에 의한 분산(회귀방정식에 의한 분산)이 크면, 즉 F 값이 커지면 회귀계수는 모집단에서도 0이 아닐 가능성이 커진다. 이 관계를 정리한 것이 [표 11−2]이다.

[표 11−2] 가설검정의 결과표(선형회귀분석)

변 인	자유도	제곱합	분산	분산비(F)
회 귀	1	SSR	MSR	MSR/MSE
오 차	n−2	SSE	MSE	
계	n−1	SST		

11.2.1 단순회귀분석 SPSS 예제

수축기 혈압과 체중간의 상관성을 회귀분석을 사용하여 검정해 보도록 하자.

1) 프로그램

① SPSS 프로그램에서 자료가 있는 폴더의 파일 sample.sav를 불러온다.
파일 ▶ 열기 ▶ 데이터(A) ▶ sample.sav

② 회귀분석을 실시한다.
분석(A) ▶ 회귀분석(R) ▶ 선형(L) ▶ 종속변수(D)에 sbp를 독립변수(I)에 wt를 옮긴다 ▶ 확인

2) 결과

① 모형의 요약결과를 결정계수로 보여준다.

모형 요약

모형	R	R 제곱	수정된 R 제곱	표준 오차 추정값의 표준오차
1	.238[a]	.057	.054	18.827

a. 예측값 : (상수), wt

② F 검정을 이용한 모형의 적합도 결과를 나타낸다.

분산분석[b]

모형		제곱합	자유도	평균 제곱	F	유의확률
1	회귀 모형	7556.595	1	7556.595	21.319	.000[a]
	잔차	125475.630	354	354.451		
	합계	133032.225	355			

a. 예측값 : (상수), wt
b. 종속변수 : sbp

③ 추정된 모형에 대한 회귀계수 및 회귀계수에 대한 유의성 검정결과를 나타낸다.

계수[a]

모형		비표준화 계수		표준화 계수	t	유의확률
		B	표준오차 오류	베타		
1	(상수)	102.027	5.871		17.377	.000
	wt	.458	.099	.238	4.617	.000

a. 종속변수 : sbp

3) 결과 해석

① 체중과 수축기혈압의 상관관계를 나타내는 r값은 0.238이고 결정계수(R 제곱)는 0.057로서 종속변수인 수축기 혈압치가 변동하는 이유 중 5.7%를 독립변수인 체중이 설명한다는 것을 나타낸다.

② 모형의 적합도를 판단할 수 있는 분산분석표를 나타내고 있다. 회귀(Model)와 오차(Error)에 대한 제곱합(Sum of Squares) 및 평균제곱합(Mean Square)을 나타내고

있으며 회귀 평균제곱합을 오차 평균제곱합으로 나눈 F값이 21.319이며, 이에 대한 유의확률이 0.000임을 보여주고 있다. 즉 가정된 모형의 회귀계수가 0이라는 영가설을 기각하여 체중과 수축기혈압이 통계적으로 유의한 상관관계가 있다고 해석한다.

③ 회귀모형에 대한 추정치와 그에 대한 유의성 검정결과가 제시되어 있다. 절편(Constant)은 102.027이고 체중에 대한 회귀계수는 0.458임을 보여주고 있다. 그러므로 수축기 혈압과 체중과의 선형식은 다음과 같이 표현할 수 있다.

sbp=102.027+(0.458×wt)

즉, 체중이 한 단위(1kg) 증가할 때마다 수축기 혈압은 0.458mmHg 만큼 증가한다는 것을 의미한다. 이 회귀계수에 대한 유의성 검정결과 t 값이 4.617이고 유의확률이 0.000으로서 통계학적으로 유의함을 보여주고 있다.

11.3 상관(Correlation)

앞에서 두 연속변수간의 관계를 직선방정식으로 나타내는 방법을 배웠고 이제 두 연속변수간의 관련성의 세기(strength)를 검토하는 방법을 알아보자.

[그림 11-3]에서 b와 d에 비해서 c와 e의 상관성이 높음을 알 수 있는데, 이 상관성의 높고 낮은 정도는 상관계수(correlation coefficient) r이나 결정계수(coefficient of determination) r^2으로 측정한다.

$$r^2 = \frac{\text{회귀제곱합}}{\text{전체제곱합}} = \frac{\Sigma(\hat{y}_i - \overline{y})^2}{\Sigma(y_i - \overline{y})^2}$$

$$r = \pm\sqrt{\frac{\Sigma(\hat{y}_i - \overline{y})^2}{\Sigma(y_i - \overline{y})^2}}$$

즉 r^2는 전체 제곱합 중에 회귀방정식으로 설명이 가능한 제곱합이 몇 %나 되느냐 하는 뜻

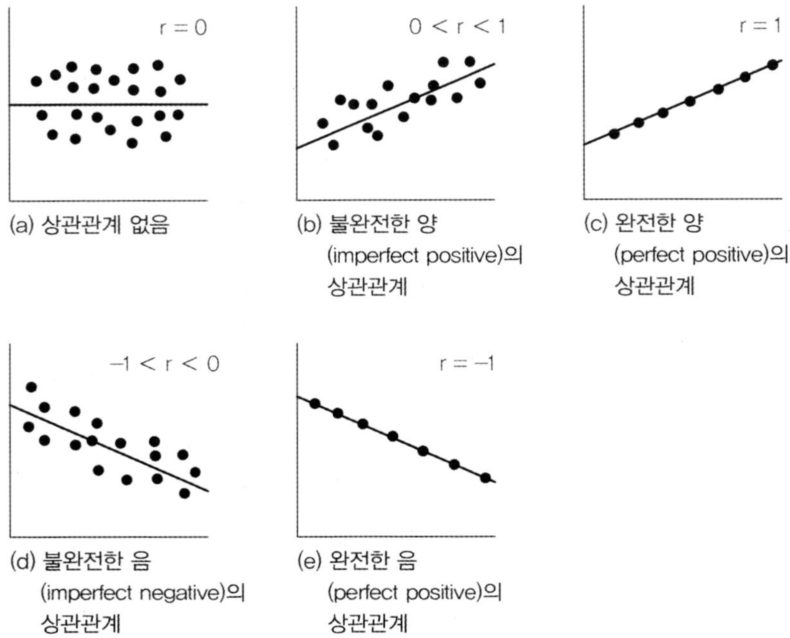

[그림 11-3] 여러 상관계수의 상관도표 및 회귀선

이다.

r 값은 $-1\sim+1$의 값을 취하며 값이 0이면 직선 상관성이 없으며 양(positive)의 값이면 한 변수의 값이 증가할 때 다른 변수의 값이 증가하며, 음(negative)의 값이면 한 변수의 값이 증가할 때 다른 변수의 값이 감소한다는 뜻이다. r 값이 -1이나 $+1$이면 전체 제곱합과 회귀 제곱합이 동일하며 모든 측정값의 좌표가 회귀직선과 일치한다는 뜻이다.

즉, r 값이 -1이나 1에 가까워지면 y_i 값이 변화하는 이유의 거의 대부분을 회귀방정식에 의해 x_i 값으로 추정할 수 있으므로 두 변수간에 관련성이 높다는 뜻이다. 그러나 두 변수간에 인과관계가 있다는 뜻은 아니다. 또 r 값이 0이라도 두 변수간에 관련성이 전혀 없다는 뜻은 아니다. 단지 두 변수간에 직선적인 관련성이 없다는 뜻이다.

r 값은 표본의 상관계수이며 모집단의 상관계수(population correlation coefficient)에 대한 가설검정 즉 $H_0 : \rho=0$에 대한 가설검정은 t 분포를 이용한다.

$$t = r \cdot \sqrt{\frac{n-2}{1-r^2}}, \quad \text{자유도} = n-2$$

11.3.1 상관분석에 대한 SPSS 예제

단순회귀분석에 사용된 자료를 이용하여 연령, 이완기혈압, 수축기혈압, 키, 체중, 혈중 나트륨 농도, 혈중 콜레스테롤 농도간의 상관분석을 수행해 보기로 하자.

1) 프로그램

① SPSS 프로그램에서 자료가 있는 폴더의 파일 sample.sav를 불러온다.
파일 ▶ 열기 ▶ 데이터(A) ▶ sample.sav

② 상관분석을 실시한다.
분석 ▶ 상관분석(C) ▶ 이변량 상관계수(B) ▶ 연령(old), 수축기혈압(sbp), 이완기혈압(dbp), 키(ht), 체중(wt), 혈중 나트륨 농도(na), 혈중 콜레스테롤(chol)을 오른쪽 상자로 옮긴다 ▶ 확인

2) 결과

상관계수

		old	sbp	dbp	ht	wt	na	chol
old	Pearson 상관계수	1	.207**	.160**	−.185**	−.092	.072	.144**
	유의확률(양쪽)		.000	.002	.000	.083	.175	.006
	N	356	356	356	354	356	356	356
sbp	Pearson 상관계수	.207**	1	.700**	−.033	.238**	.040	.385**
	유의확률(양쪽)	.000		.000	.531	.000	.456	.000
	N	356	356	356	354	356	356	356
dbp	Pearson 상관계수	.160**	.700**	1	−.023	.233**	.074	.433**
	유의확률(양쪽)	.002	.000		.664	.000	.163	.000
	N	356	356	356	354	356	356	356
ht	Pearson 상관계수	−.185**	−.033	−.023	1	.489**	−.105*	−.096
	유의확률(양쪽)	.000	.531	.664		.000	.048	.074
	N	354	354	354	354	354	354	354
wt	Pearson 상관계수	−.092	.238**	.233**	.489**	1	.024	.166**
	유의확률(양쪽)	.083	.000	.000	.000		.655	.002
	N	356	356	356	354	356	356	356
na	Pearson 상관계수	.072	.040	.074	−.105*	.024	1	.192**
	유의확률(양쪽)	.175	.456	.163	.048	.655		.000
	N	356	356	356	354	356	356	356
chol	Pearson 상관계수	.144**	.385**	.433**	−.096	.166**	.192**	1
	유의확률(양쪽)	.006	.000	.000	.071	.002	.000	
	N	356	356	356	354	356	356	356

** 상관계수는 0.01 수준(양쪽)에서 유의합니다.
* 상관계수 0.05 수준(양쪽)에서 유의합니다.

3) 결과 해석

상관분석의 결과 피어슨 상관계수와 상관계수의 유의성에 대한 유의확률을 보여준다. 상관계수 행렬에서 보고자 하는 변수들이 교차되는 곳에 상관계수와 유의확률 및 분석에 사용된 자료의 개수가 나타나 있다. 예를 들어, 연령과 이완기 혈압의 상관계수는 0.160이고 유의확률은 0.002로서 두 변수 사이에는 선형적으로 유의한 관계가 있으며, 분석에 사용된 자료의 개수는 356개임을 나타내고 있다.

제 12 장

다중선형회귀분석 (Multiple Linear Regression Analysis)

12.1 다중회귀(Multiple Regression)

지금까지 독립변수가 하나인 단순선형회귀모형(simple linear regression model)에 관하여 설명하였다. 그러나 의학적 현상을 포함한 여러 사회적 현상에 영향을 주는 변수가 하나뿐인 경우는 드물고 대부분 많은 변수가 복합적으로 작용한다. 따라서 많은 연속변수들간의 복합적인 관계를 측정할 수 있는 수단이 필요하다. 예를 들면 혈압에 영향을 주는 요인은 연령, 성별, 소금섭취량, 동물성지방 섭취량, 소득수준 등 여러 가지가 있다. 따라서 이러한 여러 요인들과 혈압과의 복합적인 관계를 수식으로 표현하고 이들 요인들과 혈압과의 관련 정도를 측정할 필요가 있다. 다중선형회귀의 모형은 다음과 같이 표현된다.

$$y = \alpha + \beta_1\chi_1 + \beta_2\chi_2 + \cdots\cdots + \beta_q\chi_q + \epsilon$$

여기서 χ_1, χ_2, ……, χ_q는 독립변수들이며 만약 변수 χ_1 이외의 다른 변수들이 종속변수 y와 관련성이 없다면 단순선형회귀모형과 같아진다. 단순선형회귀와 마찬가지로 제곱합들 간에는 다음과 같은 식이 성립된다.

$$SST = SSE + SSR$$

SST는 전체 제곱합, 즉 각각의 y_i 값들과 $\bar{y}$와의 차이를 제곱하여 모두 합한 값이고 SSE는 오차제곱합, 즉 각각의 y_i값과 회귀모형에 의해서 추정된 값($\hat{y}_i$)과의 차이를 제곱하여 모두 합한 값이며 SSR은 회귀제곱합, 즉 회귀모형에 의해서 추정되는 값($\hat{y}_i$)과 $\bar{y}$값과의 차이를 제곱하여 모두 합한 값이다. 이때 자유도는 SSE가 n−q−1이며 SSR은 q이며 SST는 n−1이다. 이 결과를 요약하면 [표 12-1]과 같다.

[표 12-1] 다중회귀분석 결과표

변인	자유도	제곱합	분산	분산비(F)
회귀	q	SSR	MSR	MSR/MSE
오차	n−q−1	SSE	MSE	
계	n−1	SST		

회귀계수 β_1, β_2, ⋯, β_q가 모두 0과 유의하게 다른가 하는 가설검정은 F분포를 이용한다.

$H_0 : \beta_1 = \beta_2 = \beta_3 = \cdots = \beta_q = 0$

H_A : 회귀계수가 모두 0은 아니다.

F=MSR/MSE, 자유도= (q, n−q−1)

이 방법은 모형에 포함된 모든 회귀계수를 함께 검정하는 방법이며 만약 모든 회귀계수가 0이라는 가설이 기각되면 각각의 회귀계수는 t 검정을 이용하여 각각 검정한다. [표 12-2]는 독립변수가 3개인 회귀모형의 결과표이다. 각각의 회귀계수는 t 검정을 이용하여 검정할 수 있으며, 이 결과 만약 β_2에 대한 가설검정에서 영가설을 받아들이게 되면 회귀모형 $y = \alpha + \beta_1 x_1 + \beta_2 x_2 + \beta_3 x_3 + \epsilon$는 $y = \alpha + \beta_1 x_1 + \beta_3 x_3 + \epsilon$로 바뀌게 된다.

컴퓨터를 이용하여 다중회귀분석을 할 때 단순회귀분석에서 종속변수와 관련이 있었던 독립변수는 많이 있었으나 다중회귀분석을 해 보면 이 중 일부만이 모형에 선정되는 경우가 많다.

많은 관련 독립변수 중에서 모형에 포함될 변수를 선정하는 방법은 여러 가지가 있으나, 이 중 흔히 쓰이는 방법은 전진선택(forward selection), 후진제거(backward elimination), 단계별 선택(stepwise selection) 등이 있다.

전진선택은 모든 독립변수들 중 설명력이 가장 큰 것부터 차례로 선정하여 설명력을 유의하게 증가시킬 때까지 선정하는 방법이다. 따라서 이 방법에서는 선정이 진행될수록 회귀식 내의 변수가 증가된다.

[표 12-2] $y=\alpha+\beta_1 x_1+\beta_2 x_2+\beta_3 x_3+\varepsilon$의 회귀분석모형 결과표

변인	자유도	제곱합	분산	분산비(F)
회귀	3	SSR	MSR	MSR/MSE
오차	n−4	SSE	MSE	
계	n−1	SST		
모수	**추정치**	**표준오차**	**t**	**p**
α	a	S_α	a/S	
β_1	b_1	S_{β_1}	b_1/S_{β_1}	
β_2	b_2	S_{β_2}	b_2/S_{β_2}	
β_3	b_3	S_{β_3}	b_3/S_{β_3}	

후진제거는 일단 모든 변수들을 포함한 다중회귀모형을 작성한 후 설명력이 가장 작은 것부터 차례로 제외하여 유의한 변수만 남을 때까지 제외하는 방법이다. 따라서 이 방법에서는 제거가 진행될수록 회귀식 내의 변수의 수가 감소한다.

단계별 선택은 단계별로 전진선택과 후진제거를 반복하는 방법이다. 첫 단계에서는 전진선택법에 의해 변수 하나를 선정하고 이 선정된 변수를 후진제거법에 의해 제거했을 때 설명력이 유의하게 감소하면 변수를 제거하지 않고 다시 전진선택법에 따라 다른 변수를 선정한다.

이처럼 각 단계별로 전진선택과 후진제거를 반복하는 방법이다. 이 세 가지의 방법은 항상 같은 회귀식을 산출하지는 않으며 이 중 단계별 선택이 가장 널리 사용된다.

12.2 가변수(Dummy Variable)

다중선형회귀분석은 원칙적으로 종속변수와 독립변수들이 모두 간격변수(interval variable) 이상일 때 사용하는 통계적 방법이다. 그러나 때로는 독립변수 중에 2분형의 명목변수를 포함시킬 수도 있다. 예를 들어 혈압을 종속변수로 하고 성(gender), 연령, 피부두께 등을 독립변수로 한다면 이 중 성은 남녀 두 개의 범주로 나누어지는 명목변수이다. 이 때는 남녀 두 범주 중 한 범주의 값을 0(zero)으로, 나머지 범주의 값을 1로 치환하게 되며 이렇게 치환된 변수를 가변수라 한다.

가변수로의 치환은 항상 2개의 범주로 나누어지는 명목변수에만 가능한 것은 아니고 3개 이상의 범주로 나누어지는 명목변수에도 가능하다. 이때는 만약 범주의 수가 k개라면 k−1개의 가변수가 생성된다. 예를 들어 혈액형을 가변수로 치환한다면 A형을 0으로 나머지 형을 1로 하는 가변수와 B형을 0으로 나머지 형을 1로 하는 가변수와 AB형을 0으로 나머지 형을 1로 하는 가변수가 설정된다. 이때 범주가 k개이므로 이러한 조합도 k개가 가능하다. 즉 O형을 0으로 하고 나머지 형을 1로 하는 가변수도 가능하다. 그러나 어떤 조합을 선택하든 k−1개의 가변수만 설정하면 나머지 하나는 설정할 필요가 없다.

[표 12-3] A형 혈액형을 기준으로 가변수를 만든 결과

혈액형 / 가변수	가변수 1	가변수 2	가변수 3
A형	0	0	0
B형	1	0	0
O형	0	1	0
AB형	0	0	1

12.3 결정계수와 상관계수(Coefficient of Determination and Correlation Coefficient)

다중회귀분석에서도 결정계수는 R^2로, 상관계수는 r로 표시하고 단순선형회귀분석에서와 같은 의미를 가진다. 다만 단순선형회귀모형에서는 독립변수 하나의 설명력과 상관성을 의미하지만 다중선형회귀모형에서는 모형에 포함된 모든 독립변수의 복합된 설명력과 상관성을 의미한다.

$$R^2 = \mathrm{SSR/SST}$$

예를 들어, 다중회귀 모형에 두 개의 독립변수를 포함하였을 때 R^2가 0.46이었고 변수 하나를 추가하여 3개의 독립변수를 포함하였을 때 R^2가 0.60이었다면 세 번째로 추가된 변수의 설명력은 14%(0.60−0.46)이다. 즉 세 번째 독립변수가 종속변수 y의 변량(variability) 중 14%를 설명한다는 뜻이다.

12.4 분할상관계수와 부분상관계수(Part Correlation Coefficient and Partial Correlation Coefficient)

연구자는 때때로 다중회귀모형에 포함된 모든 독립변수들 중 종속변수에 대한 설명력이 가장 큰 것이 어떤 것인지 그 상대적 중요성을 알고자 하는 경우가 있다. 이러한 목적을 충족시켜 주는 지표 중 하나가 분할상관계수이다. 이는 회귀식 내의 모든 독립변수의 복합된 설명력인 R^2에서 회귀식 내의 임의의 한 변수를 제거한 모형의 설명력을 뺀 값이다. 즉, 임의의 변수가 회귀식 내에 마지막으로 선정되었을 때 증가하는 설명력의 크기로서 R^2값을 가장 많이 증가시키는 독립변수가 가장 중요한 변수이다. R^2의 변화량은 다음 식으로 측정된다.

$$R^2{}_{change} = R^2 - R_{(i)}{}^2,$$
$$\text{분할상관계수} = \pm\sqrt{R^2{}_{change}} = \pm\sqrt{R^2 - R_{(i)}^2}$$

여기서 $R_{(i)}{}^2$은 회귀식 내의 i번째 변수를 제외한 나머지 독립변수만으로 측정한 R^2 값이며 R^2는 i번째 변수를 포함하여 측정한 R^2 값이다. 한 변수가 회귀식에 새로이 투입될 때 R^2의 변화량이 크다는 것은 회귀식 내의 다른 모든 독립변수들이 종속변수의 변화에 대해 설명해 주지 못하는 부분을 추가로 설명해 준다는 뜻이다. R^2 변화량에 제곱근을 씌운 것을 분할상관계수라 한다.

분할상관계수의 제곱, 즉 R^2 변화량은 새로운 변수가 회귀식에 포함되었을 때 증가하는 R^2의 양을 나타내 준다. 그러나 R^2 변화량은 변수가 모형에 포함되는 순서의 영향을 받기 때문에 만약 모형에 먼저 포함된 다른 변수들에 의해서 종속변수의 변량 중 대부분이 이미 설명되었다면 새로운 변수가 설명할 수 있는 부분은 커질 수 없게 된다. 이와 같은 문제점을 보완하기 위하여 다음과 같은 지표를 사용한다.

$$\mathrm{Pr}_i{}^2 = \frac{R^2 - R_{(i)}{}^2}{1 - R_{(i)}{}^2}$$

위 식에서 분자는 R^2 변화량, 즉 분할상관계수의 제곱이며 분모는 i번째 변수를 제외한 회귀식이 설명하지 못하는 변량의 분율(proportion)이다. 즉 Pr_i^2는 회귀식에 i번째 변수가 추가되므로써 i번째 변수를 제외한 회귀식이 설명하지 못하던 독립변수의 변량 중 몇 %를 설명할 수 있느냐 하는 개념이다. 부분상관계수는 Pr_i^2의 제곱근에 부호(+, −)를 붙인 것이다.

12.5 다중회귀분석에 대한 SPSS 예제

|예제 1|

예제 자료를 이용하여 수축기혈압과 체중간에는 유의한 상관관계가 있음을 제11장에서 살펴보았다. 다중회귀분석은 다른 2개 이상 변수들의 효과를 2요인 분산분석 또는 만텔-한첼 카이자승 검정에서 통제하였던 것처럼 통제하는 방법이다. 그러면 체중(wt) 이외에 신장(ht), 연령(old), 혈중 나트륨(na) 및 콜레스테롤 농도(chol)변수를 독립변수로 추가하여 다중회귀분석을 수행하여 보자.

1) 프로그램

① SPSS 프로그램에서 자료가 있는 폴더의 파일 sample.sav를 불러온다.
파일 ▶ 열기 ▶ 데이터(A) ▶ sample.sav

② 회귀분석을 실시한다.
분석 ▶ 회귀분석(R) ▶ 선형(L) ▶ 종속변수(D)에 sbp를 독립변수(I)에 wt, ht, old, na, chol을 옮긴다 ▶ 확인

다중회귀분석의 프로그램은 단순회귀분석 프로그램의 독립변수에 추가된 독립변수들을 지정하는 것 이외에는 동일하다.

2) 결과

① F 검정을 이용한 모형의 적합도를 나타낸다.

모형 요약

모형	R	R 제곱	수정된 R 제곱	표준오차 추정값의 표준오차
1	.469[a]	.220	.209	17.255

a. 예측값 : (상수), old, na, wt, chol, ht

분산분석[b]

모형		제곱합	자유도	평균 제곱	F	유의확률
1	회귀 모형	29295.506	5	5859.101	19.680	.000[a]
	잔차	103607.940	348	297.724		
	합계	132903.446	353			

a. 예측값 : (상수), old, na, wt, chol, ht
b. 종속변수 : sbp

② 추정된 모형에 대한 회귀계수들 및 회귀계수들에 대한 유의성 검정결과를 나타낸다.

계수[a]

모형		비표준화 계수		표준화 계수	t	유의확률
		B	표준오차 오류	베타		
1	(상수)	129.696	33.878		3.828	.000
	ht	−.214	.121	−.099	−1.771	.077
	wt	.483	.108	.251	4.486	.000
	na	−.203	.195	−.051	−1.042	.298
	chol	.120	.019	.321	6.393	.000
	old	.262	.075	.169	3.471	.001

a. 종속변수 : sbp

3) 결과 해석

① 모형의 적합도를 판단할 수 있는 분산분석표를 나타내고 있다. 회귀모형(Model)과 오차(Error)에 대한 제곱합(Sum of Squares)과 평균제곱(Mean Square)을 나타내고 있으며, 회귀 평균제곱을 잔차 평균제곱합으로 나눈 F 값이 19.680이며 이에 대한 유의확률이 0.000임을 보여주고 있다. 즉, 가정된 모형의 회귀계수가 모두 0이라는 영가설을 기각하여 분석에 사용된 모델이 통계적으로 유의함을 나타내고 있다. 결정계수(R 제

곱)는 0.220으로서 독립변수들이 종속변수인 수축기 혈압이 변동하는 이유 중 22.0%를 설명하고 있어 앞 장에서 체중만으로 수축기 혈압의 변동을 설명하는 경우의 결정계수 0.057보다 약 16% 증가되었음을 알 수 있다.

② 회귀모형에 대한 추정치와 그에 대한 유의성 검정결과가 제시되어 있다. 절편(Constant)은 129.696이고 체중의 회귀계수는 0.483, 키의 회귀계수는 −0.214, 연령에 대한 회귀계수는 0.262, 혈중 나트륨 및 콜레스테롤 농도의 회귀계수는 각각 −0.203, 0.120을 보여주고 있다. 그러므로 수축기 혈압과 독립변수들간의 회귀식은 다음과 같이 표현할 수 있다.

$$sbp = 129.696 + 0.483 \times wt - 0.214 \times ht + 0.262 \times old - 0.203 \times na + 0.120 \times chol$$

즉, 다른 변수들을 모두 통제하였을 때 체중이 한 단위(1kg) 증가할 때마다 수축기 혈압은 0.483mmHg 만큼 증가된다는 것을 의미한다. 다른 변수들에 대해서도 마찬가지로 해석할 수 있다. 연령을 예로 들면, 다른 혼란변수들을 모두 통제하였을 때 연령이 1세 증가할 때마다 수축기 혈압은 0.262mmHg 만큼 증가된다고 해석할 수 있다. 체중의 회귀계수에 대한 유의성 검정결과는 t값이 4.486이고 유의확률이 0.000으로서 통계학적으로 유의하지만 신장의 회귀계수에 대한 유의성 검정결과 유의확률이 0.077이고 혈중 나트륨 농도의 회귀계수에 대한 유의확률도 0.298로 통계적으로 유의하지 않음을 알 수 있다.

|예제 2|

실제 연구에서는 상당히 많은 변수를 조사하게 된다. 이때 모든 변수를 투입하여 다중회귀분석을 실시하는 경우 여러 가지 변수로 설명을 시도하므로 모형의 적합성을 나타내는 F 값은 증가하게 된다. 그러나 여러 변수가 회귀제곱합을 나누어 가지기 때문에 각 회귀분석에 대한 유의성 검정결과인 t 값은 작아지게 되어 모형은 적합하지만 유의한 변수가 하나도 나오지 않는 경우가 발생할 수 있다. 특히 표본의 수가 적은 경우에는 더욱 그러하다. 이러한 경우에는 이론적 바탕과 연구자의 판단에 따라 분석에 사용될 변수를 제한하게 되는데, 이러한 과정을 통계적으로 수행할 수도 있다. 본 예제에서는 다중회귀분석에서 가장 흔히 사용하고 있는 단계선택(stepwise) 방법을 사용하여 회귀모형에 투입할 변수를 선택하도록 하겠다. 그러나 통계적인 방법이 이론적 바탕보다 우월할 수는 결코 없다. 예를 들어, 폐암에 대한 연구를 하면서 단계선택의 방법으로 변수를 선택할 때 흡연여부 변수가 누락되었다고 할지라도 연구자의 판단에 의하여 흡연여부 변수를 반드시 포함시켜야 한다.

1) 프로그램

① 회귀분석을 실시한다.
분석 ▶ 회귀분석(R) ▶ 선형(L) ▶ 종속변수(D)에 sbp를 독립변수(I)에 wt, ht, old, na, chol을 옮긴다.

② 분석방법을 단계선택으로 바꾼다.
같은 화면에서 독립변수(I) 상자 밑의 방법(M)을 단계선택으로 바꿈 ▶ 확인

변수선택 과정을 수행하기 위해 방법(M)에서 변수선택 방법을 지정한다. 모든 변수를 포함하여 분석하는 경우는 원래 상태인 '입력', 단계적 선택은 '단계선택', 전진선택은 '전진', 후진선택은 '후진'을 지정한다. 단계적 선택방법 수행시 특별한 옵션을 지정하지 않으면 유의수준 0.05를 사용하여 변수를 선택하며, 다른 확률을 정의하고 싶으면 옵션(O)에서 결정하면 된다.

2) 결과

① 각 모형에 입력된 변수 또는 제거된 변수를 보여준다.

진입/제거된 변수[a]

모형	진입된 변수	제거된 변수	방법
1	chol	–	단계선택 (기준 : 입력할 F의 확률 ≦.050, 제거할 F의 확률 ≧.100)
2	wt	–	단계선택 (기준 : 입력할 F의 확률 ≦.050, 제거할 F의 확률 ≧.100)
3	old	–	단계선택 (기준 : 입력할 F의 확률 ≦.050, 제거할 F의 확률 ≧.100)

a. 종속변수 : sbp

② 각 모형의 요약결과를 결정계수로 보여준다.

모형 요약

모형	R	R 제곱	수정된 R 제곱	표준오차 추정값의 표준오차
1	.387[a]	.150	.147	17.918
2	.426[b]	.181	.176	17.609
3	.460[c]	.212	.205	17.302

a. 예측값 : (상수), chol
b. 예측값 : (상수), chol, wt
c. 예측값 : (상수), chol, wt, old

③ 모형에 따라 회귀식의 통계적 유의성에 대한 검정을 보여준다.

분산분석[d]

모형		제곱합	자유도	평균 제곱	F	유의확률
1	회귀 모형	19886.608	1	19886.608	61.938	.000[a]
	잔차	113016.838	352	321.071		
	합계	132903.446	353			
2	회귀 모형	24066.604	2	12033.302	38.808	.000[b]
	잔차	108836.843	351	310.076		
	합계	132903.446	353			
3	회귀 모형	28131.658	3	9377.219	31.325	.000[c]
	잔차	104771.789	350	299.348		
	합계	132903.446	353			

a. 예측값 : (상수), chol
b. 예측값 : (상수), chol, wt
c. 예측값 : (상수), chol, wt, old
d. 종속변수 : sbp

④ 선택된 독립변수들로 수행된 회귀분석의 결과를 보여준다.

계수[a]

모형		비표준화 계수		표준화 계수	t	유의확률
		B	표준오차 오류	베타		
1	(상수)	105.919	3.048		34.749	.000
	chol	.144	.018	.387	7.870	.000
2	(상수)	87.520	5.838		14.991	.000
	chol	.133	.018	.357	7.292	.000
	wt	.346	.094	.180	3.672	.000
3	(상수)	71.109	7.262		9.792	.000
	chol	.122	.018	.327	6.712	.000
	wt	.387	.093	.201	4.154	.000
	old	.276	.075	.178	3.685	.000

a. 종속변수 : sbp

3) 결과 해석

① 변수들이 선택된 순서(Number In)에 따라 3개의 모형이 생겼다. 첫 번째 모형에서는 콜레스테롤이 선택되었고, 두 번째 모형에서는 체중이 선택되어 콜레스테롤과 체중에 의한 모형이 되며, 세 번째 모델은 연령이 선택되어 콜레스테롤, 체중, 연령으로 만들어진 모형이 된다.

② 종속변수인 수축기혈압의 변동 중 회귀식에 의해서 설명되는 변동의 비율을 나타내는 지표인 결정계수(R square)를 나타내고 있다. 즉 혈중 콜레스테롤은 종속변수인 수축기 혈압을 15.0% 설명하고 있다는 의미가 되며, 체중과 연령이 추가됨에 따라 결정계수가 약 3%씩 증가되는 것을 알 수 있다.
그런데 결정계수는 독립변수의 수가 많아지면 값이 높아지는 문제점을 안고 있으므로 분석결과에서 무의미한 변수가 들어가면 그 값이 내려가도록 자유도를 보정한 후 산정되어진 수정된 결정계수(Adjusted R square)를 사용한다.

③ 회귀식의 유의성을 검토하기 위한 분산분석표로 3개 모형 모두 유의확률이 0.000으로 회귀식은 통계적으로 의미가 있다고 결론지을 수 있다.

④ 각 모형에서 선택된 독립변수들의 회귀계수와 그 유의성 검정결과가 제시되어 있다. 세 번째 모형의 예를 들면, 콜레스테롤, 체중, 연령의 회귀계수는 모두 유의확률이 0.000으로 유의수준 0.05에서 유의한 변수로 선정되었으며, 수축기 혈압과 이들 독립변수들 간의 선형 방정식은 다음과 같이 표현할 수 있다.

$$sbp = 71.109 + 0.122 \times chol + 0.387 \times wt + 0.276 \times old$$

|예제 3|

앞의 회귀분석들은 간격변수 이상의 변수들만 사용하여 분석하였다. 그러나 때로는 이분형의 명목변수도 포함시켜 분석하는 경우가 있다. 그러므로 성별, 음주여부 등도 분석에 사용될 수 있다. 이러한 경우 회귀계수는 “남자에 비해 여자가 혈압이 얼마 높다” “비음주자에 비해 음주자가 혈압이 얼마 높다”라는 식으로 해석한다. 그러나 3개 이상의 범주를 가지는 경우는 어떨까? 예를 들어 비흡연자, 흡연중단자, 흡연자로 나누어진 경우에는 어떻게 해석해야 할까? 흡연군이 한 단위 증가할 때마다 혈압이 얼마 증가한다고 해석하는 것이 가능할까? 이러한 경우에 가변수를 사용한다. 즉 하나인 흡연 변수를 2개로 나누어 흡연중단자 변수와 흡연자 변수를 생성한 후 "흡연중단자는 비흡연자보다 혈압이 얼마 높고 흡연자는 비흡연자보다 혈압이 얼마 높다"라고 해석한다. 본 예제에는 2번 예제에서 유의한 변수로 나타난 체중, 연령, 콜레스테롤 농도 변수들과 이분형 변수인 성별 및 3분형 변수인 흡연상태(sstatus)를 사용하여 다중회귀분석을 실시해 보자.

1) 프로그램

① 가변수로의 변환

〈성별을 가변수로 만드는 방법〉

변환 ▶ 다른 변수로 코딩변경 ▶ 새로운 변수로 코딩변경 ▶ sex를 오른쪽 상자로 옮기고 출력변수에 새로운 변수명(예 ; sex_dum)을 쓰고 바꾸기를 클릭 ▶ 아래쪽의 기존값 및 새로운 값(O)을 클릭.

기존값에 1, 새로운 값에 0을 입력하고 추가, 다시 기존값에 2, 새로운 값에 1을 입력하고 추가 ▶ 계속 ▶ 확인

〈흡연상태를 가변수로 만드는 방법〉

변환 ▶ 변수계산 ▶ 대상변수(새로운 변수명 입력 : smo_dum1), 숫자표현식(E) (0을 입력) ▶ 아래 쪽의 조건을 클릭 ▶ 다음 조건을 만족하는 케이스 포함(I)을 클릭 ; 상자 안에 sstatus=2 | sstatus=3을 쓰고 ▶ 계속 ▶ 확인(☞ 표시 ' | '는 또는(OR)의 뜻임)

〈①의 예〉

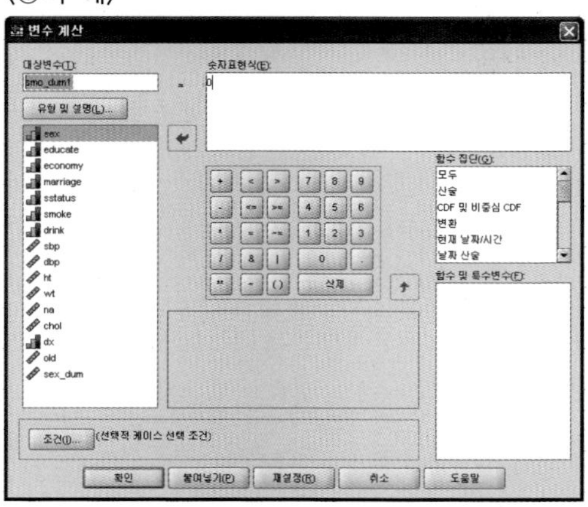

〈②의 예〉

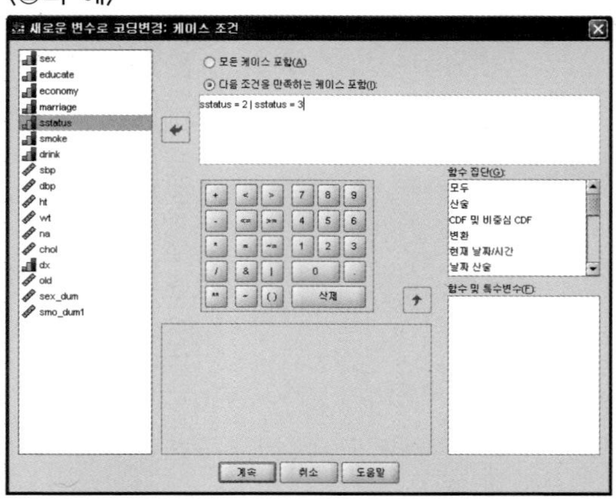

sstatus=1에 1의 값을 주기 위해서는 ①과 ②의 과정을 반복하는데 ①의 과정에서 숫자표현식(E)을 1로 바꾸고 ②에서는 sstatus=1로 쓴다 ▶ 계속 ▶ 확인을 클릭하면 '기존 변수를 바꾸시겠습니까?'라는 질문을 하는데 이때 확인을 클릭하면, 데이터 자료의 맨 뒤에 새로운 변수 smo_dum1이 생성된다.
smo_dum1은 비흡연자를 기준으로 흡연자에 대한 설명을 하는 것으로 다음의 가변수를 만드는 표를 참조하면 도움이 될 것이다.
동일한 방법으로 smo_dum2를 만들면 되며, 이때 smo_dum2는 비흡연자를 기준으로 흡연중단자에 대한 설명을 하는 것으로 해석하면 된다.

〈가변수를 만드는 방법〉

	smo_dum1	smo_dum2
sstatus=1 (흡연)	1	0
sstatus=2 (비흡연)	0	0
sstatus=3 (흡연중단)	0	1

② 회귀분석을 실시한다(Method는 Enter로 함).
분석 ▶ 회귀분석 ▶ 선형 ▶ 종속변수(D)에 sbp를 독립변수(I)에 smo_dum1, smo_dum2, sex_dum, wt, old, chol을 옮긴다 ▶ OK

2) 결과

① 모형에 입력된 변수 또는 제거된 변수를 보여준다.

진입/제거된 변수[b]

모형	진입된 변수	제거된 변수	방법
1	chol, smo_dum2, wt, old, smo_dum1, sex_dum[a]	–	입력

a. 요청된 모든 변수가 입력되었습니다.
b. 종속변수 : sbp

② 모형의 요약결과를 결정계수로 보여준다.

모형 요약

모형	R	R 제곱	수정된 R 제곱	표준오차 추정값의 표준오차
1	.483[a]	.233	.220	17.099

a. 예측값 : (상수), chol, smo_dum2, wt, old, smo_dum1, sex_dum

③ F검정을 이용한 모형의 적합도 결과를 나타낸다.

분산분석[b]

모형		제곱합	자유도	평균 제곱	F	유의확률
1	회귀 모형	30996.471	6	5166.078	17.670	.000[a]
	잔차	102035.754	349	292.366		
	합계	133032.225	355			

a. 예측값 : (상수), chol, smo_dum2, wt, old, smo_dum1, sex_dum
b. 종속변수 : sbp

④ 선택된 독립변수들로 수행된 회귀분석의 결과를 보여준다.

계수[a]

모형		비표준화 계수		표준화 계수	t	유의확률
		B	표준오차 오류	베타		
1	(상수)	64.335	8.207		7.839	.000
	smo_dum1	.734	2.874	.018	.255	.799
	smo_dum2	−2.293	3.258	−.045	−.704	.482
	sex_dum	5.757	2.917	.146	1.973	.049
	wt	.473	.100	.246	4.747	.000
	old	.295	.075	.192	3.958	.000
	chol	.113	.018	.303	6.173	.000

a. 종속변수 : sbp

3) 결과 해석

① 앞 예제 1의 다중회귀분석의 결과 해석과 동일하다. 투입된 변수와 제거된 변수들을 설명하고 있다.

② 결정계수(R−square)는 0.233으로 종속변수의 23.3%를 설명하고 있으며, 수정된 R^2은

0.220이다.

③ 모형의 적합성을 검정한 F 값은 17.670이고 유의확률은 0.000으로 회귀식은 의미가 있다고 해석한다.

④ 결과에 제시된 독립변수들의 회귀계수를 이용하여 수축기 혈압에 대한 선형식을 구하면 다음과 같으며 유의주준 0.05에서 성별, 체중, 연령, 콜레스테롤 농도가 수축기 혈압을 설명하는 유의한 변수이다.

$$\begin{aligned} sbp = 64.335 &+ 0.734 \times smo\_dum1 - 2.293 \times smo\_dum2 + 5.757 \times sex\_dum \\ &+ 0.473 \times wt + 0.295 \times old + 0.113 \times chol \end{aligned}$$

그러면 가변수 처리된 흡연자 및 흡연중단자 변수의 회귀계수를 어떻게 해석해야 할까? 다른 변수들이 통제된 상태에서 비흡연자군이 기준이므로 "수축기 혈압은 비흡연자에 비해 흡연자가 0.734mmHg 높고 흡연중단자가 2.30mmHg 낮지만 두 변수 모두 통계적으로 유의하지는 않다"라고 해석한다. 그런데 흡연자 변수의 경우 비흡연자는 물론 흡연중단자까지도 0으로 표시되었는데도 이렇게 해석할 수 있을까? 그것은 smo_dum2에서 흡연중단자를 통제하여 주었기 때문에 가능한 것이다. 성별의 경우에는 여자의 수축기 혈압이 남자에 비해 통계적으로 유의하게 5.757mHg 높다. 체중, 연령, 혈중 콜레스테롤 농도의 경우에도 수축기 혈압과 통계적으로 유의한 상관관계가 있음을 보여주고 있다.

제 13 장

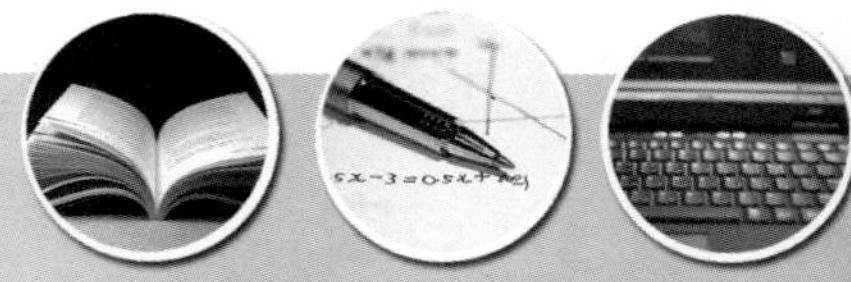

비모수검정(Non-Parametric Tests)

13.1 서 론

지금까지 설명한 통계적 기법은 χ^2 검정을 제외하고는 모두 모수통계학(parametric statistics)이다. 모수통계학에서는 표본통계량으로부터 모수를 추정하거나 가설을 검정하였다. 이때 모수 추정이 가능하였던 것은 모집단의 분포에 대한 지식이 있었기 때문이었다. 예를 들어 t 검정은 모집단의 분포가 근사적으로 정규분포를 한다는 가정 하에 가능한 것이었다. 그러나 모집단의 분포가 정규분포와는 거리가 멀거나 분포의 형태를 알 수가 없을 때 모수통계학적인 방법을 적용하면 그 효율이 급격히 떨어진다. 이런 경우 모집단의 분포에 관한 가정을 하지 않고 통계적 추론을 하며, 이를 분포–무관방법(distribution–free method) 또는 비모수적 방법이라 한다.

비모수적 방법은 계산이 간편하고 표본수가 작으며 정규분포를 하지 않는(자료변환에도 불구하고) 자료를 분석할 수 있다는 장점이 있으나 측정자료가 내포하고 있는 정보를 충분히 사용하지 못하며(예 : 간격변수로 측정된 자료를 서열변수로 치환하여 사용하는 경우) 표본의 크기가 클 때는 오히려 계산이 복잡하고 번거롭다는 단점이 있다.

비모수적 방법은 그 효율성이 모수적 방법에 크게 뒤지지 않으며 모집단의 분포를 모를 때는 오히려 효율성이 높기 때문에 표본수가 50개 이하일 경우 이용하기 편리하다. 그러나 모수적 방법의 적용이 가능한 경우는 되도록 모수적 방법을 쓰는 것이 좋다.

13.2 Wilcoxon의 부호순위 검정(Wilcoxon Signed Rank Test)

윌콕슨 부호순위 검정은 짝표본간의 차이의 방향과 크기를 검정할 때 사용하는 검정방법이다. 일반적으로 실험연구에서는 실험처치 전의 수치와 실험처치 후의 수치를 비교하여 그 차이의 방향이나 크기를 가지고 독립변수의 영향을 측정하게 된다. 예를 들어 부호순위 검정방법을 설명해 보기로 한다. [표 13-1]은 10명의 환자에게 수면제와 위약을 준 후 수면시간을 기록한 결과이다.

[표 13-1] 수면제와 위약의 수면효과 비교

환자번호	수면시간			순위 (부호무시)
	수면제	위약	차이	
1	6.1	5.2	0.9	3.5
2	7.0	7.9	-0.9	3.5
3	8.2	3.9	4.3	10
4	7.6	4.7	2.9	7
5	6.5	5.3	1.2	5
6	8.4	5.4	3.0	8
7	6.9	4.2	2.7	6
8	6.7	6.1	0.6	2
9	7.4	3.8	3.6	9
10	5.8	6.3	-0.5	1

Wilcoxon의 부호순위 검정은 다음과 같은 4단계를 거친다.

첫째, 측정값의 차이가 없는 짝(즉, 차이가 0인 경우)은 제외한다. 각 짝의 측정값의 차이를 부호를 무시하고 차이가 적은 순서대로 짝에 순위를 매긴다. 여기서 만일 차이가 같은 경우가 n개인 경우, 해당 순위를 합한 후 n으로 나누어주면 동순위의 차이값의 순위가 부여된다. 예를 들면, 위의 표에서 0.9와 −0.9는 부호를 무시할 경우 동일한 값이므로 두 개의 값의 순위는 3등과 4등이 될 것이다. 따라서 동순위의 측정값의 수가 2이므로 (3+4)/2=3.5가 되므로 0.9와 −0.9의 순위는 동일하게 3.5가 된다.

둘째, 짝을 이룬 값의 차이값이 +인 경우와 −인 경우로 각각 나누어 합산을 하여 T+와 T−를 구한다.

$$T+=3.5+10+7+5+8+6+2+9=50.5$$
$$T-=3.5+1=4.5$$

셋째, T+와 T− 중 작은 값을 T값으로 채택한다.

넷째, Wilcoxon의 부호순위 검정은 T값을 가지고 유의성 검정을 하게 된다. 그리고 이 검정에서 표본의 수는 짝을 이룬 측정값의 차이가 0이 아닌 표본의 수가 된다.

그러므로 앞의 예에서의 짝을 이룬 측정값의 차이가 0인 경우는 없으므로 표본수는 10이 된다. 부표 6에서 표본의 수가 10일 때 $\alpha=0.05$ 수준에서 짝을 이룬 집단의 측정치가 유의한 차이를 보이려면 T값이 8보다 작거나 같아야 한다. 그런데 T=4.5이므로 영가설을 기각하여 "수면제는 위약보다 유의하게 효과적"이라고 결론지을 수 있다.

13.2.1 Wilcoxon의 부호순위 검정 SPSS 예제

[표 13-1]의 자료를 가지고 SPSS를 이용하여 10명의 환자에게 수면제와 위약을 준 후 수면시간의 차이가 있는지 알아보도록 하자.

이 자료는 동일 집단에 발생한 다른 두 상황간의 차이를 검정하는 것이 목적이므로 WILCOXON의 부호순위 검정을 시행하면 된다. 윌콕슨 부호순위 검정방법은 각 짝의 측정값의 차이에서 그 크기의 순위와 부호를 고려하여 차에 대한 중위수가 0인가를 검정하는 방법이다.

1) 프로그램

① SPSS 프로그램에서 자료가 있는 폴더의 파일 wilcoxon.sav를 불러온다.
파일 ▶ 열기 ▶ 데이터(A) ▶ wilcoxon.sav

② 비모수 검정을 실시한다.
분석(A) ▶ 비모수 검정(N) ▶ 레거시 대화상자(L) ▶ 대응 2 표본(L) ▶ 수면제와 위

약을 각각 클릭하면 변수 1과 변수 2로 옮겨진다. 그것을 오른쪽 상자로 옮긴다 ▶ 확인 (☞ 수면제와 위약의 평균, 표준편차, 최대값, 최소값 등을 얻고자 하면 옵션에서 기술통계(D)를 클릭한다)

2) 결과

기술통계량

	N	평균	표준편차	최소한	최대값
수면제	10	7.0600	.84879	5.80	8.40
위약	10	5.2800	1.25592	3.80	7.90

순위

		N	평균순위	순위합
위약-수면제	음의 순위	8[a]	6.31	50.50
	양의 순위	2[b]	2.25	4.50
	동률	0[c]		
	합계	10		

a. 위약 < 수면제
b. 위약 > 수면제
c. 위약 = 수면제

검정 통계량[b]

	위약-수면제
Z	−2.346[a]
근사 유의확률(양측)	.019

a. 양의 순위를 기준으로
b. Wilcoxon 부호순위 검정

3) 결과 해석

수면제와 위약의 평균, 표준편차 등의 기술적인 통계가 나오고, 수면제와 위약의 수면시간은 차이가 없다는 영가설을 검정하기 위하여 윌콕슨 부호순위 검정결과 유의확률이 0.019로 유의수준 0.05에서 영가설을 기각할 수가 있으며, 수면제와 위약을 먹은 후의 수면시간은 통계학적으로 유의한 차이가 있다. 즉, 수면제가 위약보다 수면효과가 더 크다고 해석할 수 있다.

13.3 Mann-Whitney U 검정(Wilcoxon Rank Sum Test)

맨휘트니 U 검정방법은 종속변수가 서열척도 이상의 척도로 측정되었을 때 두 개의 독립표본이 동일한 모집단에서 추출되었느냐의 여부를 검정하는 방법이다. 즉 맨휘트니 U 검정은 독립된 두 집단이 동일한 확률분포를 갖는지를 알아보기 위한 검정방법으로 이는 모수적 통계분석의 t 검정과 유사하다. 맨휘트니 검정에서 독립변수는 명목변수이고 종속변수는 연속변수 또는 서열변수이다. 이 검정방법의 기본원리를 이해하기 위해 예제를 통해 설명해 보기로 한다.

사무직 근로자와 생산직 근로자 각각 10명으로 구성된 두 집단의 1일 흡연량을 조사한 결과 [표 13-2]와 같았다.

[표 13-2] 사무직 근로자와 생산직 근로자의 1일 흡연량

사 무 직		생 산 직	
개피수	전체의 순위	개피수	전체의 순위
10	2.5	20	5.5
25	7	15	4
30	8.5	35	10.5
40	13.5	45	16
35	10.5	30	8.5
50	17.5	5	1
40	13.5	10	2.5
40	13.5	60	20
55	19	20	5.5
50	17.5	40	13.5
	$R_1=123$		$R_2=87$

여기서 두 집단의 모집단이 같은 분포를 이루고 있다면 한 집단에서 뽑은 하나의 점수가 다른 집단에서 뽑은 하나의 점수보다 클 확률은 0.5가 될 것이다.

맨휘트니의 U값을 계산하는 절차는 다음과 같다.

첫째, 두 집단의 점수들을 함께 묶어 그 순위를 정한다. 이때 점수들이 같은 경우는 같은 점수들의 해당 순위를 모두 합하여 같은 점수의 개수로 나누어주면 된다. 예를 들면 1등이 2명인 경우의 순위는 (1+2)/2=1.5가 된다.

둘째, 각 집단의 순위에 나타난 순위점수들을 합하여 제1 집단의 합계를 R_1으로 하고, 제2

집단의 합계를 R_2로 한다.

셋째, 이상의 수치들을 아래 공식에 대입하여 U값을 구한다.

$$U_1 = n_1 \cdot n_2 + \frac{n_2(n_2+1)}{2} - R_1$$

$$= 100 + \frac{10(11)}{2} - 123$$

$$= 100 + 55 - 123 = 32$$

$$U_2 = n_1 \cdot n_2 + \frac{n_1(n_1+1)}{2} - R_2$$

$$= 100 + \frac{10(11)}{2} - 87$$

$$= 155 - 87 = 68$$

넷째, U_1과 U_2 중에서 작은 값을 선택하여 부록의 Mann-Whitney U 수표(부표 7)를 찾아본다. 여기서는 U_1이 U_2보다 작으므로 U_1을 택한다. 이 값은 $n_1=10$, $n_2=10$인 양측 검정에서 $\alpha=.05$의 U값 23보다 크므로 영가설을 받아들이게 된다. 따라서 생산직 근로자와 사무직 근로자의 흡연량은 유의한 차이가 없다고 결론지을 수 있다.

13.3.1 Mann-Whitney U 검정 SPSS 예제

[표 13-2]의 자료를 가지고 SPSS를 이용하여 사무직 근로자와 생산직 근로자의 흡연량에 차이가 있는지를 검정하기로 한다.

1) 프로그램

① SPSS 프로그램에서 자료가 있는 폴더의 파일 MannWhitney.sav를 불러온다.
파일 ▶ 열기 ▶ 데이터(A) ▶ MannWhitney.sav

② 비모수 검정을 실시한다.
분석(A) ▶ 비모수 검정(N) ▶ 레거시 대화상자(L) ▶ 독립 2-표본 ▶ 검정변수(T)에 종속변수인 흡연량, 집단변수(G)에 독립변수인 직종을 옮기며, 집단정의(D)에는 직종의

값인 1과 2를 각각 입력한다 ▶ 계속 ▶ 확인

2) 결과

순위

직종		N	평균순위	순위합
흡연량	사무직	10	12.30	123.00
	생산직	10	8.70	87.00
	합계	10		

검정 통계량[b]

	흡연량
Mann-Whitney의 U	32.000
Wilcoxon의 W	87.000
Z	-1.368
근사 유의확률(양측)	.171
정확한 유의확률[2*(단측 유의확률)]	.190[a]

a. 동률에 대해 수정된 사항이 없습니다.
b. 집단변수 : 직종

사무직 근로자와 생산직 근로자의 순위합은 각각 123.0, 87.0이며 사무직 근로자에서 생산직 근로자보다 중위수가 크다는 것을 기술적으로 알 수 있다. 그러나 정규분포를 이용하여 계산된 확률이 0.171로서 유의수준 0.05에서 영가설을 기각할 수 없다. 따라서 "사무직 근로자와 생산직 근로자의 흡연량 중위수는 통계학적으로 유의한 차이가 없다"고 해석할 수 있다.

13.4 Kruskal-Wallis 검정

Kruskal-Wallis 검정은 셋 이상의 확률표본을 독립적으로 추출하여 어떤 기준에 따라 단순 분류하였을 때 시행하는 모수 통계분석에서의 1요인 분산분석(one-way ANOVA)과 유사한 검정방법이다. 맨휘트니 검정에서와 마찬가지로 독립변수는 명목변수이고 종속변수는 연속변수 혹은 서열변수이다. 이 검정방법의 기본 원리를 이해하기 위해 예를 들어 설명해 보기로 한다. 3개 병원을 대상으로 건당 1일 진료비를 조사하였더니 다음과 같았다.

3개의 병원간에 건당 1일 진료비가 차이가 있는지를 검정하고자 한다. Kruskal-Wallis

검정 통계량의 수식은,

$$H = \frac{12}{n(n+1)} \cdot \Sigma \frac{{T_i}^2}{n_i} - 3(n+1)\text{이다.}$$

여기서 n_i는 각 표본의 크기, n은 각 표본의 크기의 총합($n_1+n_2+n_3$)이고, 그리고 T_i는 각 표본의 순위의 합이다.

[표 13-3] 3개 병원별 건당 1일 진료비 (단위 : 원)

의원 (n_1=10)	병원 (n_2=10)	종합병원 (n_3=10)
2,800	4,200	9,800
2,200	3,800	12,400
3,400	9,400	5,800
5,600	5,100	2,400
7,400	5,700	12,900
2,300	6,300	8,500
5,200	8,400	3,600
4,800	3,000	7,800
8,900	12,000	6,400
9,300	10,800	11,800

[표 13-3]으로부터 3개 병원의 건당 1일 진료비에 대한 순위표를 만들면 다음과 같다.

[표 13-4] 3개 병원의 건당 1일 진료비 순위표

의원 (n_1=10)	병원 (n_2=10)	종합병원 (n_3=10)
4	9	25
1	8	29
6	24	15
13	11	3
18	14	30
2	16	21
12	20	7
10	5	19
22	28	17
23	26	27
T_1=111	T_2=161	T_3=193

[표 13-4]로부터 H통계량을 계산하면,

$$H = \frac{12}{30(30+1)} \times \left(\frac{111^2}{10} + \frac{161^2}{10} + \frac{193^2}{10}\right) - (3 \times 31)$$
$$= \frac{12}{930} \times \frac{12321 + 25921 + 37249}{10} - 93$$
$$= 97.407 - 93 = 4.407$$

여기서 H값으로부터 유의확률을 구하는 방법은 두 가지가 있다.

첫째, 각 표본의 크기가 5 이상일 때는 (k−1)자유도에서 χ^2 분포표를 이용하여 확률을 계산한다.

둘째, 표본의 수가 셋일 때 세 표본 중 하나의 표본이라도 표본의 크기가 5 이하라면 부표의 크루스칼 월리스 검정표를 이용한다.

앞의 예에서는 각 표본의 크기가 5 이상이므로 χ^2 분포표의 (k−1)=3−1=2의 자유도에서 확률을 찾으면 된다. 자유도 2에서의 유의수준 α=0.05의 χ^2의 값은 5.991이므로 H=4.407보다 크다. 그러므로 3개 병원에 있어 집단간 건당 1일 진료비는 통계학적으로 유의한 차이가 없다고 판정한다.

13.4.1 Kruskal-Wallis 검정 SPSS 예제

앞의 자료를 가지고 SPSS를 이용하여 병원별 건당 1일 진료비에 차이가 있는지를 검정하시오.

1) 프로그램

① SPSS 프로그램에서 자료가 있는 폴더의 파일 KruskalWallis.sav를 불러온다.
파일 ▶ 열기 ▶ 데이터(A) ▶ KruskalWallis.sav

② 비모수 검정을 실시한다.
분석(A) ▶ 비모수 검정(N) ▶ 레거시 대화상자(L) ▶ 독립 K-표본(K) ▶ 검정변수(T)

에 종속변수인 일진료비, 집단변수(G)에 독립변수인 기관종류를 옮기며, 범위지정(D)에는 최소값에 1과 최대값에 3을 입력한다 ▶ 계속 ▶ 확인

2) 결과

순위

	기관종류	N	평균순위
일진료비	의원	10	11.10
	병원	10	16.10
	종합병원	10	19.30
	합계	30	

검정 통계량[a, b]

	일진료비
카이제곱	4.408
자유도	2
근사 유의확률	.110

a. Kruskal Wallis 검정
b. 집단변수 : 기관종류

3) 결과 해석

평균순위는 각각 11.10, 16.10, 19.30이다. SPSS에서는 크루스칼-왈리스 검정공식을 이용한 결과를 제시하여 준다. 자유도가 2인 χ^2 분포표를 이용하여 계산된 유의확률이 0.110으로 통계학적으로 유의하지 않다. 따라서 "의료기관 종별 건당 1일 진료비는 통계학적으로 유의한 차이가 없다"라고 결론을 내릴 수 있다.

13.5 Friedman 검정(Friedman Test)

프리드만 검정은 모수적 방법의 2요인 분산분석에 대응하는 비모수적 통계분석방법이다. 예로서 10마리의 쥐에 네 가지 시약을 주사하고 결과를 측정한 결과 다음과 같았다.

[표 13-5] 10마리의 쥐에 네 가지 시약 투여 결과 수치

쥐번호	A 시약	B 시약	C 시약	D 시약
1	29	48	75	100
2	72	30	100	100
3	70	100	86	96
4	54	35	90	99
5	5	43	32	81
6	17	40	76	81
7	74	100	100	100
8	6	34	6	81
9	16	39	73	79
10	52	34	88	96

이 표에 의거 시약 종류별로 결과치의 크기에 따라 순위를 정하면 [표 13-6]과 같다.

[표 13-6] 시약 종류별 결과치 비교

쥐번호	A시약	B시약	C시약	D시약
1	1	2	3	4
2	2	1	3.5	3.5
3	1	4	2	3
4	2	1	3	4
5	1	3	2	4
6	1	2	3	4
7	1	3	3	3
8	1	2	3	4
9	1	2	3	4
10	2	1	3	4
합계	$T_1=13$	$T_2=21$	$T_3=28.5$	$T_4=37.5$

Friedman 검정통계량의 계산식은 다음과 같다.

$$\chi_r^{\,2}=\frac{12}{kn(k+1)}(\Sigma T_i^{\,2})-3n(k+1)$$

(k는 시약의 수, n은 쥐의수)

$$\chi_r^{\,2}=\{12/(4\times10\times5)\}\times(132+212+28.52+37.52)-3\times10(5)$$
$$=169.71-150=19.71$$

그런데 χ_r^2의 값은 $k \geq 3$이며 $n \geq 10$일 때 또는 $k \geq 4$이며 $n \geq 4$일 때는 $(k-1)$자유도의 χ^2 분포를 하고, 그외의 조건에서는 부표 Friedman 검정 확률표를 이용한다.

앞 표에서 $k=4$이고 $n=10$이므로 χ^2 분포표의 $(k-1)=4-1=3$의 자유도에서 유의확률을 찾으면 $\alpha=0.05$에서 $\chi^2=7.815$로서 $\chi_r^2=19.71$이 이 값보다 크므로 시약투여에 따른 결과치는 유의한 차이가 있다고 결론지을 수 있다.

13.5.1 프리드만 검정 SPSS 예제

앞의 자료를 이용하여 시약별로 결과에 유의한 차이가 있는지를 프리드만 검정을 이용해 분석해 보도록 한다.

1) 프로그램

① SPSS 프로그램에서 자료가 있는 폴더의 파일 Friedman.sav를 불러온다.
파일 ▶ 열기 ▶ 데이터(A) ▶ Friedman.sav

② 비모수 검정을 실시한다.
분석(A) ▶ 비모수 검정(N) ▶ 레거시 대화상자(L) ▶ 대응 K-표본(S) ▶ 검정변수(T)에 시약a, 시약b, 시약c, 시약d를 옮긴다 ▶ 확인

2) 결과

순위

	평균순위
시약a	1.35
시약b	2.20
시약c	2.70
시약d	3.75

검정 통계량[a]

N	10
카이제곱	19.245
자유도	3
근사 유의확률	.000

a. Friedman 검정

3) 결과 해석

4개의 시약 종류별로 평균 순위가 나오며, 시약A의 순위가 높다. 프리드만 검정을 실시한

결과 카이제곱값이 19.245가 나왔고, 유의확률이 0.000으로 "시약 종류간에 차이가 없다"는 영가설을 기각하게 된다.

13.6 Spearman 순위상관(Spearman's Rank Correlation)

선형상관 및 회귀분석은 정규분포를 하는 두 연속변수 사이의 관련성을 검정하는 방법이었다. 순위상관은 정규분포에 대한 가정이 필요없는 비모수검정 방법의 하나로서 두 서열변수 사이의 상관관계를 검정하는 방법이다. 순위상관의 관련성의 크기는 순위상관계수로 나타내며 상관계수를 구하는 식은 아래와 같다.

$$r_s = 1 - \frac{6\Sigma d_i^{\,2}}{n(n^2-1)}$$

(d_i = 각 관찰 쌍의 순위차, n = 관찰수)

순위상관계수도 −1 ~ +1의 값을 취한다. 그 값이 0이면 두 변수의 순위가 독립적이라는 뜻이며, −1이나 +1에 가까워지면 두 변수의 순위가 거의 일치한다는 뜻이다.

[표 13-7]은 8명의 건강한 남성의 체중과 혈장량(plasma volume)과의 관계를 나타낸 것이다.

[표 13-7] 8명의 건강한 남성의 체중과 혈장량치 비교표

관찰번호	체 중		혈 장 량		순위차	(순위차)^2
	수치(kg)	순위	수치(litre)	순위		
1	58.0	1	2.75	2	−1	1
2	70.0	5	2.86	4	1	1
3	74.0	8	3.37	7	1	1
4	63.5	3	2.76	3	0	0
5	62.0	2	2.62	1	1	1
6	70.5	6	3.49	8	−2	4
7	71.0	7	3.05	5	2	4
8	66.0	4	3.12	6	−2	4
						$\Sigma d_i^{\,2} = 16$

이 표를 이용하여 두 변수간의 순위상관계수를 계산하면

$$r_s = 1 - 6\Sigma\frac{{d_i}^2}{n(n^2-1)} = 1 - \frac{6\times 16}{8(64-1)} = 0.81\text{이므로}$$

계산된 순위상관계수 $r_s=0.81$이 비교쌍 8에서 유의수준 $\alpha=0.05$의 임계값 0.738보다 크므로 영가설을 기각한다. 그리고 $r_s > 0$이므로 체중과 혈장량간에는 정(+)의 상관관계가 있다.

13.6.1 스피어만 순위상관 SPSS 예제

위의 자료를 사용하여 체중과 혈장량간의 순위상관계수를 구해 보도록 하자.

1) 프로그램

① SPSS 프로그램에서 자료가 있는 폴더의 파일 Spearman.sav를 불러온다.
파일 ▶ 열기 ▶ 데이터(A) ▶ Spearman.sav

② 비모수 검정을 실시한다
분석 ▶ 상관분석(C) ▶ 레거시 대화상자(L) ▶ 이변량 상관계수(B) ▶ 체중과 혈장량을 오른쪽 상자로 옮기고, 상관계수에서 Spearman을 추가 클릭 ▶ 확인
(☞ 체중과 혈장량의 평균과 표준편차를 얻고자 하면 옵션에서 표준과 표준편차를 클릭한다)

2) 결과

① 체중(wt)과 혈장량(volume)에 대한 기초통계량을 보여준다.

기술통계량

	평균	표준편차	N
체중	66.8750	5.41658	8
혈장량	3.0025	.31121	8

상관계수

		체중	혈장량
체중	Pearson 상관계수	1	.759*
	유의확률(양쪽)		.029
	N	8	8
혈장량	Pearson 상관계수	.759*	1
	유의확률(양쪽)	.029	
	N	8	8

* 상관계수는 0.05 수준(양쪽)에서 유의합니다.

② 스피어만 상관계수와 유의확률을 나타낸다.

상관계수

			체중	혈장량
Spearman의 rho	체중	상관계수	1.000	.810*
		유의확률(양측)		.015
		N	8	8
	혈장량	상관계수	.810*	1.000
		유의확률(양측)	.015	
		N	8	8

* 상관계수는 0.05 수준(양쪽)에서 유의합니다.

3) 결과 해석

스피어만 순위 상관계수는 0.810이며 유의확률이 0.015이므로 유의수준 0.05에서 체중과 혈장량간에는 통계학적으로 유의한 순위상관관계가 있음을 알 수 있다.

제 14 장

요인분석(Factor Analysis)

14.1 요인분석의 개념

요인분석(factor analysis)은 다양한 변수들 사이의 상관관계를 이용하여 몇 개의 주요한 요인(factor)들로 묶어 그 요인들을 이용하여 다양한 변수가 지니고 있는 특성을 압축하여 분석하는 다변량분석 방법의 하나이다. 즉, 요인분석은 많은 변수들을 동시에 분석할 때 어떠한 변수들끼리 서로 묶이는가를 관찰하는데 사용되거나, 유사한 변수들끼리 집단화시켜 몇 개의 요인으로 축소시켜 종속변수와의 관련성을 분석하고자 할 때 사용된다(그림 14-1).

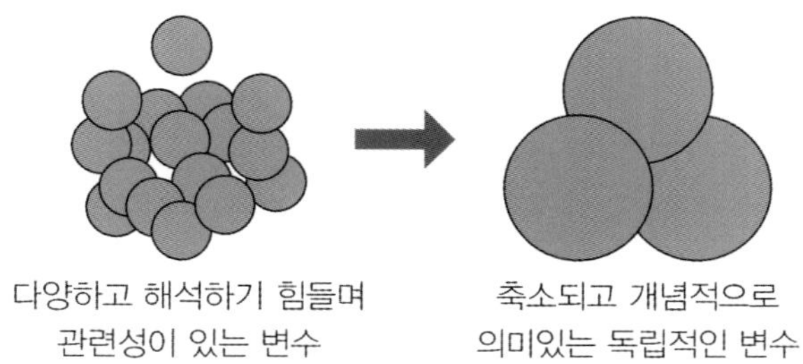

[그림 14-1] 요인분석의 개념

14.2 요인분석의 적용

요인분석은 일반적으로 최종 분석을 시행하기 전에 여러 변수들을 몇 개의 요인으로 집단화기하기 위해 사용된다. 요인분석은 관측된 변수들에 영향을 미치고 있는 숨어있는 공통요인을 찾아내는 데 목적이 있으며, 다변량 자료가 몇 개의 요인에 의해 영향을 받는가를 알아보는 것도 요인분석의 주요한 목적이라고 할 수 있다.

예를 들어, 건강에 영향을 주는 요인에 대하여 연구자가 인구학적 특성, 가족력, 혈액검사, 신체계측자료, 건강행태, 스트레스, 인성, 자기 존중감, 사회적 지지 등에 대하여 자료 수집을 하였다고 가정할 경우, 이러한 다양한 변수들을 개별적으로 분석하기엔 변수들의 특성이 다양하고 광범위하며, 변수들 간의 상관관계도 높을 수 있기 때문에 분석결과에 대해 연구자가 어떤 결론을 도출하기 힘든 경우가 생길 수 있다. 이럴 경우 몇 가지 요인(예를 들면, 인구학적 특성, 신체생리학적 특성, 생활습관, 사회심리적 요인 등)으로 집단화하여 각 요인들이 건강 수준에 어떠한 영향을 미치는가를 분석하는 것이 효과적일 때가 있다. 또한, 어떤 성향(예 : 스트레스)을 측정하기 위해 만들어진 설문 문항을 몇 개의 유사 집단 문항으로 구분하여 각 문항들의 특성들을 반영하는 새로운 상위개념의 요인을 만들어 새로 만들어진 요인들을 이용하여 종속변수와의 관련성을 분석할 수도 있을 것이다. 이런 목적으로 연구를 수행할 경우 요인분석이 활용될 수 있다.

14.3 요인분석의 모형

요인분석의 기본적인 모형을 살펴보면 다음과 같다. p개의 측정된 변수 x_1, x_2, ⋯ , x_p가 다음과 같은 식을 만족한다.

$$
\begin{aligned}
x_1 &= l_{11}F_1 + l_{12}F_2 + \cdots + l_{1m}F_m + \epsilon_1 \\
x_2 &= l_{21}F_1 + l_{22}F_2 + \cdots + l_{2m}F_m + \epsilon_2 \\
&\vdots \\
x_p &= l_{p1}F_1 + l_{p2}F_2 + \cdots + l_{pm}F_m + \epsilon_p
\end{aligned}
$$

여기서 F_1, ⋯, F_m은 공통 요인(common factor), l_{ij}은 i번째 변수의 j번째 요인 적재값(factor loading : $m \le p$)이다. F와 ε은 독립적이며, F는 $E(F)=0$, $cov(F)=I$ 이고 ε은 $E(\varepsilon)=0$, $cov(\varepsilon)=\Psi$ [Ψ는 대각 행렬(diagonal matrix)]이다.

즉, p개의 관찰된 변수는 m개의 공통 요인의 선형결합(linear combination)으로 표현할 수 있다. 이를 행렬(matrix)로 표시하면 다음 식과 같다.

$$X = LF + \epsilon$$

여기서, $X = (x_1, x_2, \cdots, x_p)'$

$$L = \begin{bmatrix} l_{11} & l_{12} & \cdots & l_{1m} \\ l_{21} & l_{22} & \cdots & l_{2m} \\ \vdots & \vdots & \vdots & \vdots \\ l_{p1} & l_{p2} & \cdots & l_{pm} \end{bmatrix}$$

$$F = (F_1, F_2, \cdots, F_m)'$$

$$\epsilon = (\epsilon_1, \epsilon_2, \cdots, \epsilon_p)'$$

위와 같은 모형을 직교 요인 모형(orthogonal factor model)이라고 한다. 이와 같은 모형의 공분산행렬(covariance matrix)을 구하면 다음과 같다.

$$cov(X) = LL' + \Psi$$

따라서 i번째 변수의 분산은 다음과 같이 계산할 수 있다.

$$var(x_i) = l_{i1}^2 + l_{i2}^2 + \cdots + \Psi_i$$

이때 i번째 변수의 분산 중 m개의 공통 요인에 의해 설명되는 부분을 i번째 변수의 커뮤날리티(communality)라고 하고, m개의 공통 요인에 의해 설명되지 않고 i번째 변수만이 갖는 고유한 변동을 특수 분산(specific variance)이라고 한다. 따라서 i번째 변수의 분산은 아래의 식과 같이 표현할 수 있다.

$$var(x_i) = \text{communality} + \text{specific variance} = h_i^2 + \Psi_i$$

여기서, $h_i^2 = l_{i1}^2 + l_{i2}^2 + \cdots + l_{im}^2$

14.4 요인의 추출

요인추출(factor extraction) 방법으로는 주요인 방법(principal factor method)과 최대 우도 추정 방법(maximum likelihood estimate method)의 두 가지 방법이 사용된다. 주요인 방법은 변수간의 공분산 행렬이나 상관계수 행렬로부터 요인을 추출하는 방법으로 주어진 요인에 의하여 표현되는 분산이 최대가 되도록 요인을 추출한다. 주요인 방법에는 주성분방법(principal component method), 공통요인방법(common factor or principal method), 최소 잔차 방법(minimum residual method)과 이미지법(image method) 등이 있다. 여기서는 주요인 방법 중 주성분 방법에 대해서만 간단히 설명하고자 한다.

주어진 p개의 변수 $x_1, x_2, \cdots, x_p$에 대한 총 분산(total variance)에 대하여 알아보기로 한다. 이때 총 분산은 p개의 변수에 대한 표본분산(sample variance)의 합으로 정의할 수 있다.

$$\text{총 분산} = {s_1}^2 + {s_2}^2 + \cdots + {s_p}^2$$

여기서, ${s_1}^2$: i번째 변수의 표본분산(i = 1, 2, …, p)

개념적으로 총 분산은 p개의 변수에 대한 관찰 값과 관련된 불확실성(uncertainty)의 정도를 나타내는 척도이다. 주요인 방법의 목적은 가능한 한 적은 수의 요인으로 자료의 총 분산을 가장 잘 설명할 수 있는 요인을 결정하는 데에 있다.

첫 번째 주성분[first principal component : PC(1)]은 자료의 총 분산을 가장 많이 설명할 수 있는 변수들의 가중화된 선형결합(weighted linear combination)이다. 즉,

$$\text{PC(1)} = w_{(1)1}x_1 + w_{(1)2}x_2 + \cdots + w_{(1)p}x_p$$

이때, 총 분산에 대한 PC(1)에 의해 설명되는 분산의 비가 최대가 되도록 $w_{(1)1}$, $w_{(1)2}$, …, $w_{(1)p}$를 결정하면 된다. 한편 모든 변수가 표준화(standardization)되어 있으면 첫 번째 요인에 의해 설명되어지는 분산의 비는 다음과 같이 구하여진다.

$$\frac{\text{첫 번째 주요인으로 설명되는 분산}}{\text{변수의 수(p)}}$$

여기서, $\sum_{j=1}^{P} {w_{(1)j}}^2 = 1$

두 번째 주성분[second principal component : PC(2)]은 첫 번째 주요인에 의하여 설명되지 않은 총 분산의 남은 부분을 최대한 설명하는 첫 번째 주성분과는 상관성이 없는 변수들의 가중화된 선형결합이 된다.

$$\text{PC(2)} = w_{(2)1}x_1 + w_{(2)2}x_2 + \cdots + w_{(2)p}x_p$$

이때, $w_{(2)1}$, $w_{(2)2}$, $\cdots$, $w_{(2)p}$를 결정하는 방법은 위와 동일하다.

일반적으로 i번째 주성분[ith principal component : PC(i)]은 i−1번째 주성분으로도 설명되지 않는 총 분산의 남은 부분을 최대한 설명하는 첫 번째부터 i−1번째 주성분과는 상관성이 없는 변수들의 가중화된 선형결합이 된다.

$$\text{PC(i)} = w_{(i)1}x_1 + w_{(i)2}x_2 + \cdots + w_{(i)p}x_p$$

이와 같은 방법에 의하여 요인을 추출하는 방법을 주요인 방법이라고 한다. 이때 추출된 주요인을 초기 요인(initial factor)이라고 부른다.

14.5 요인 회전(factor rotation)

요인 회전은 주요인 방법 등 요인 추출방법에 의해서 구해진 요인들이 더욱 잘 설명할 수 있도록 초기 요인(initial factor)을 바꾸는 방법이다. 요인 회전에는 직교 회전(orthogonal rotation)과 사각 회전(oblique rotation)이 있다. 직교 회전은 두 요인이 직교(perpendicular)하지만 사각 회전은 반드시 직교하지는 않는다.

직교 회전과 사각 회전의 중요한 통계적 차이점은 직교 회전의 경우 두 요인 사이의 관계가 상관성이 없는 상태로 그대로 남아있으나, 사각 회전의 경우에는 어느 정도 상관성을 가지고 있다. 직교 회전의 경우 상관성이 없는 요인을 추출할 뿐만 아니라, 요인에 의해서 총 분산을 설명하는 정도에 아무런 영향을 주지 않는 장점은 있으나 요인을 구성하는 최상의 변수의 집합을 찾지 못하는 단점이 있다. 사각 회전은 요인을 구성하는 최상의 변수의 집합을 찾을 수는 있으나, 회전 후에 구해진 요인은 상관성을 지니고 있기 때문에 해석의 어려움이 있다. 직교 회전 방법으로는 varimax, quartimax과 equimax 등이 있으며, 사각 회전으로는 oblimax, oblimin 등이 있다.

14.6 요인 점수(factor score)

공통 요인의 추정값을 요인 점수라고 하며, 요인 점수는 분산분석, 회귀분석 등의 추후 분석에서 새로운 변수로 사용될 수 있다. 요인 점수를 구하기 위한 방법으로는 가중화된 최소제곱법(weighted least square method : Bartlett)과 회귀방법(regression method)이 있다.

14.7 요인분석에 대한 SPSS 예제

주관적인 피로 증상을 측정하기 위해 개발된 19문항의 다차원 피로 척도(MFS)가 몇 개의 요인으로 구분되는지를 파악하고 이들 요인을 활용하여 추후 분석에서 사용하기 위해 요인분석을 실시하고자 한다.

1) 프로그램

① SPSS 프로그램에서 데이터 파일(피로.sav)을 불러온다.

② 요인분석을 하기 위해 메뉴 창에 가서 요인분석을 실시한다.
분석 ▶ 차원 감소 ▶ 요인분석

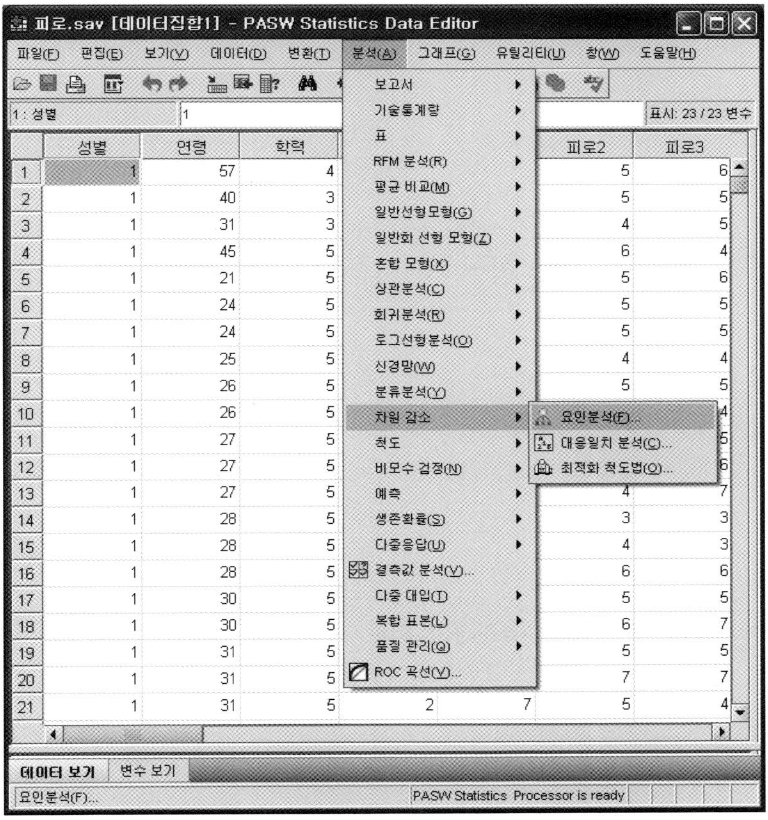

③ 요인분석을 시행할 설문문항 (변수)를 선택한다.

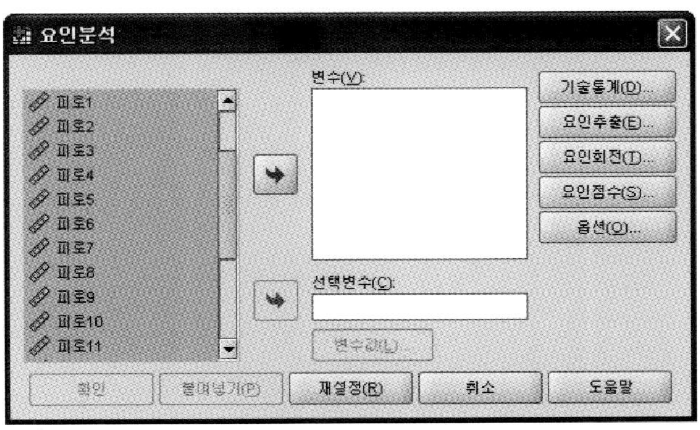

④ 요인분석을 수행할 설문문항(변수 예 : 피로1~피로19)을 변수(V)로 이동시킨다.

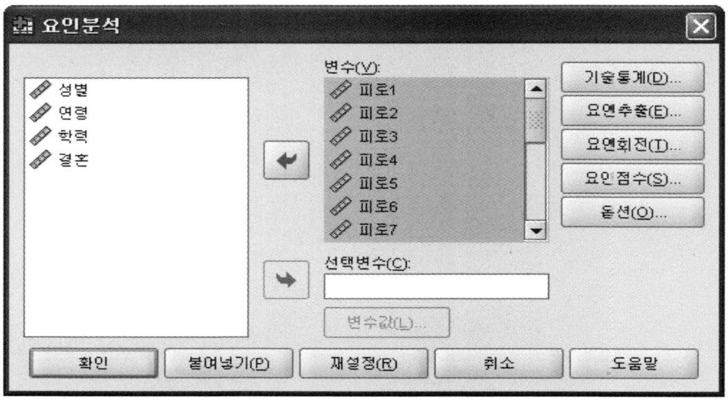

⑤ 요인추출은 주성분 분석으로 하고 상관행렬을 제시하며 고유값(eigen value)의 기본값은 1로 되어 있다. 그러나 연구자의 목적에 따라 요인(성분)의 수를 지정할 수가 있다. 만일 연구자가 특별한 목적을 위해 요인의 수를 정해 놓고 요인분석을 하려면 요인의 수에 지정하려는 요인의 수(예 : 3, 4, 5 등)를 입력하면 된다.

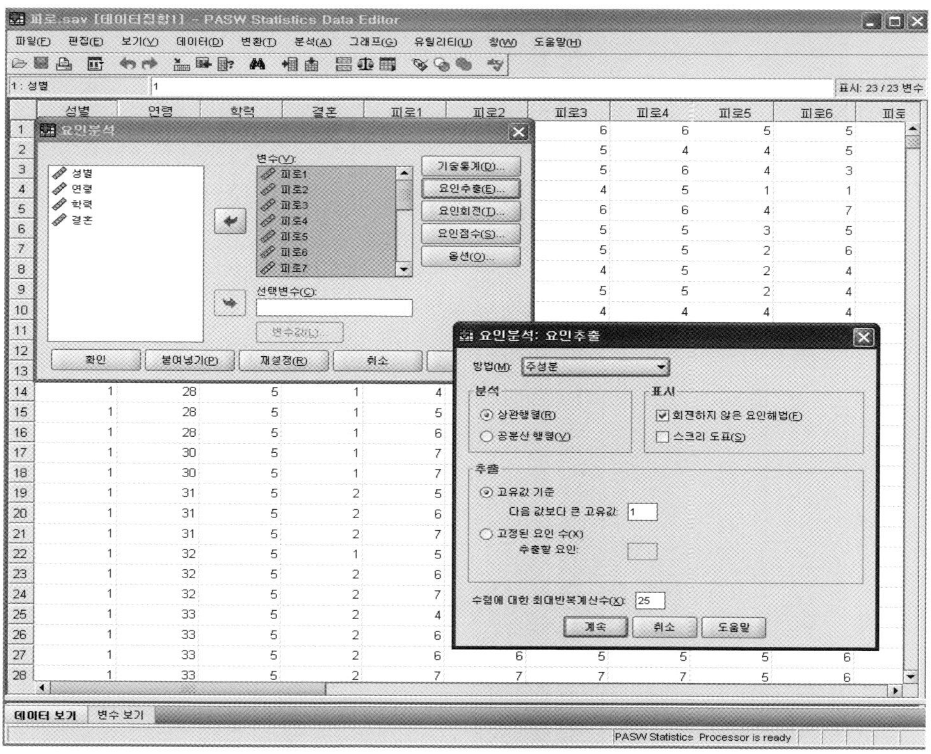

⑥ 요인 회전 방법을 선택할 수 있다. 여기서는 varimax 방법을 이용하여 요인분석을 시행한다.

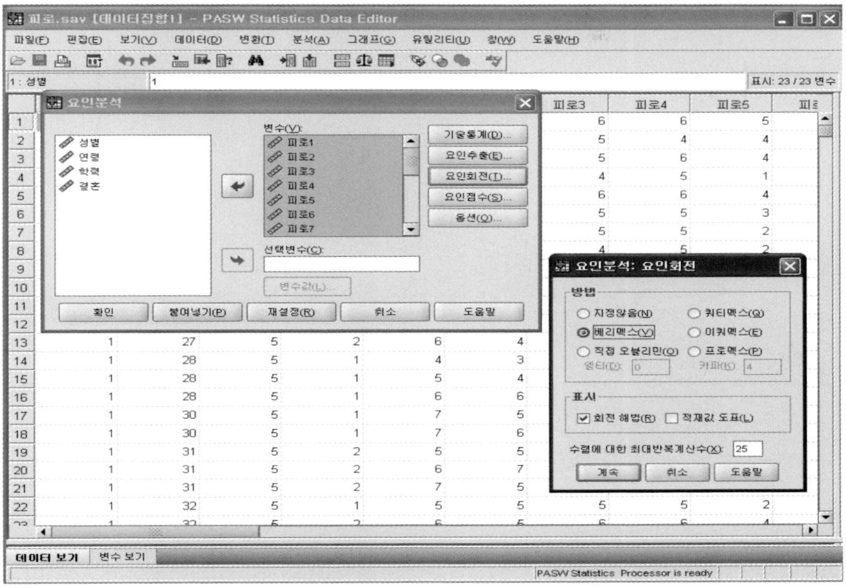

⑦ 요인 점수를 선택한 후에 변수로 저장(S)을 클릭하면 새로 생성된 요인에 대한 점수가 저장된다. 이 요인 점수는 회귀분석 등의 추후 분석 시 사용된다.

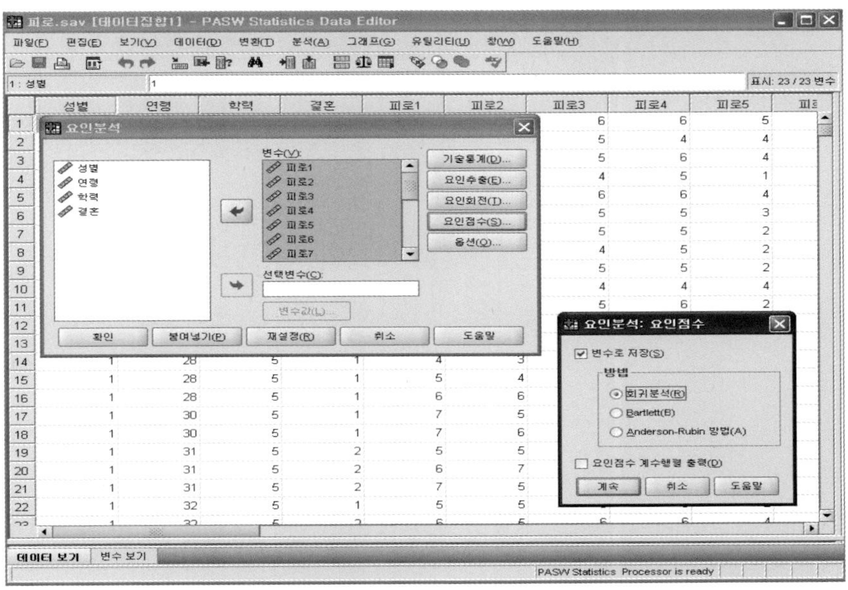

⑧ 각 요인별로 회전되어 최종적으로 생성된 각 요인별로 결과물을 제시할 때, 결측값을 제외한 후 결과물을 제시하거나, 요인 적재량(factor loading)을 크기순으로 정렬하여 제시할 수 있다.

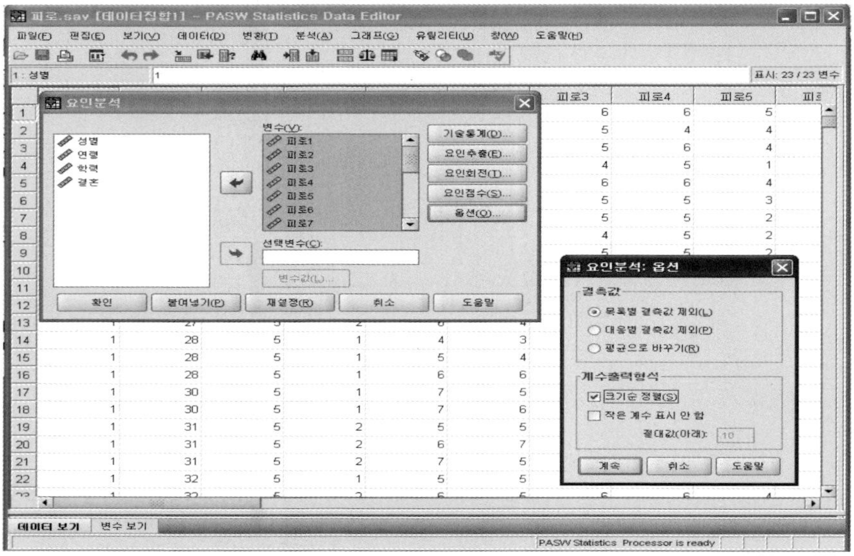

⑨ 위에서 수행한 명령문을 보기 위해선 하단의 '붙여넣기'를 클릭하면 수행된 명령문(syntax)이 화면에 나타난다.

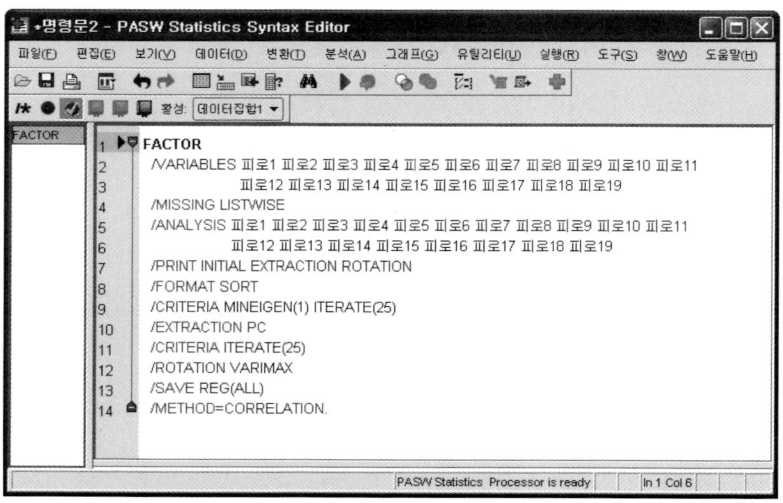

⑩ 요인분석의 명령문을 제시해 주고 분석을 실행한다.

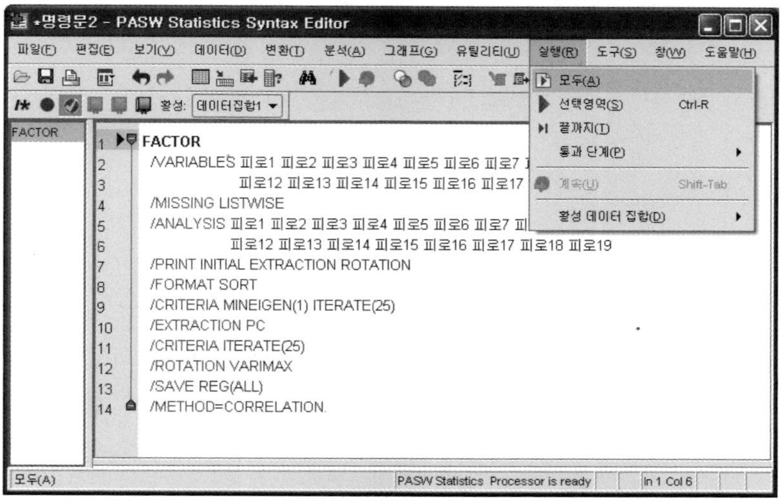

2) 결과 및 해석

① 분석에 사용된 19개 항목에 대한 주성분 분석이 시행되었음을 알려준다.

공통성

	초기	추출
피로1	1.000	.569
피로2	1.000	.775
피로3	1.000	.796
피로4	1.000	.773
피로5	1.000	.458
피로6	1.000	.627
피로7	1.000	.600
피로8	1.000	.599
피로9	1.000	.165
피로10	1.000	.519
피로11	1.000	.601
피로12	1.000	.450
피로13	1.000	.596
피로14	1.000	.669
피로15	1.000	.603
피로16	1.000	.729
피로17	1.000	.723
피로18	1.000	.692
피로19	1.000	.656

추출 방법 : 주성분 분석.

② 주성분 분석에 의한 직교회전 및 고유값 1의 디폴트 값을 지정해 준 후의 고유값을 산출해 준다. 고유값을 1로 했을 경우 최종적으로 도출된 성분의 수는 3개였으며, 분산은 각각 4.933, 3.452, 3.212로 전체 분산의 설명력은 성분(요인)1이 가장 높은 25.963%, 성분2가 18.167%, 그리고 성분3이 16.907%의 순이었다. 이들 3개 성분은 전체 분산의 약 61%의 설명력을 갖는다는 것을 알 수 있다. 따라서 주어진 전체 19개의 항목을 3개의 성분으로 묶을 경우 전체의 약 61%를 설명한다고 할 수 있다.

설명된 총분산

성분	초기 고유값			추출 제곱합 적재값			회전 제곱합 적재값		
	전체	% 분산	% 누적	전체	% 분산	% 누적	전체	% 분산	% 누적
1	9.067	47.720	47.720	9.067	47.720	47.720	4.933	25.963	25.963
2	1.365	7.182	54.901	1.365	7.182	54.901	3.452	18.167	44.130
3	1.166	6.136	61.037	1.166	6.136	61.037	3.212	16.907	61.037
4	.959	5.049	66.086						
5	.808	4.253	70.339						
6	.774	4.074	74.412						
7	.647	3.407	77.820						
8	.515	2.712	80.532						
9	.483	2.541	83.074						
10	.475	2.501	85.575						
11	.445	2.342	87.916						
12	.387	2.039	89.956						
13	.347	1.825	91.780						
14	.318	1.673	93.453						
15	.288	1.517	94.970						
16	.265	1.393	96.363						
17	.259	1.362	97.725						
18	.224	1.179	98.904						
19	.208	1.096	100.000						

추출 방법 : 주성분 분석.

③ 요인 회전 전의 고유값들을 보여준다.

성분행렬(a)

	성분		
	1	2	3
피로14	.780	-.195	-.152
피로16	.776	-.356	-.004
피로11	.773	-.028	-.050
피로19	.753	-.277	.107
피로4	.750	.299	-.349
피로3	.746	.311	-.379
피로17	.745	-.409	.020
피로15	.738	-.226	.081
피로13	.734	-.157	-.180
피로2	.726	.341	-.362
피로18	.726	-.406	-.023
피로10	.694	.085	.172
피로7	.678	.244	.284
피로1	.652	.255	-.282
피로12	.634	-.131	.176
피로8	.631	.234	.382
피로6	.587	.300	.438
피로5	.514	.322	.300
피로9	.325	.124	.209

요인추출 방법 : 주성분 분석.
a 추출된 3 성분

④ 요인 회전(직교회전) 후의 요인 적재값을 보여준다. 여기에서는 요인 적재값을 크기 순으로 정렬하라고 명령하였기 때문에 요인 적재값이 큰 순으로 배열된 것을 확인할 수 있다. 성분1에 포함된 항목으로는 9개 항목(피로11, 피로12, 피로13, 피로14, 피로15, 피로16, 피로17, 피로18, 피로19), 성분2는 4개 항목(피로1, 피로2, 피로3, 피로4) 그리고 성분3은 6개 항목(피로5, 피로6, 피로7, 피로8, 피로9, 피로10)으로 각각 재분류 되었다(굵은 문자로 표시하였음).

회전된 성분행렬(a)

	성분		
	1	2	3
피로17	.807	.182	.197
피로18	.791	.203	.158
피로16	.789	.241	.221
피로19	.716	.191	.326
피로14	.673	.424	.191
피로15	.668	.226	.324
피로13	.614	.437	.165
피로11	.547	.432	.340
피로12	.528	.151	.385
피로3	.279	.811	.247
피로2	.243	.804	.264
피로4	.290	.787	.266
피로1	.256	.667	.243
피로6	.181	.158	.754
피로8	.260	.187	.705
피로7	.284	.285	.662
피로5	.115	.225	.627
피로10	.411	.293	.514
피로9	.131	.090	.373

요인추출 방법 : 주성분 분석. 회전 방법 : Kaiser 정규화가 있는 베리멕스.
a 5 반복계산에서 요인회전이 수렴되었습니다.

⑤ 요인 점수(factor score)를 저장하라는 명령어에 따라 데이터 파일에 새로운 변수명 FAC1_1, FAC2_1, FAC3_1으로 각각 저장되었음을 알 수 있다.

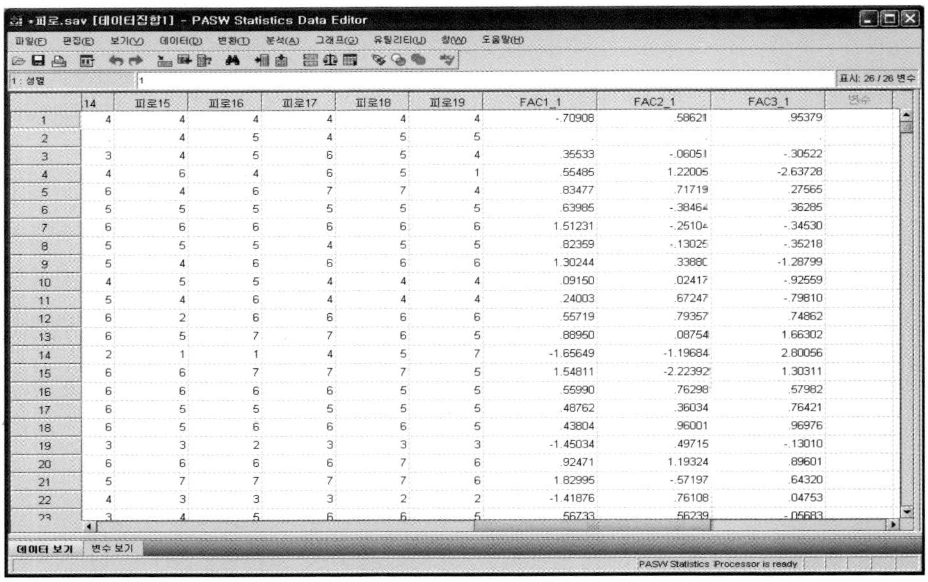

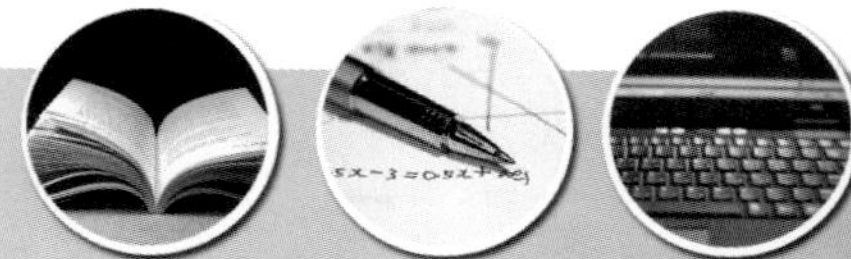

제 15 장

신뢰도와 타당도 분석 (Reliability and Validity Tests)

15.1 신뢰도의 정의

신뢰도(reliability)란 어떤 측정수단이나 측정도구를 둘 이상의 다른 연구자가 사용하거나 같은 연구자가 두 번 이상 반복하여 사용할 경우 그 결과가 안정되고 일관성이 있는가를 알아보는 일치도의 지표(indicator)로 정의된다. 즉, 신뢰도란 측정하려는 것을 얼마나 안정적으로 일관성 있게 오차없이 측정하였는가의 문제이다. 만약 측정 시 오차가 크다면 신뢰성은 떨어지게 된다.

신뢰도를 이해하는 데 가장 기본이 되는 두 가지 개념은 다음과 같다. 첫째로, 동일한 검사 집단에게 동일한 검사를 반복 시행하거나, 이미 실시한 검사와 동일한 검사를 실시하여 얻은 두 측정값 간에 상관계수(r)를 추정하는 방법이다. 두 번째 방법은 동일 측정 대상을 무한히 반복 측정하였을 때 측정값들이 똑같다면 신뢰도가 1이 된다고 전제하고 이는 측정의 오차가 없음을 의미한다.

15.2 신뢰도의 추정

측정값의 신뢰도를 추정하는 방법으로는 검사–재검사법(test–retest method), 대안형식법(alternative form method), 반분법(split–halves method), 그리고 내적 일치도(internal consistency method) 등이 있다. 이 장에서는 위의 추정 방법들을 간략히 소개하고 실제 신뢰도 분석에서 가장 많이 활용되고 있는 내적 일치도법에 대해서 집중적으로 기술하고자 한다.

15.2.1 검사 – 재검사법(test–retest method)

이 방법은 측정방법에 대한 안정성을 검사하는 방법으로 측정방법에 대한 주어진 측정방법을 반복해서 적용할 경우 관찰된 값의 일관성 정도를 의미한다. 이 방법은 동일대상 집단에 대하여 한 번 측정한 후 일정 시간이 경과한 후에 다시 동일한 대상에게 동일한 측정을 하여 두 측정 시에 얻은 측정값의 상관계수를 구함으로써 신뢰도를 추정하는 방법이다.

이 검사방법은 신뢰도를 추정하는 좋은 방법이긴 하지만 다음과 같은 문제점을 안고 있다. 첫째로, 연구자가 측정을 두 번 시행할 수 없는 경우에는 이 방법을 사용할 수가 없다. 둘째로, 기억 편견(recall bias)이 작용하게 되어 두 번째 검사 시에 영향을 주게 되어 일반적으로 과대 추정을 하게 된다는 문제점이 제기되고 있다. 따라서 검사 – 재검사법에서는 첫 번째 검사와 두 번째 검사 시점 간의 기간이 적절하여야 한다.

15.2.2 대안형식법(alternative form method)

대안형식법은 동일한 검사 대상자에게 두 번의 반복 검사를 시행한다는 점에서 검사 – 재검사법과 비슷한 방법이다. 검사 – 재검사법이 일정 시간을 두고 반복 측정하는 방법이지만, 대안형식법은 측정 내용이 유사하다는 점에서 차이가 있다. 즉, 대안형식법은 동일한 검사를 시행하는 것이 아닌 비슷한 내용의 검사를 시행하여 두 검사결과 간의 상관계수를 구하여 신뢰도를 얻게 된다. 여기서 중요한 것은 두 가지 측정방법이 등가성의 원리(principle of equivalence)가 충족되어야 하며, 무엇보다도 대안 형식(alternative form)을 적절하게 만들어야 한다는 전제가 필요하다.

15.2.3 반분법(split-halves method)

이 방법은 처음부터 동질적이라고 가정하는 한 가지 측정방법을 이용하여 자료의 신뢰도를 추정하는 방법이다. 이 방법은 한 번 실시한 검사 점수를 두 부분으로 나누어 두 부분 검사 점수의 상관계수를 구하여 신뢰도를 추정하는 방법이다. 반분법 검사 신뢰도 추정 시 반분하는 방법에는 짝수번 문항과 홀수번 문항으로 반분하는 경우와 전체 검사 문항을 전과 후로 나누는 방법, 무작위로 할당하는 방법, 그리고 문항특성에 의하여 반분하는 방법 등이 있다. 따라서 반분법은 전체 측정 항목을 어떻게 반분하느냐에 따라 신뢰도가 달라질 수 있다는 점에 유념해야 한다.

15.2.4 내적 일치도법(internal consistency method)

이 방법은 문항 항목을 나누거나 반복하여 측정하지 않고 한번 검사하여 신뢰도를 추정한다. 문항 내적 일치도를 추정하는 방법으로는 KR-20, Hoyt 신뢰도, 그리고 Cronbach α가 있다. KR-20은 이분 문항에만 적용되고 Hoyt 신뢰도는 이분 문항 뿐 아니라 점수가 부여되는 문항의 신뢰도를 추정하나, 추정방법이 복잡하여 보편화되어 사용되지 않는다. 일반적으로 가장 보편화되어 사용되는 내적 일치도법은 Cronbach α라고 할 수 있다.

Cronbach α는 다음과 같은 수식으로 표현될 수 있다.

$$\alpha = \frac{N}{N-1}\left(1 - \frac{\sum_{i=1}^{N}\sigma_{Yi}^2}{\sigma_X^2}\right)$$

여기서 N은 문항 항목 수(number of items), $\Sigma\sigma^2(y_i)$은 문항 항목의 분산 합(sum of item variance)이고 $\sigma_x{}^2$는 전체분산(variance of the total composite)이 된다.

한편 공분산 행렬을 이용하지 않고 상관계수 행렬을 이용하면 α는 다음과 같은 수식으로 간단하게 표현될 수 있다.

$$\alpha = \frac{N\cdot\overline{\rho}}{[1+\overline{\rho}(N-1)]}$$

여기서 $\bar{\rho}$는 항목 간 상관계수의 평균(mean of inter-item correlation)이 된다. 만일 10개의 항목의 상관계수의 평균이 0.5라면 α=0.909가 된다.

위의 공식에서 보듯이, α 계수는 항목 간 평균 상관계수와 척도의 항목 수에 따라 달라질 수 있음을 알 수 있다. 항목 간의 평균 상관계수가 증가하거나 항목의 수가 증가하면 당연히 α 계수 값도 증가하게 된다. 따라서 유사한 설문문항이 추가될 경우 당연히 α 계수 값이 올라가므로 연구자는 이 점에 주의하여야 한다.

15.3 신뢰도 분석에 대한 SPSS 예제

신뢰도 분석(검정)은 일반적으로 리커드 척도로 만들어진 설문지에 대한 신뢰도 검사 시에 자주 활용된다. 여기서는 피로의 자각수준을 측정하기 위해 개발된 19문항의 다차원 피로 척도(Multidimensional Fatigue Scale : MFS)에 대한 신뢰도 검정을 시행해 보기로 한다. MFS에 대한 요인분석 결과(요인분석 제14장 참조) 3개의 요인으로 묶였고 각 하부 개념에 대한 신뢰도 검정결과는 다음과 같다.

1) 프로그램

① SPSS 프로그램에서 데이터 파일(파일명: 피로.sav)을 불러온다.

② 신뢰도 분석을 하기 위해 메뉴 창에 가서 신뢰도 분석을 실시한다.
분석 ▶ 척도 ▶ 신뢰도분석

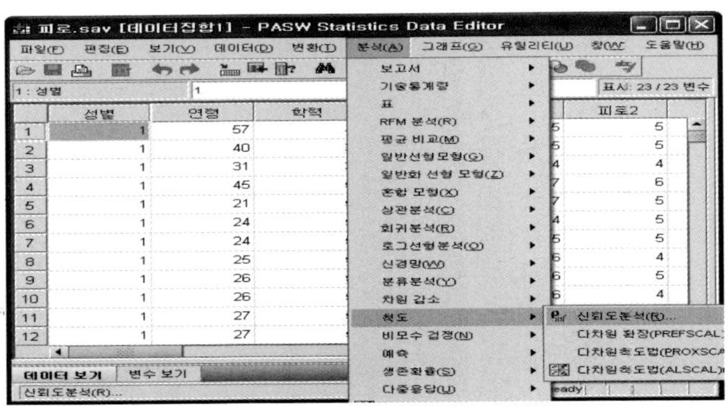

③ 신뢰도 분석을 시행할 문항 항목을 선택한 후 변수 명 리스트에서 클릭하여 항목 란에 옮긴다.

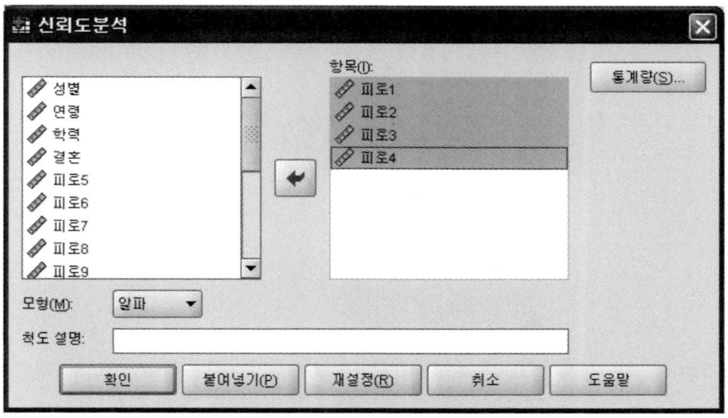

④ 통계량을 클릭하면 아래의 화면이 뜨고 원하는 통계량을 클릭한다. 여기서는 설문 항목 간 상관계수를 보기 위해서 항목내의 상관관계(R)를 클릭한다. 기술통계량으로 항목과 항목제거시 척도를 선택한다.

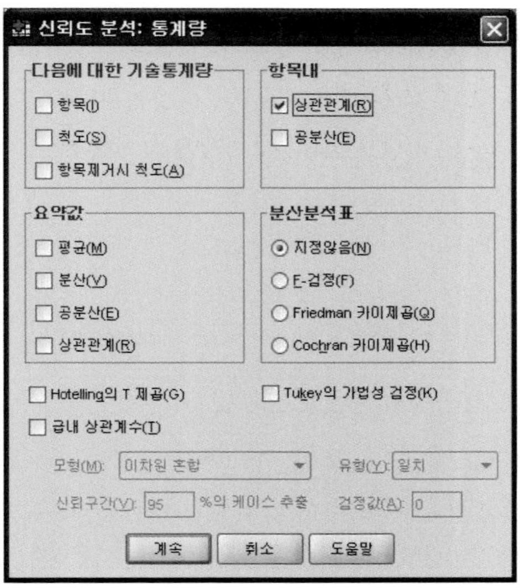

⑤ 다음 요인2 및 요인3의 하부 항목의 문항에 대한 신뢰도 분석 결과도 위와 같은 방식으로 시행하면 된다.

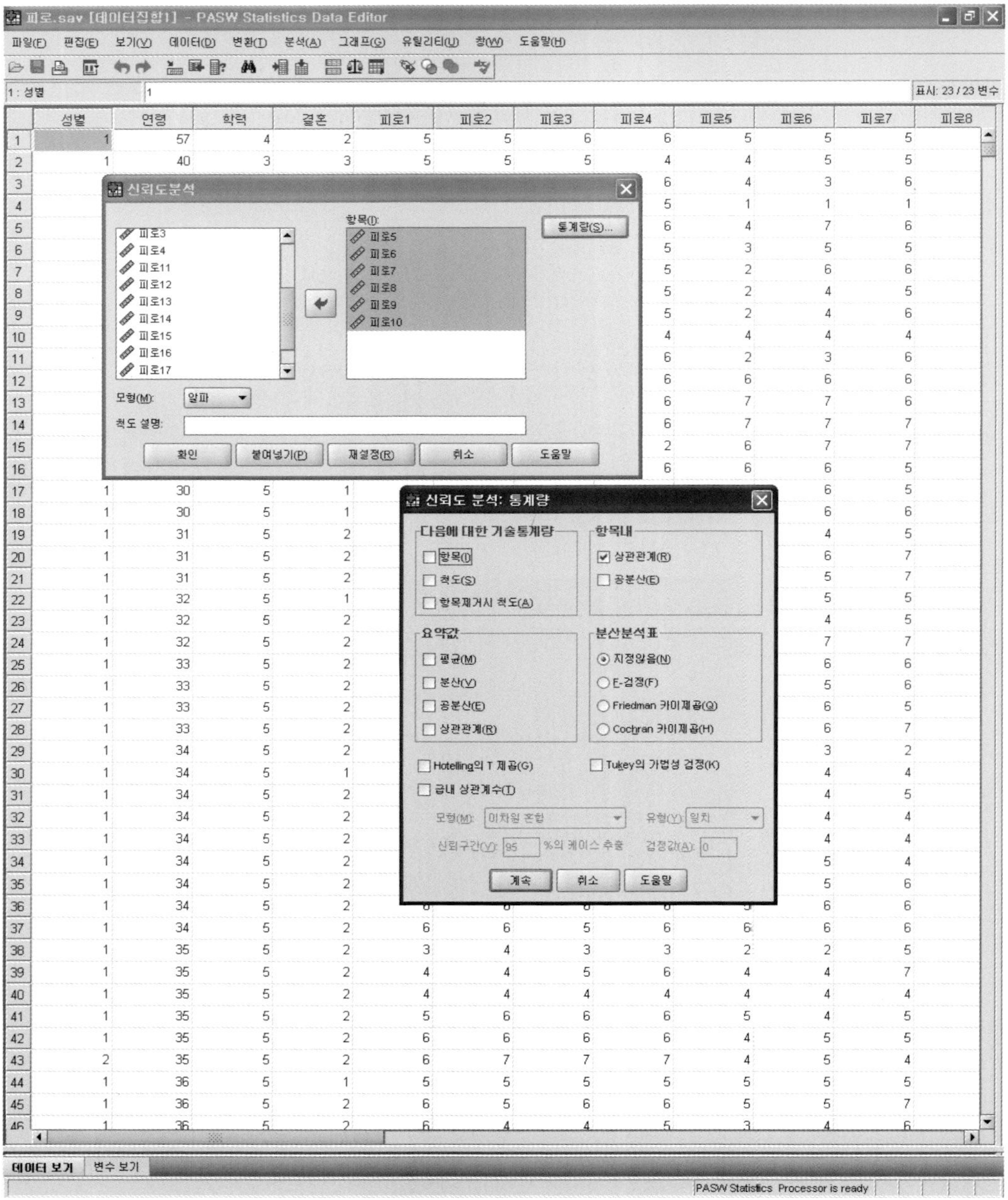

⑥ 위에서 분석한 신뢰도 분석의 명령문(syntax)을 저장하면 다음 수행 시에 시행할 변수명만 수정하여 입력하면 되므로 번거로움과 시간을 절약할 수 있다. SPSS 작업에서 수행한 내용은 '붙여넣기'를 클릭하면 바로 아래와 같은 명령문이 제시된다. 이 명령문을 저장하면 .sps 파일로 저장된다.

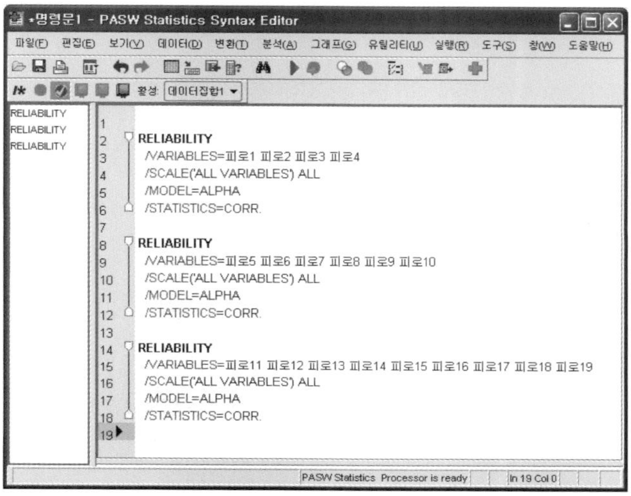

⑦ 명령문을 한번 검토해 봄으로써 연구자가 분석하고자 하는 설문 문항이 제대로 입력되었는지를 확인할 수가 있다. 모든 명령문이 적합하게 수행되었다면 아래와 같이 메뉴창에서 실행으로 이동해 클릭하면 된다. 이때 특정 명령문만을 선택하면 그 부분만의 분석을 수행하게 되고 결과물을 출력하게 된다.

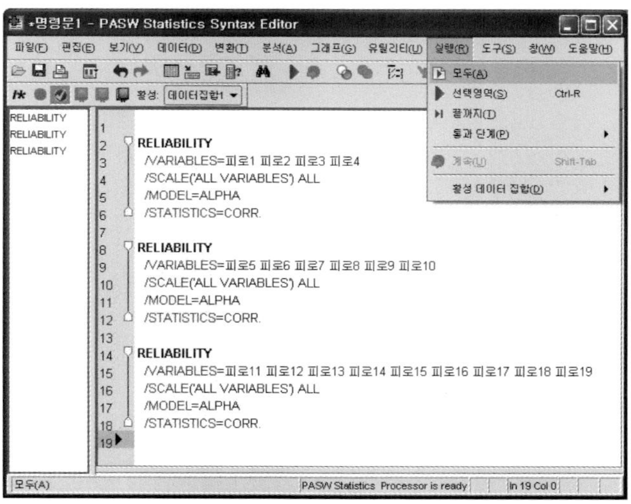

⑧ MFS 19개 문항 전체에 대한 신뢰도 분석 결과도 동일한 과정을 거쳐 분석할 수 있다.

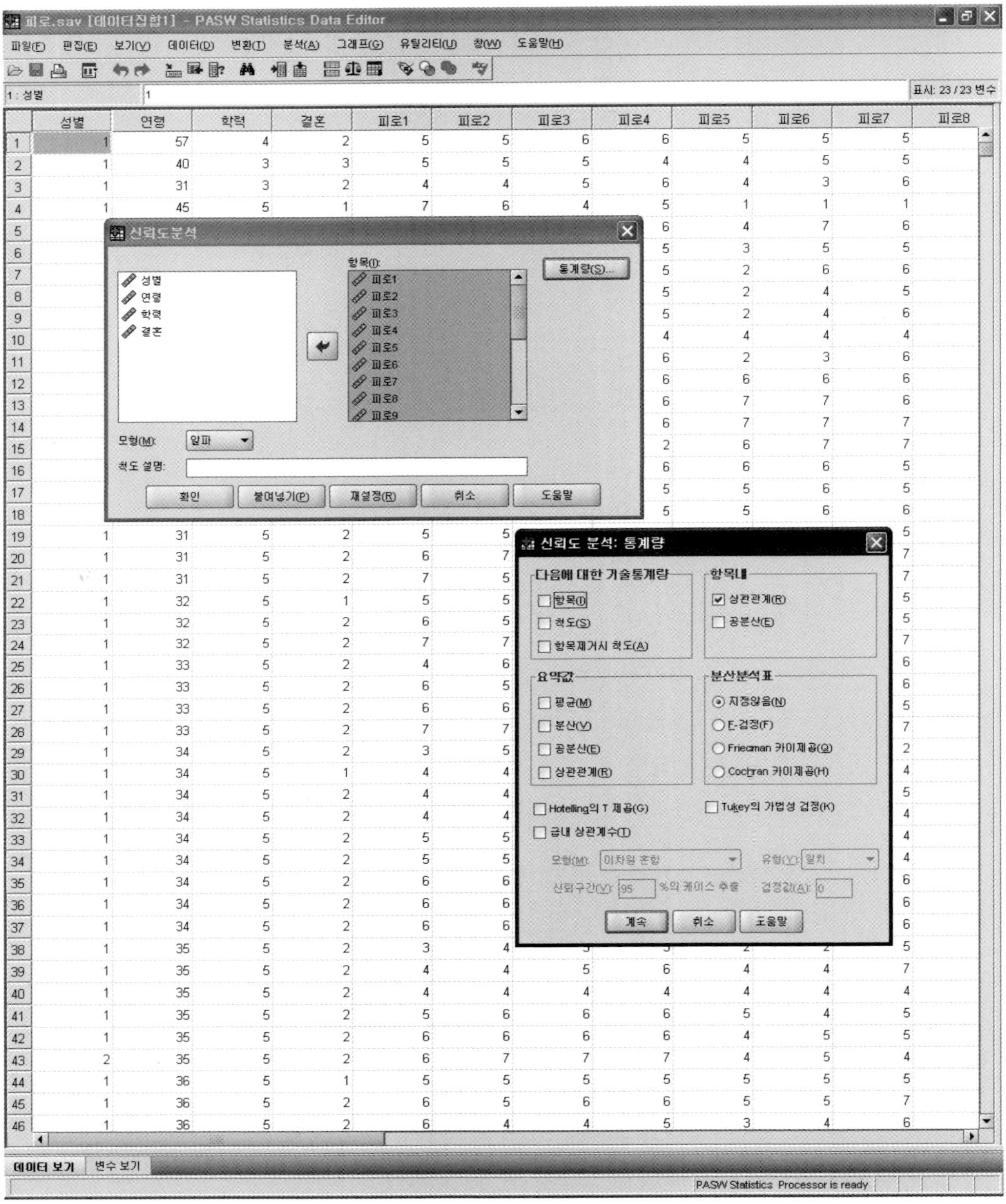

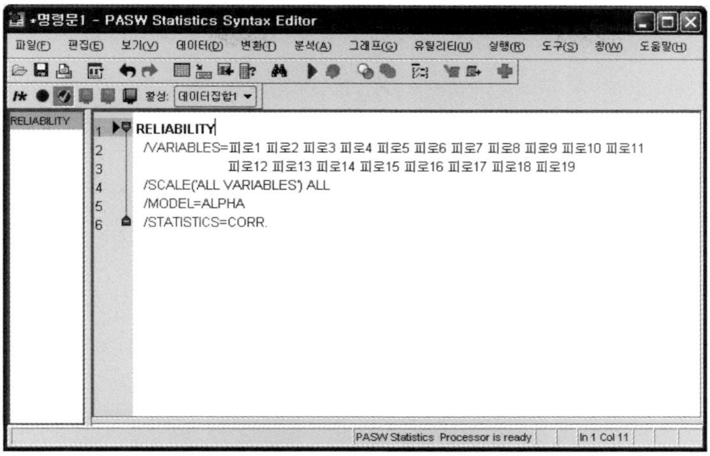

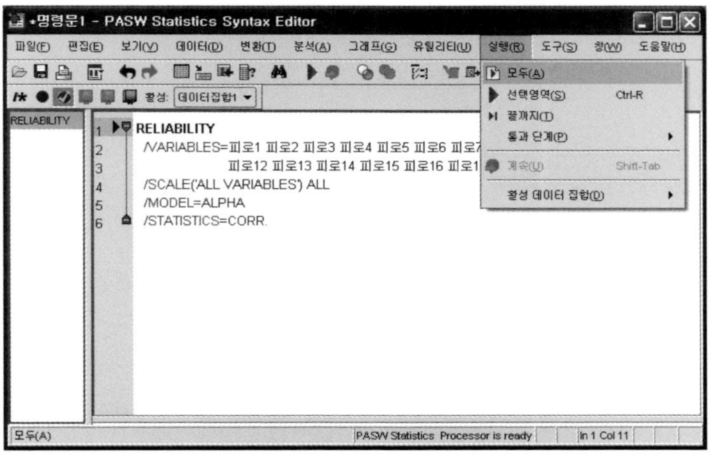

2) 결과 및 해석

① 첫 번째 요인으로 묶인 요인 1의 하부 항목인 피로 1,2,3,4에 대한 신뢰도 분석 결과를 제시해준다. 요인 1의 4개 설문항목의 Cronbach α 값은 0.884임을 알 수 있다.

〈요인 1〉의 신뢰도 통계량

Cronbach의 알파	Cronbach's Alpha Based on Standardized Items	항목 수
.884	.883	4

② 4개의 설문항목에 대한 기술통계량을 제시해준다.

항목 통계량

	평균	표준 편차	N
피로1	4.87	1.357	9804
피로2	4.58	1.406	9804
피로3	4.69	1.422	9804
피로4	4.75	1.409	9804

③ 4개 항목 간 상관행렬을 제시해준다. 4개 요인간의 상관계수는 0.537~ 0.779의 수준임을 알 수 있다.

항목간 상관행렬

	피로1	피로2	피로3	피로4
피로1	1.000	.620	.557	.537
피로2	.620	1.000	.734	.694
피로3	.557	.734	1.000	.779
피로4	.537	.694	.779	1.000

공분산 행렬을 계산하여 분석에 사용합니다.

④ 항목 간 통계량을 정리해 준 결과물이다. 각 항목이 삭제된 척도 평균의 경우 피로1이 삭제되면 가장 낮은 값을 갖게 되고 피로2가 삭제되면 가장 높은 값을 갖게 된다는 의미이다. 수정된 항목-전체 상관관계(item-total correlation)는 각 설문항목과 그 설문항목을 제외한 전체 합과의 상관계수를 제시한 것이다. 결과에 의하면, 피로3이 항목 – 전체 상관계수 값이 가장 큼을 알 수 있다. 표의 마지막의 항목은 해당 항목이 삭제될 경우(측정 도구에서 제외될 경우)의 Cronbach 알파 값이다. 여기에선 피로3이 제외될 경우 Cronbach 알파 값이 가장 많이 감소한다는 것을 확인 할 수 있다. 이 의미는 피로3이 요인1에 가장 신뢰도를 높일 수 있는 항목임을 의미한다. 반대로 피로1이 삭제되면 Cronbach 알파 값은 증가하게 된다는 것을 의미하며, 만일 설문문항 수를 줄여야 할 경우 피로1을 삭제하면 신뢰도를 높일 수 있다.

항목 총계 통계량

	항목이 삭제된 경우 척도 평균	항목이 삭제된 경우 척도 분산	수정된 항목-전체 상관관계	제곱 다중 상관관계	항목이 삭제된 경우 Cronbach 알파
피로1	14.02	14.780	.629	.413	.893
피로2	14.31	13.171	.788	.625	.834
피로3	14.20	12.968	.801	.682	.829
피로4	14.14	13.287	.771	.643	.841

⑤ 나머지 요인2와 요인3에 대한 신뢰도 분석 결과는 위와 동일하게 해석하면 된다. 6개 항목으로 구성된 요인2의 Cronbach 알파 값은 0.783이고 9개의 항목으로 구성된 요인3의 신뢰도 계수 Cronbach 알파 값은 0.919가 된다. 그 외에 것은 위의 요인1의 결과물을 참고하면 된다.

〈요인 2〉의 신뢰도 통계량

Cronbach의 알파	Cronbach's Alpha Based on Standardized Items	항목 수
.783	.781	6

항목 통계량

	평균	표준 편차	N
피로5	3.89	1.476	9602
피로6	4.20	1.466	9602
피로7	4.85	1.505	9602
피로8	4.36	1.549	9602
피로9	4.45	1.431	9602
피로10	4.06	1.476	9602

항목간 상관행렬

	피로5	피로6	피로7	피로8	피로9	피로10
피로5	1.000	.460	.340	.329	.156	.429
피로6	.460	1.000	.511	.465	.279	.412
피로7	.340	.511	1.000	.655	.237	.449
피로8	.329	.465	.655	1.000	.223	.448
피로9	.156	.279	.237	.223	1.000	.193
피로10	.429	.412	.449	.448	.193	1.000

공분산 행렬을 계산하여 분석에 사용합니다.

항목 총계 통계량

	항목이 삭제된 경우 척도 평균	항목이 삭제된 경우 척도 분산	수정된 항목 – 전체 상관관계	제곱 다중 상관관계	항목이 삭제된 경우 Cronbach 알파
피로5	21.92	28.281	.480	.283	.762
피로6	21.62	26.534	.617	.393	.729
피로7	20.97	25.895	.642	.499	.721
피로8	21.45	25.886	.616	.474	.728
피로9	21.36	31.288	.291	.095	.804
피로10	21.76	27.302	.552	.324	.745

〈요인 3〉의 신뢰도 통계량

Cronbach의 알파	Cronbach's Alpha Based on Standardized Items	항목 수
.919	.920	9

항목 통계량

	평균	표준 편차	N
피로11	4.31	1.445	9538
피로12	3.34	1.488	9538
피로13	4.60	1.476	9538
피로14	4.51	1.410	9538
피로15	4.16	1.418	9538
피로16	4.36	1.508	9538
피로17	4.46	1.529	9538
피로18	4.66	1.543	9538
피로19	4.16	1.567	9538

항목간 상관행렬

	피로11	피로12	피로13	피로14	피로15	피로16	피로17	피로18	피로19
피로11	1.000	.554	.590	.609	.533	.554	.514	.510	.532
피로12	.554	1.000	.452	.490	.475	.467	.425	.385	.486
피로13	.590	.452	1.000	.731	.515	.547	.509	.523	.503
피로14	.609	.490	.731	1.000	.584	.615	.551	.574	.564
피로15	.533	.475	.515	.584	1.000	.641	.574	.509	.587
피로16	.554	.467	.547	.615	.641	1.000	.737	.659	.608
피로17	.514	.425	.509	.551	.574	.737	1.000	.737	.632
피로18	.510	.385	.523	.574	.509	.659	.737	1.000	.660
피로19	.532	.486	.503	.564	.587	.608	.632	.660	1.000

공분산 행렬을 계산하여 분석에 사용합니다.

항목 총계 통계량

	항목이 삭제된 경우 척도 평균	항목이 삭제된 경우 척도 분산	수정된 항목－전체 상관관계	제곱 다중 상관관계	항목이 삭제된 경우 Cronbach 알파
피로11	34.25	88.008	.698	.518	.911
피로12	35.21	90.327	.583	.388	.919
피로13	33.96	87.713	.692	.579	.912
피로14	34.05	87.156	.756	.642	.908
피로15	34.40	88.284	.704	.522	.911
피로16	34.20	85.109	.778	.653	.906
피로17	34.10	85.431	.753	.668	.908
피로18	33.90	85.766	.731	.633	.909
피로19	34.39	85.386	.732	.565	.909

⑥ 전체 19개 항목의 신뢰도 통계량을 구한 결과 0.936으로 가장 높은 신뢰도 계수 값을 보이게 되는데(표에 제시하지 않음) 이러한 결과는 항목 수의 증가로 인하여 Cronbach 알파 값이 증가하였음을 보여준다.

15.4 검사의 타당도 분석

측정의 타당도는 측정결과가 참값을 반영하는 정도를 의미하는데 일반적으로 내용 타당도, 구성 타당도, 기준 타당도 등을 평가한다. 14장에서 다룬 요인분석은 구성 타당도를 평가하는 방법 중 하나이다. 타당도 평가에서 참값이 질병 유무일 때는 진단검사의 타당도 평가라 할 수 있는데, 이 장에서는 진단검사의 타당도 분석방법에 대해 다루고자 한다.

15.4.1 민감도와 특이도

임상에서 진단검사의 타당도는 검사법이 진단하고자 하는 질병의 유무를 얼마나 정확하게 판정해 내는가를 말하며, 보통 민감도와 특이도 지표로 표현된다.

1) 민감도(sensitivity)

민감도는 질병자에 대한 검사결과 양성으로 판정되는 정도를 의미하며, [표 15-1]에서 a/(a+c)로 계산된다.

2) 특이도(specificity)

특이도는 비질병자에 대한 검사결과 음성으로 판정되는 정도를 의미하며, [표 15-1]에서 d/(b+d)로 계산된다.

[표 15-1] 질병유무와 검사결과

		질병		계
		있음	없음	
검사결과	양성	a	b	a+b
	음성	c	d	c+d
계		a+c	b+d	a+b+c+d

15.4.2 ROC 곡선(receiver operating characteristic curve)

검사결과가 양성과 음성처럼 이분형 변수가 아닌 연속변수로 측정되는 경우 검사의 타당도는 ROC 곡선을 그려서 평가하게 된다. ROC 곡선은 연속변수의 구분점(cut-off value) 별로 각각 민감도와 1-특이도를 구한 후, 이를 조합하여 이차원 평면(수직축: 민감도, 수평축: 1-특이도)에 점을 찍으면 [그림 15-1]과 같은 곡선으로 표현된다. [그림 15-1]에서 HIV 진단을 위한 세 가지 검사인자의 타당도를 비교 평가하고자 할 때는 ROC 곡선의 아래 면적(Area Under the Curve, AUC)을 비교할 수 있다. 점선 아래 면적은 0.5가 되며 점선보다 위로 곡선이 형성되어야 의미 있는 검사법이다. AUC가 1.0이면 완벽한 타당도를 의미한다.

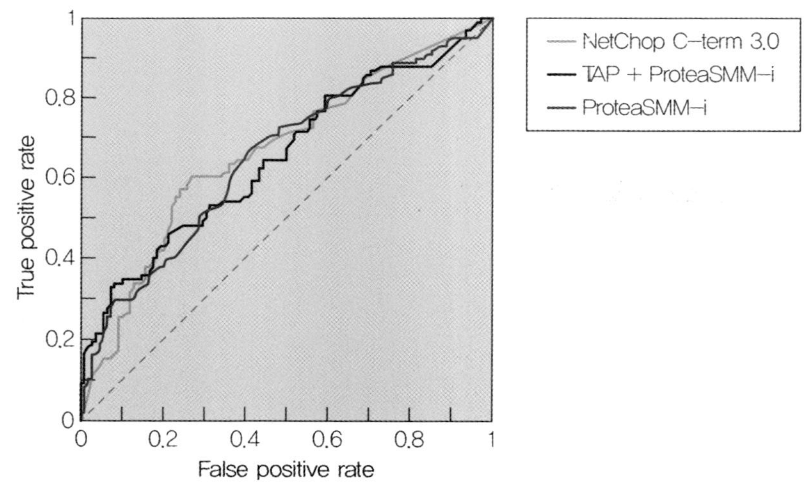

[그림 15-1] 세 가지 HIV 검사인자의 ROC 곡선

출처 : Wikimedia Commons. https://upload.wikimedia.org/wikipedia/commons/6/6b/Roccurves.png

15.4.3 ROC 곡선 분석 SPSS 예제

부록에 있는 심근경색 환자군 및 대조군 가상자료(roc-data.sav)를 사용하여 혈중 creatine kinase(CK)와 AST 농도가 심근경색증 진단법으로 사용될 수 있는지 비교 평가하고자 한다. 정확성을 평가하기 위해 두 검사의 ROC 곡선을 그려 AUC를 비교하고 정확성이 더 좋은 검사법에서 적절한 양성 판정 기준치를 설정하면 된다.

1) 프로그램

① SPSS 프로그램에서 자료가 있는 폴더의 파일 roc-data.sav를 불러온다.
파일 ▶ 열기 ▶ 데이터(A) ▶ roc-data.sav

② ROC 곡선 분석을 실시한다.
분석 ▶ ROC 곡선 ▶ 검정변수(T)에 CK와 AST, 상태변수(S)에 MI를 옮기고 상태변수 값(V)에 '심근경색 있음'을 나타내는 1을 입력한다. 표시 부분의 모든 항목을 선택한다.

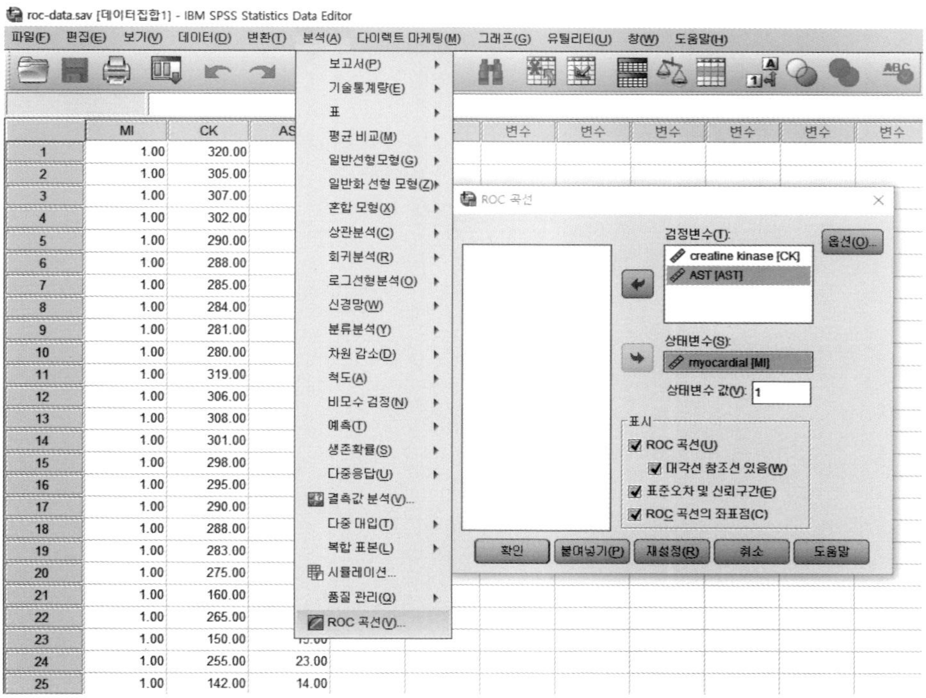

2) 결과

① ROC 곡선을 보여준다.

검정변수 값의 각 구분점(cut-off value) 별로 민감도와 1-특이도를 계산하여 그린 ROC 곡선은 아래와 같다.

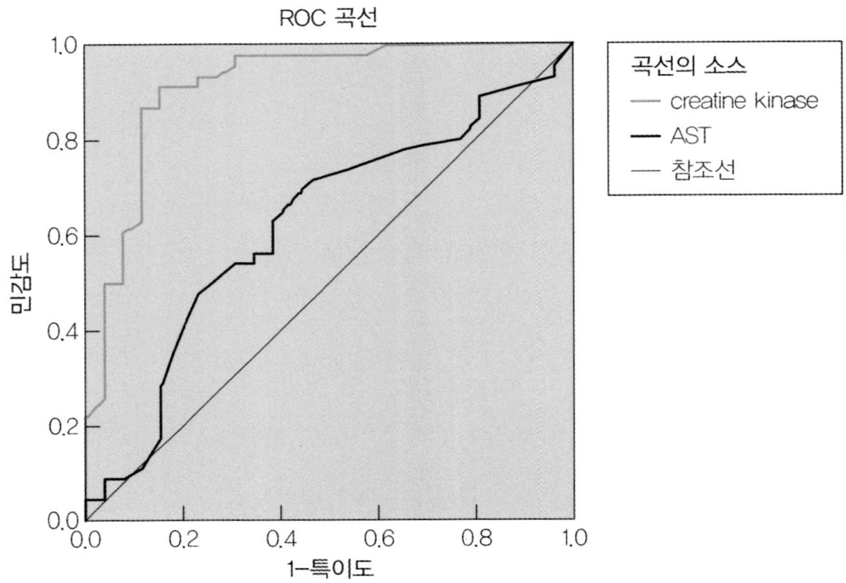

② AUC 분석결과를 보여준다.

곡선 아래 영역

검정 결과 변수	영역	표준 오차[a]	근사 유의확률[b]	근사 95% 신뢰구간	
				하한	상한
creatine kinase	.914	.039	.000	.839	.990
AST	.623	.069	.085	.487	.759

a. 비모수 가정 아래

b. 영가설 : 실제 영역 = 0.5

③ 곡선의 좌표별 민감도와 1-특이도를 보여준다.

곡선의 좌표

검정 결과 변수	이상부터 정(+)[a]	민감도	1-특이도
creatine kinase	2.0000	1.000	1.000
	4.5000	1.000	.962
	7.0000	1.000	.923
	9.0000	1.000	.885
	11.0000	1.000	.808
	13.5000	1.000	.769
	15.5000	1.000	.731
	17.0000	1.000	.692
	19.0000	1.000	.654
	20.5000	1.000	.615
	23.5000	.978	.577
	26.5000	.978	.538
	27.5000	.978	.500
	30.0000	.978	.462
	33.0000	.978	.423
	36.0000	.978	.385
	40.0000	.978	.346
	42.5000	.978	.308
	46.0000	.957	.308
	52.5000	.935	.269
	57.5000	.935	.231
	61.0000	.913	.231
	67.5000	.913	.192
	76.5000	.913	.154
	83.5000	.891	.154
	87.5000	.870	.154
	90.5000	.870	.115
	95.0000	.848	.115
	100.5000	.826	.115

검정 결과 변수	이상부터 정(+)[a]	민감도	1-특이도
AST	9.0000	1.000	1.000
	10.5000	.957	.962
	11.5000	.935	.962
	12.5000	.891	.808
	13.5000	.870	.808
	14.5000	.848	.808
	15.5000	.804	.769
	17.0000	.783	.654
	19.0000	.739	.538
	20.5000	.717	.462
	21.5000	.674	.423
	22.5000	.630	.385
	23.5000	.565	.385
	24.5000	.565	.346
	25.5000	.543	.346
	26.5000	.543	.308
	27.5000	.478	.231
	28.5000	.391	.192
	29.5000	.283	.154
	30.5000	.174	.154
	31.5000	.109	.115
	35.0000	.087	.077
	40.5000	.087	.038
	46.0000	.065	.038
	52.5000	.043	.038
	57.5000	.043	.000
	62.0000	.022	.000
	66.0000	.000	.000

3) 결과 해석

① **ROC곡선과 AUC 분석** : 전체적으로 creatine kinase 검사의 곡선이 AST 검사의 곡선보다 좌상방 모서리에 더 가깝게 위치하고 있어 환자군과 대조군을 더 잘 구분해 낼 수 있을 것으로 보인다.

이를 객관적으로 확인하려면 곡선 아래 영역의 면적(AUC)을 비교하면 된다. creatine kinase 검사의 AUC는 0.914이고 95% 신뢰구간이 0.5를 포함하지 않는 반면, AST 검사의 AUC는 0.623으로 더 작고 95% 신뢰구간은 0.5를 포함하여 진단검사로서 가치가 상대적으로 낮은 편이다. 참고로 두 검사의 AUC를 비교하는 통계적 검정은 SPSS에서 제공되지 않는다.

② **곡선의 좌표** : AUC 값이 더 높은 creatine kinase 검사의 판정 기준치를 설정하기 위해서 곡선의 좌표에 제시된 구분점(cut-off value) 별로 민감도와 1-특이도 값을 읽는다. creatine kinase의 구분점 값이 90.5일 때 민감도(0.870)와 특이도(0.885)가 가장 이상적인 조합을 보이므로 이 값을 진단 기준치로 정할 수 있다. 이 때 진단 기준치의 최종결정은 임상의 여러 요소를 고려하여 조정될 수도 있다.

참고로 SPSS 출력결과 창의 '곡선의 좌표' 결과를 아래와 같이 엑셀에 붙여 정리한 후 이상적인 구분점을 찾을 수도 있다. 이 경우 민감도와 특이도의 꺾은 선 그래프를 그려 일반적으로 교차하는 지점으로 구분점을 정하게 된다. 그래프 파일을 클릭하여 교차하는 지점에 마우스 커서를 두면 '요소 27'이란 표기를 볼 수 있다. 교차하는 지점이 27번째 구분점에 해당한다는 의미로 해당 creatine kinase 값은 90.5이다.

A	B	C	D
번호	creatine kinase 구분점	민감도	특이도
19	46.0000	.957	0.692
20	52.5000	.935	0.731
21	57.5000	.935	0.769
22	61.0000	.913	0.769
23	67.5000	.913	0.808
24	76.5000	.913	0.846
25	83.5000	.891	0.846
26	87.5000	.870	0.846
27	90.5000	.870	0.885
28	95.0000	.848	0.885
29	100.5000	.826	0.885
30	109.0000	.804	0.885
31	120.5000	.783	0.885
32	129.0000	.761	0.885
33	137.0000	.739	0.885
34	146.0000	.717	0.885
35	155.0000	.696	0.885
36	162.5000	.674	0.885
37	170.0000	.652	0.885

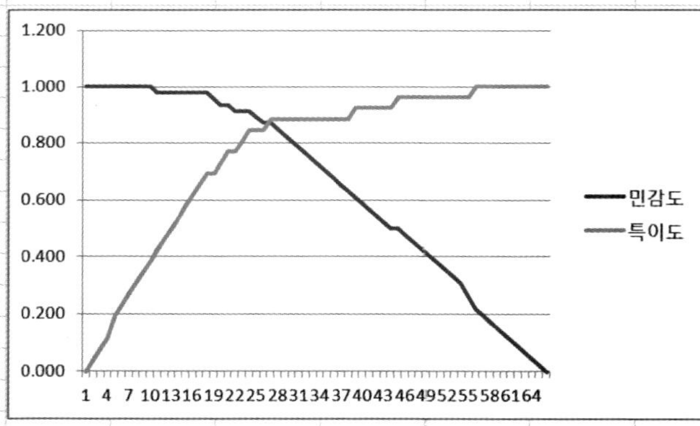

제 16 장

로지스틱 회귀분석 (Logistic Regression Analysis)

16.1 로지스틱 회귀분석(Logistic Regression Analysis)

로지스틱 회귀분석은 로지스틱 곡선에 맞는 사건의 발생확률을 예측하는데 사용하며, 로지스틱 모형(logistic model) 또는 로짓 모형(logit model)이라고 부른다. 이 분석방법은 자료결과(종속변수)가 2분법(dichotomous) 형태로 나타나는 연구에서 흔히 사용하는데, 2분법의 예를 들면 관상동맥성 심질환이 '있다', '없다'로 분류하는 경우이다. 만일 어떤 연구자가 연령, 성별, 흡연, 체질량지수, 콜레스테롤 등의 독립변수들이 관상동맥성 심질환 발생에 어떤 수준의 위험도(교차비, 비교위험도)로 작용하는지 알고자 하는 연구에서 유용하게 사용할 수 있는 분석방법이다.

로지스틱 곡선은 로지스틱 함수를 $f(z)$라고 했을 때 $f(z)=\dfrac{1}{1+e^{-Z}}$의 수학적 공식으로 나타낼 수 있으며, z의 값이 $-\infty$에서 $+\infty$까지 변화할 때 함수 $f(z)$는 0에서 1까지의 값을 갖게 된다(그림 16-1). 즉, z가 어떤 값을 갖더라도 $f(z)$는 0부터 1까지의 확률적인 범위에만 존재하게 되며, 이는 역학적 연구에서 로지스틱 모델을 흔히 사용하게 되는 이유이다. 관상동맥성 심질환에 대한 연구에서 얻어지는 이런 확률은 한 개인이 그 질병을 얻을 위험도(risk)를 의미하게 된다.

또한 로지스틱 곡선은 어떤 질병에서 여러 위험요인들이 결합한 효과를 나타내는데 매우 적합하다. 이 곡선의 함수식에서 z는 어떤 독립변수들의 조합에 노출상태를 나타내며, $f(z)$는 주어진 설명변수들의 집합에서 특정한 결과가 나올 확률을 의미한다. z는 $\alpha+\beta_1X_1+\beta_2X_2+\cdots+\beta_kX_k+\epsilon$처럼 직선의 합으로 나타내며, 이 식에서 α는 절편이고 β_1, β_2, $\cdots$, β_k는 각 X_1, X_2, $\cdots$, X_k 독립변수의 회귀계수라고 부른다.

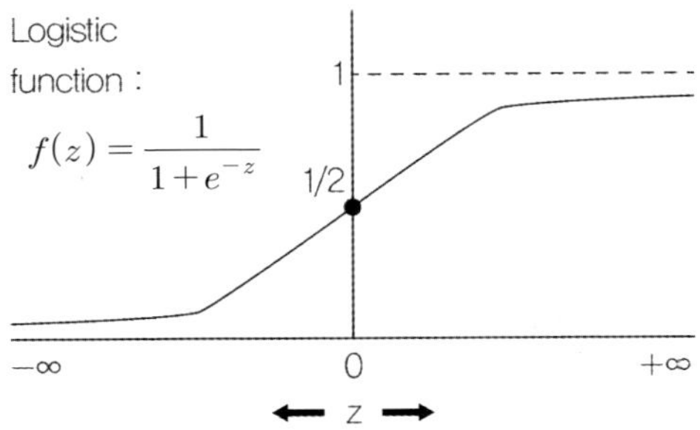

[그림 16-1] 로지스틱 곡선과 함수식
자료 : Kleinbaum DG. Logistic regression

시간 t_0에서 t_1까지의 기간에 위험요인 X_1, X_2, $\cdots$, X_k가 있으며 질병이 없던 사람(D=0)에서 질병이 생길(D=1) 확률은 조건부 확률이며, 이는 $P(D=1|X_1, X_2, \cdots, X_k)$로 표현하며, 더 간단히 하면 P(X)로 나타낼 수 있다. 여기에서 X는 X_1부터 X_k까지 변수 집합을 요약한 것이다.

로지스틱 모형을 다시 정리해 보면

$$P(D=1|X_1, X_2, \cdots, X_k)=P(X)=\frac{1}{1+e^{-(\alpha+\Sigma\beta iXi)}}$$ 이다.

로지스틱 모형의 실제 예를 들어보자. 연령과 심전도 결과를 공변량으로 보정한 후에 카테콜라민(정상/비정상)이 CHD 발생에 미치는 위험도를 분석하기 의하여 남자 609명을 9년간 추적조사하였다. 이 연구에서 CHD가 발생하면 1이고, 발생하지 않으면 0이 된다. 독립변수로 X_1= 카테콜라민, X_2= 연령, X_3= 심전도가 있으며, 카테콜라딘과 심전도는 정상 0, 비정상을 1로 하는 범주형 변수이고, 연령은 연속변수로 연구를 시작하는 시기에 측정을 하였다. 절편 α와 회귀계수 β_1, β_2, β_3를 추정하기 위하여 최대우도치(maximum likelihood)를 사용하여 분석한 결과 α=−3.911, β_1=0.652, β_2=0.029, β_3=0.342 이었다. 앞에서 언급한 로지스틱 모형을 이용하여 카테콜라민은 비정상, 연령이 40세, 심전도는 정상인 사람에서 CHD

가 발생할 위험도($P_1(X)$)는 11%가 되며, 카테콜라민은 정상, 연령은 40세, 심전도는 정상인 사람에서 CHD가 발생할 위험도($P_0(X)$)는 6%가 된다. 따라서 카테콜라민의 정상 여부에 따른 CHD의 비교위험도(risk ratio, $RR = \frac{P_1(X)}{P_0(X)}$)는 1.82가 되며, 이는 연령이 40세이며, 심전도가 정상인 사람에서 카테콜라민 비정상인은 정상인에 비하여 CHD가 발생할 확률이 1.82배 높다고 설명할 수 있다. 이것은 RR을 예측하는 직접법으로 다음 두가지의 조건을 만족해야 한다. 첫째, 추적연구(예 ; 코호트 연구)로 각 개인의 위험도를 올바르게 예측할 수 있어야 하며, 둘째, 모든 독립변수들의 값이 자세히 기록되어야 한다.

이런 조건을 만족하지 못하는 경우에는 간접법인 교차비(odds ratio, OR)를 사용하여야 한다. OR은 환자 – 대조군 연구, 추적연구, 단면적 연구에서 특별한 가정이 없이 흔히 사용할 수 있는 장점을 갖고 있다. 대부분 OR을 계산하는 경우는 환자 – 대조군 연구와 단면적 연구에서 많이 시행되고 있으며, 코호트 연구에서는 주로 RR을 계산하지만 희귀한 질병인 경우에는 RR과 OR의 값은 거의 비슷하다. 환자 – 대조군 연구에서 가장 간단한 형식의 표는 아래와 같은 2×2 표이다.

		질병		계	
		유	무		질병의 Odds
위험요인	유	a	b	M1	a/b
	무	c	d	M2	c/d
계		N1	N2		
요인의 Odds		a/c	b/d		

Odds는 어떤 사건이 일어날 확률(p)을 사건이 일어나지 않을 확률(q)로 나누어 준 값이다. 따라서 수식은

$$\text{Odds} = \frac{p}{1-p} = \frac{p}{q}$$ (p : 어떤 사건이 일어날 확률 ; q = 1 – p) 이다.

교차비(odds ratio, OR)는 이렇게 만들어진 두 odds의 비(ratio)로 수식은

$$\text{Odds ratio(OR)} = \frac{a/b}{c/d} = \frac{a/c}{b/d} = \frac{ad}{bc}$$ 이 된다.

흡연이 심근경색증 발생에 미치는 영향을 파악하고자 환자 – 대조군을 실시하여 다음과 같

은 가상의 자료를 얻고, 이 자료로 Odds와 OR을 계산해 보자. 계산 결과 OR은 6.00이 나와서 흡연을 하는 사람이 흡연을 하지 않는 사람에 비하여 심근경색증이 발생할 가능성이 6배 높다고 말할 수 있다. 물론 환자－대조군 연구방법에 바이어스가 없고, OR에 대한 통계적인 유의성이 있는 경우에 이런 결론을 내릴 수 있을 것이다. 만약 OR이 1이라면 흡연이 심근경색증 발생에 영향을 주지 못하였다고 할 수 있으며, 1보다 작으면 예방요인으로 작용했다고 볼 수 있다. 일반적으로 분석의 통계적인 유의성은 p값이 0.05보다 작거나, 0.01보다 작은 경우로 하지만, OR은 신뢰구간으로 계산한다. 따라서 OR의 95% 신뢰구간을 계산하여 이 구간 안에 1을 포함하고 있으면 통계적인 유의성이 없다고 말할 수 있다.

		심근경색증		계	질병의 Odds
		유	무		
흡연	함	160	80	240	160/80=2.0
	안함	40	120	160	40/120=0.333
계		200	200	400	
요인의 Odds		160/40=4.0	80/120=0.667		OR=6.00

로지스틱 회귀분석에서 OR을 계산하기 위해서 로지스틱 모델을 로짓 형식(logit form)으로 바꾸어야 한다. 이런 과정을 로짓 전환(logit transformation)이라고 하며, logit P(X)로 나타내는데 이는 P(X)를 1−P(X)로 나누어 주고 자연 대수(natural log, log값의 base가 e)를 취한 것이다. 알지 못하는 이항확률의 logits은 odds의 natural logs로서 다음 수식처럼 X_i의 직선방정식으로 모형을 만들 수 있다.

$$\text{logit P(X)} = \ln_e\left[\frac{P(X)}{1-P(X)}\right] = \alpha + \Sigma\beta_i X_i \qquad (\text{단, P(X)} = \frac{1}{1+e^{-(\alpha+\Sigma\beta i Xi)}})$$

예를 들어 P(X)가 0.110 이라면, 1−P(X) = 0.890 이고, 개인의 odds인 $\frac{P(X)}{1-P(X)}$는 0.123, 여기에 log를 취하면 −2.096 이 된다. 따라서 0.110의 로짓은 −2.096 이다.

앞의 CHD 예에서 종속변수는 CHD 발생여부에 따라 발생은 1이고, 발생하지 않으면 0이 된다. 독립변수로 X_1= 카테콜라민, X_2 =연령, X_3 =심전도가 있으므로 이 수식은 다음과 같이 나타낼 수 있다.

$$\text{logit P(X)} = \alpha + \beta_1\text{카테콜라민} + \beta_2\text{연령} + \beta_3\text{심전도}$$

각 독립변수의 β_i는 log odds의 변화이고, 이 자료의 로지스틱 분석 결과 각 독립변수들의 회귀계수는 α=−3.911, β_1=0.652, β_2=0.029, β_3=0.342이었으므로 CHD가 발생할 확률은 카테콜라민 이상군이 정상군에 비하여 1.919배($e^{0.652}$), 연령은 1세 증가함에 따라 1.029배 ($e^{0.029}$), 심전도 이상군은 정상군에 비하여 1.408배($e^{0.342}$)가 높게 된다.

3개의 변수가 로지스틱 회귀식에 포함할 때는 다른 변수가 종속변수에 미치는 영향을 보정한(adjust) 상태이므로, 각 독립변수별로 종속변수와 단변량분석을 실시했을 때의 결과(crude)와는 차이가 있다.

로지스틱 회귀분석은 다른 모수 분석방법들에 비하여 전제 조건이 크게 요구되지 않으며, 독립변수가 범주형 변수 또는 연속형 변수를 구분하지 않고 회귀분석에 포함하여 사용할 수 있는 장점이 있다. 또한 여러 개의 독립변수가 있는 자료를 분석할 때 교란변수가 존재할 수 있다. 이때 교란변수(confounding variable)를 제거하기 위해 층화하고, 교호작용을 알아보기 위해 다시 층화를 하는 것은 너무 복잡하다. 따라서 동시에 여러 독립변수들을 보정할 수 있는 좋은 방법으로 다변량분석이 있으며 로지스틱 회귀분석도 그런 분석방법 중의 하나이다.

16.2 로지스틱 회귀분석에 대한 SPSS 예제

본 교재의 sample.sav 자료를 이용하여 뇌졸중의 발생에 영향을 주는 요인을 로지스틱 회귀분석을 이용하여 분석하여 보자(부록 4, 자료 1 참조).

뇌혈관질환의 중요한 위험요인으로 혈압, 비만, 콜레스테롤, 당뇨, 흡연, 음주, 운동 등이 알려져 있다. 혈압이 뇌혈관질환 발생에 얼마나 영향을 주는지 파악하기 위하여 JNC−7에 의하여 혈압을 분류한 후에 정상혈압을 기준으로 고혈압 전단계, 고혈압 1기, 고혈압 2기에서 뇌졸중 발생위험이 얼마나 큰지를 계산해 보자(JNC−7에 의한 혈압분류와 SPSS의 명령문(syntax 파일)을 이용하여 혈압을 분류하는 방법은 별첨 자료를 참고하시오).

혈압수준에 따른 OR(교차비)를 계산해 본 후에 비만수준(bmi_g; $wt/(ht/100)^2$로 계산한 후에 저체중 18.5 미만, 정상 18.5~22.9, 과체중 23.0~24.9, 비만 25.0 이상으로 분류), 콜레스테롤(chol), 흡연여부(smoke), 음주여부(drink), 연령(old)을 독립변수로 추가하여 각 변수의 OR을 계산하고, 이와 같이 다른 독립변수로 보정하였을 때 혈압수준에 따른 OR은 어떻게 변하는지를 파악해 보자. 독립변수 중 혈압수준, 비만수준, 흡연여부, 음주여부는 범주형 변수이고, 콜레스테롤과 연령은 연속변수로 사용하였다.

|예제 1| 한 개의 독립변수가 종속변수에 미치는 영향 분석

예로서 혈압수준이 뇌졸중 발생에 미치는 영향을 보는 경우의 분석방법과 결과 해석이다.

1) 프로그램

① SPSS 프로그램을 사용하기 위해서 SPSS 자료가 저장된 폴더에서 파일 sample.sav를 불러온다.
파일 ▶ 열기 ▶ 데이터 ▶ sample.sav

② 로지스틱 회귀분석을 실시한다(분석 전에 새로운 독립변수인 혈압수준과 비만수준이 만들어져 있어야 한다). 우선 혈압수준에 따라 뇌졸중 발생에 차이가 있는지를 보도록 하자.
분석 ▶ 회귀분석 ▶ 이분형 로지스틱 ▶ 종속변수에 dx를 공변량(독립변수)에 혈압수준을 옮긴다(혈압수준은 범주형 변수이기 때문에 기준값(reference)을 정해 주고 이에 대하여 다른 값들을 비교하여야 함, 현재 예에서는 정상혈압을 기준값으로 하면 된다) ▶ 범주형에 가서 다음 과정을 시행(혈압수준을 범주형 공변량으로 옮기고 참조범주는 '처음'을 클릭하고, '바꾸기'를 클릭함)한 후에 계속 ▶ 옵션으로 가서 다음 과정을 수행('exp(B)에 대한 신뢰구간'을 클릭함)한 후에 계속 ▶ 확인

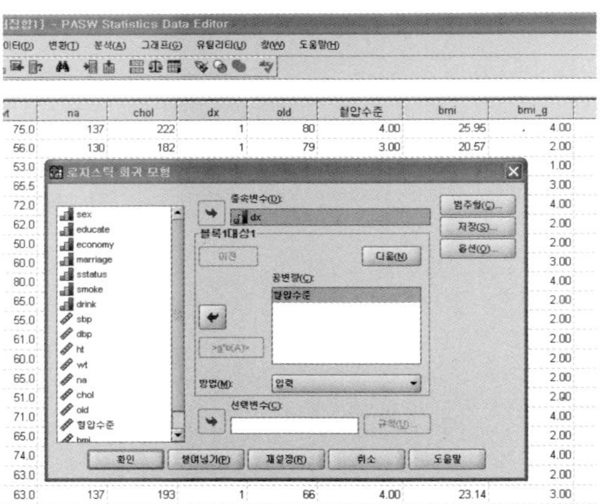
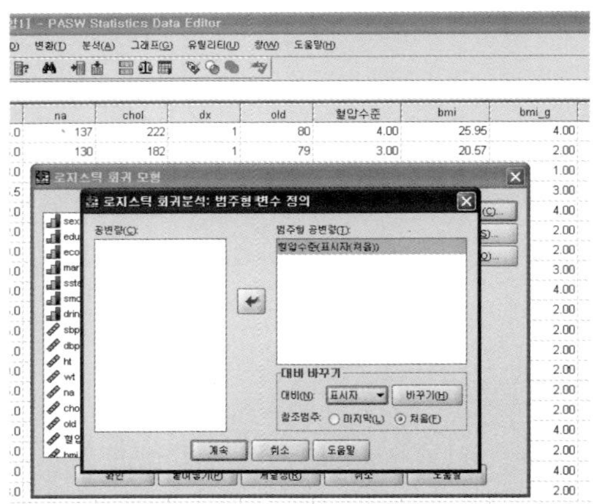

2) 결과 및 해석

① 로지스틱모형 요약

모형계수 전체 테스트의 모형값 99.239는 상수항만을 포함하는 모형의 −2log 우도비

와 혈압수준 변수를 추가한 모형의 −2log 우도비와의 차이를 의미한다. 따라서 모형값은 영가설(H_0) '혈압수준의 계수는 0이다'를 검정하며, 이에 대한 유의확률이 0.000이므로 H_0를 기각하게 되어 0이 아니라는 것을 의미한다. 블록은 모형선택의 과정에서 H_0가 '마지막 단계에서 추가된 변수의 계수는 모두 0이다'를 검정하는 내용으로, 여기서는 모형값과 같게 된다.

모형 계수 전체 테스트

		카이제곱	자유도	유의확률
1단계	단계	99.239	3	.000
	블록	99.239	3	.000
	모형	99.239	3	.000

모형 요약

단계	−2 Log 우도	Cox와 Snell의 R-제곱	Nagelkerke R-제곱
1	305.479[a]	.243	.358

a. 모두 추정값이 .001보다 작게 변경되어 계산반복수 6에서 추정을 종료하였습니다.

② 로지스틱모형 분류표

적합된 회귀모형을 이용하여 분류한 결과의 분류표이다. 관측값이 0인 경우, 14개의 케이스가 잘못 분류되었고, 관측값이 1인 경우도 53개의 케이스가 잘못 분류되었다는 것을 알 수 있다. 전체적으로 81.2%의 성공률을 보이고 있다.

분류표[a]

감시됨			예측		
			dx		분류정확 %
			0	1	
1단계	dx	0	251	14	94.7
		1	53	38	41.8
	전체 퍼센트				81.2

a. 절단값은 .500입니다.

③ 로지스틱 모형

B는 회귀계수를 S.E.는 표준오차(standard error)를 나타낸다. Wald 통계량은 각 계수가 0인지를 검정하기 위한 통계량으로서 유의확률을 이용하여 검정하면 된다. 출력의 결과에서 Exp(B)는 e^{β}로 나타낼 수 있으며, 이는 x가 한 단위 증가할 때의 교차비(odds ratio ; OR)를 의미한다. 주 메뉴 대화상자의 옵션에서 교차비의 95% 신뢰구간

에 대한 값을 얻을 수 있으며, 신뢰구간에 1을 포함하지 않고 있으면 통계적으로 유의성이 있다고 판단한다.

표의 결과에서 고혈압 전단계(혈압수준(1))는 정상혈압을 기준으로 했을 때 보다 뇌졸중의 위험이 3.991배, 고혈압 1단계(혈압수준(2))는 14.284배, 고혈압 2단계(혈압수준(3))는 63.786배 높으며, 모두 통계학적으로 유의한 것을 알 수 있다.

방정식에 포함된 변수

		B	S.E.	Wals	자유도	유의확률	Exp(B)	EXP(B)에 대한 95% 신뢰구간	
								하한	상한
1단계[a]	혈압수준			70.737	3	.000			
	혈압수준(1)	1.384	.571	5.882	1	.015	3.991	1.304	12.211
	혈압수준(2)	2.659	.559	22.627	1	.000	14.284	4.776	42.727
	혈압수준(3)	4.156	.599	48.184	1	.000	63.786	19.731	206.203
	상수항	-3.157	.511	38.239	1	.000	.043		

a. 변수가 1 : 단계에 진입했습니다. 혈압수준. 혈압수준.

|예제 2| 여러 개의 독립변수가 종속변수에 미치는 영향 분석

예로서 혈압수준, 비만수준, 흡연여부, 음주여부, 콜레스테롤, 연령의 독립변수가 뇌졸중 발생에 미치는 영향을 보는 경우의 분석방법과 결과 해석이다.

1) 프로그램

① SPSS 프로그램을 사용하기 위해서 SPSS 자료가 저장된 폴더에서 파일 sample.sav를 불러온다.

파일 ▶ 열기 ▶ 데이터 ▶ sample.sav

② 로지스틱 회귀분석을 실시한다.

분석 ▶ 회귀분석 ▶ 이분형 로지스틱 ▶ 종속변수에 dx를 공변량(독립변수)에 혈압수준, 비만수준(bmi_g), 흡연여부(smoke), 음주여부(drink), 콜레스테롤(chol), 연령(old)을 옮긴다(독립변수 중 혈압수준, 비만수준, 흡연여부, 음주여부는 범주형 변수이기 때문에 기준값(reference)을 정해 주고 이에 대하여 다른 값들을 비교하여야 함, 현재 예에서는 기준값을 정할 때 혈압수준은 정상혈압, 비만수준은 저체중, 흡연여부는 비흡연자, 음주여부는 비음주자를 기준값으로 하면 된다) ▶ 범주형(독립변수 중 범주형 변수인 혈압수준, 비만수준, 흡연여부, 음주여부를 범주형 공변량으로 옮기고 참조 범주는 4개 변수 모두 제일 작은 수치가 기준값이 되므로 각 변수별로 '처음'을 클릭하고, '바꾸기'를 클릭함) ▶ 계속 ▶ 확인

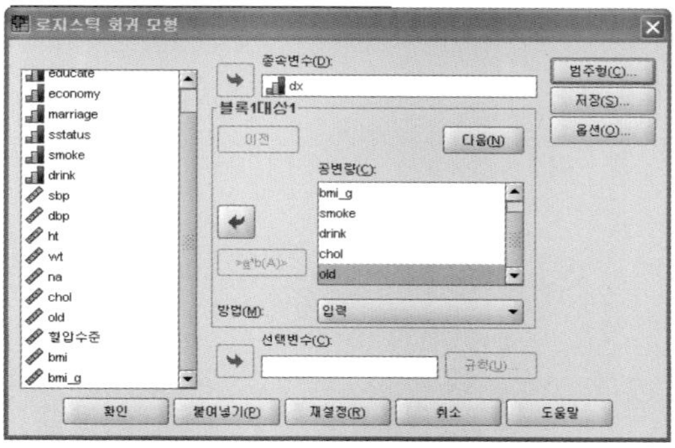

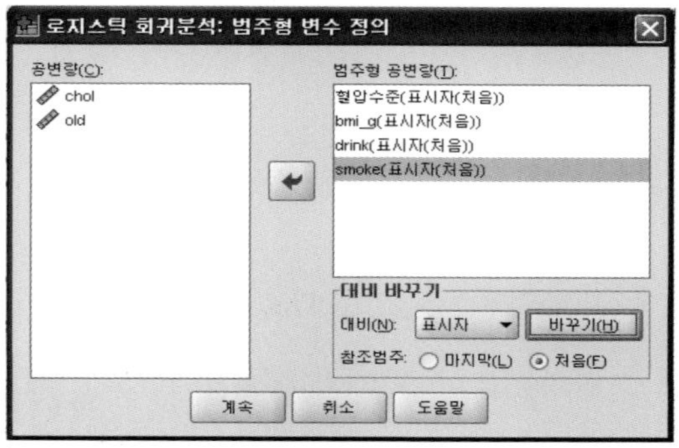

2) 결과 및 해석

① 로지스틱모형 요약

모형계수 전체 테스트의 모형값 144.631은 상수항만을 포함하는 모형의 −2log 우도비와 혈압수준 변수를 추가한 모형의 −2log 우도비와의 차이를 의미한다. 따라서 모형값의 영가설(H_0)은 '모형에 포함된 각 변수들의 계수는 0이다'를 검정하며, 이에 대한 유의확률이 0.000이므로 H_0를 기각하게 되어 0이 아니라는 것을 의미한다.

모형 계수 전체 테스트

		카이제곱	자유도	유의확률
1단계	단계	144.631	10	.000
	블록	144.631	10	.000
	모형	144.631	10	.000

모형 요약

단계	−2 Log 우도	Cox와 Snell의 R-제곱	Nagelkerke R-제곱
1	258.306[a]	.336	.494

a. 모수 추정값이 .001보다 작게 변경되어 계산반복수 6에서 추정을 종료하였습니다.

② 로지스틱모형 분류표

적합된 회귀모형을 이용하여 분류한 결과의 분류표이다. 관측값이 0인 경우, 21개의 케이스가 잘못 분류되었고, 관측값이 1인 경우도 40개의 케이스가 잘못 분류되었다는 것을 알 수 있다. 전체적으로 82.7%의 성공률을 보이고 있다.

분류표[a]

감시됨			예측		
			dx		분류정확 %
			0	1	
1단계	dx	0	241	21	92.0
		1	40	51	56.0
	전체 퍼센트				82.7

a. 절단값은 .500입니다.

③ 로지스틱 모형

뇌졸중 발생에 영향을 주는 여러 변수들을 보정한 표의 결과에서 고혈압 전단계(혈압수준(1))는 정상혈압을 기준으로 했을 때 보다 뇌졸중의 위험이 3.148배, 고혈압 1단계(혈압수준(2))는 7.264배, 고혈압 2단계(혈압수준(3))는 29.874배 높게 나왔으나, 통계적인 유의성은 고혈압 1단계와 2단계에서만 있다.

비만수준은 저체중을 기준으로 했을 때 정상체중이 3.613배, 과체중이 5.665배, 비만이 9.632배로 높았으며, 통계적인 유의성은 과체중과 비만에서만 있다.

흡연여부는 비흡연자에 비하여 흡연자에서 2.392배 높고, 통계적으로 유의하였으나, 음주여부는 비음주자에 비하여 음주자에서 1.644배 높았으나 통계적인 유의성이 없다. 콜레스테롤이 1mg/dl 증가함에 따라 뇌졸중 위험은 1.016배 높아지며, 연령은 1세 증가함에 따라 1.021배 증가하지만 통계적인 유의성은 없다.

방정식에 포함된 변수

		B	S.E.	Wals	자유도	유의확률	Exp(B)	EXP(B)에 대한 95% 신뢰구간	
								하한	상한
1단계[a]	혈압수준			35.934	3	.000			
	혈압수준(1)	1.147	.599	3.664	1	.056	3.148	.973	10.184
	혈압수준(2)	1.983	.610	10.573	1	.001	7.264	2.198	24.001
	혈압수준(3)	3.985	.647	27.506	1	.000	29.824	8.385	106.076
	bmi_g			10.179	3	.017			
	bmi_g(1)	1.284	.817	2.473	1	.116	3.613	.729	17.908
	bmi_g(2)	1.734	.853	4.136	1	.042	5.665	1.065	30.135
	bmi_g(3)	2.265	.846	7.170	1	.007	9.632	1.835	50.561
	smoke(1)	.872	.392	4.944	1	.026	2.392	1.109	5.161
	drink(1)	.497	.381	1.698	1	.192	1.644	.778	3.471
	chol	.016	.004	18.633	1	.000	1.016	1.009	1.024
	old	.021	.014	2.149	1	.143	1.021	.993	1.050
	상수항	-8.949	1.471	36.993	1	.000	.000		

a. 혈압수준, bmi_g, smoke, drink, chol, old 등의 변수가 1 단계에 진입했습니다.

앞에서 수행한 로지스틱 회귀분석에서 통계적으로 유의한 변수들로만 이루어진 결과를 보고자 할 때는 로지스틱 회귀분석의 대화상자에서 방법을 '앞으로 : Wald'로 바꾸어서 분석하면 4단계로 변수가 진입되는 것을 알 수 있으며, 1단계는 혈압수준, 2단계는 콜레스테롤, 3단계는 흡연여부, 4단계는 비만수준이 차례대로 모형에 포함이 된다. 결과해석은 전과 동일하지만, 통계적인 유의성이 없는 변수들을 모두 넣었을 때보다 교차비가 약간 높아진 것을 알 수 있다.

제 17 장

생존분석(Survival Analysis)

17.1 생존분석(Survival Analysis)

질병의 예후를 측정하는 방법으로 흔히 사용하는 보건지표 중 한가지는 생존여부이다. 어느 시점부터 생존기간을 양적으로 계산할 수 있는가? 이상적으로는 질병이 시작되는 시점부터 해야 한다. 그러나, 현실적으로 이것은 불가능한데, 개인에서 생물학적 시작시점은 알 수가 없기 때문이다. 만약에 증상이 시작되는 시점부터 계산한다면 생존기간을 측정하는데 주관적 판단이 개입될 수가 있다. 일반적으로 생존기간을 표준화하기 위해서는 진단시점부터 계산한다. 어쨌든 이 진단시점을 이용하더라도 환자들이 의료서비스를 찾는 시점이 다르기 때문에 다양한 변이성이 일어나게 된다. 결론적으로 생존기간을 진단시점부터 측정하였을 때 그 기간은 항상 명확하지 않다. 이런 문제는 예후를 예측하는 여러 접근방법을 사용할 때 항상 염두에 두어야 한다.

예후의 최종점으로 사망을 보는 것이 대부분이지만, 진단시점부터 질병이 재발한 시점, 기능적 장애가 발생, 또는 불구가 되는 시점, 또는 환자에서 삶의 질의 변화가 일어난 시점까지로 할 수도 있다. 이 모든 종료점들은 유용한 치료를 받거나, 증상이 경감되는 범위를 어디까지로 정하는 지에 따라 영향을 받을 수 있다.

예후를 나타내는 다른 측정방법은 5년 생존율이다. 이것은 임상의학에서 많이 사용하는 용어이며, 특히 암 치료의 평가에 흔히 사용한다. 5년 생존율은 치료 후 5년간 생존하거나, 또는 진단 후 5년 동안 생존한 환자들의 백분율(%)이다. 5년 구간을 사용함에도 불구하고, 5년을 확실하게 설명할 수 있는 것은 아무 것도 없다. 확실히 질병의 자연사에서 5년이 되는 시점에서 종료점(endpoint)으로 사용할 수 있는 유의한 생물학적 변화는 없다. 하지만 암에 의한 사망의 대부분이 진단 후 이 기간 중에 발생하므로 5년 생존율은 암치료의 성공지표로 사용되어 왔다.

예후를 나타내는 다른 방법으로 중앙 생존기간(median survival time)이 있으며, 이것은 연구대상자의 생존자 수가 1/2이 되는 시점으로 정의된다. 상대생존율(relative survival rate)은 질병이 있는 어떤 집단의 생존율을 질병이 없는 같은 연령 집단의 기대생존율과 비교한 것으로 '질병이 있는 사람의 관찰생존율 / 질병이 없는 사람의 기대생존율'의 수식으로 나타낼 수 있다. 일반적으로 관찰생존율은 나이가 많을수록 낮아지고, 상대생존율은 80세 이상의 연령에서는 젊은 층에 비하여 낮아진다.

임상연구에서 대상자들에 대한 추적조사를 하여야 하며, 추적조사 결과는 '사망' 또는 '생존', '재발' 또는 '비재발' 등의 두 가지 값으로 나타낼 수 있다. 또한 임상연구는 동물이나 실험실 연구와는 달리 대상 환자들이 치료포기, 타 지역으로 이사, 다른 원인에 의한 사망 등으로 추적조사가 안되는 경우가 흔히 생긴다. 또한 대상자들에게서 관심이 있는 사건이 발생할 때까지 경제적 이유나 시간적인 이유로 중간에 연구를 종료하는 경우도 생긴다. 이런 경우를 생존분석에서는 중도절단(censoring, censored observation, censored data)이라고 하며 중도절단 자료는 생존자료에서만 볼 수 있는 고유한 특징이라고 할 수 있다.

생존자료의 특징을 정리하면 결과변수는 생존여부('사망' vs '생존' 또는 '재발' vs '비재발')와 생존시간의 두 가지 형태이며, 생존시간은 항상 0보다 큰 양의 값으로만 측정되고, 사건이 발생할 때까지 걸리는 시간(time to event occurrence)의 분포는 일반적으로 정규분포를 하지 않는다. 정규분포를 하지 않는 이유는 결과가 발생하기 전까지의 시간 간격이 조사대상자마다 다르고, 연구가 종료될 때 모든 조사대상자에서 사건이 발생하지 않거나 추적이 되지 않는 중도절단 자료 때문이다.

생존분석 방법은 사건이 발생할 때까지 걸리는 시간으로 나타내는 모든 자료에 다양하게 이용할 수 있다. 예를 들면 인공관절의 수명, 이식된 신장의 기능 유지기간, 결혼생활의 유지기간, 환자의 자가실천 사항 지속기간, 간호인력의 이직률, 홍보책자가 모유수유의 지속기간에 미치는 영향 평가, 공장에서 제조된 전구의 수명 등 다양하며, 이런 결과에 영향을 주는 요인 또는 집단간의 생존율 차이를 볼 수도 있다.

생존분석을 위한 통계적 방법에는 모수적 방법으로 지수분포와 와이블분포가 있고, 비모수적 방법으로 생명표법(life-table method)과 카프란-마이어 누적한계 추정법(Kaplan-Meier Product Limit method ; KM 방법)이 있으며, 우리가 흔히 사용하는 분석은 비모수적 방법이다. 생존함수 S(t)의 정의는 t 시점에서의 생존함수는 t 시점까지 사망하지 않고 생존할 확률로서 정의하며 S(t)=P(개인이 t 시점보다 더 생존할 확률)로서 표시된다.

집단간의 비교를 위한 검정 방법에는 Log-rank 법, Mantel-Haenszel 법, Gehan's generalized Wilcoxon 법 등이 있으며, Log-rank 법은 관찰대상 개개인을 관찰기간 순으로 배열하고 두 치료군에서 사망이 발생한 시점에서 관찰된 사망(재발)자 수와 기대사망(재발)자 수를 이용하여 계산한다. KM 방법을 이용하여 산출한 두 생존곡선을 비교분석할 때 유용한 방법이다.

사망 또는 재발에 영향을 주는 교란변수를 보정하는 방법에는 교란변수의 수준에 따라 연구주제가 되는 예후인자의 영향을 따로 계산하는 층화분석법(예 ; Mantel-Haenzel 법)과 다수의 변수를 동시에 고려하여 그 영향을 보정해 주는 통계적 모델을 이용한 방법이 있다. 통계적 모델을 이용한 방법은 연구자료에서 생존기간이 일정한 분포를 따르는 것을 전제로 하는 모수적 방법과 특정한 분포와 무관하게 분석하는 비모수적 방법이 있는데, 비모수적 방법의 가장 대표적인 것이 Cox의 비례위험회귀모형(proportional hazard model)이다. 이 모형은 수명시간을 종속변수로 하는 회귀모형이다. 즉, 수명시간의 위험률이 준거위험률에 비례한다고 가정한다. 그리고 그 비례상수의 로그변환을 설명변수들의 선형결합으로 표현하므로써, 결과변수에 대한 상대적인 위험도를 계산할 수가 있다.

속성 x_1, ⋯, x_p를 갖는 개체의 생존시간 t에 대한 설명모형으로 Cox의 회귀는 다음을 상정한다. 공식은 $h(t|x_1, \cdots, x_p) = h_0(t) \cdot \exp(\beta_1 x_1 + \cdots + \beta_p x_p)$이며, 여기서 $h(t|x_1, \cdots, x_p)$는 위험함수(hazard function)로 순간 사망률을 뜻한다고 볼 수 있다. $h_0(t)$는 준거(reference) 위험함수이며, 준거되는 속성 x_p'를 갖는 개체에 비해 속성 x_p''를 갖는 개체는 $\exp(\beta_p(x_p' - x_p''))$배의 위험률을 갖는다.

간혹 일부 연구자가 생존기간의 차이를 보기 위하여 다변량 회귀분석(multiple linear regression), 또는 생존여부의 차이를 분석하기 위한 로지스틱 회귀분석을 생각하는 경우가 있는데 이는 잘못된 결정이다. 다변량 회귀분석을 사용할 수 없는 이유는 종속변수인 생존기간이 정규분포를 하지 않는 것과 중도절단 자료에 대한 처리를 할 수 없기 때문이며, 로지스틱 회귀분석을 하지 못하는 이유는 사망자와 생존한 집단만을 비교하는 경우 일부 생존기간에 기여한 중도절단 자료의 중요한 정보가 손실되기 때문이다.

카플란-마이어 방법은 Kaplan과 Meier가 1958년 소개한 방법으로 표본의 크기가 30명 이하일 때 사용하며, 사망이 발생한 시점에서의 생존확률을 계산할 수 있다. 전제되는 가정으로 관찰하고자 하는 사건이 발생하지 않았거나 추적되지 못한 경우도 계속 관찰된 경우와 같으며, 관찰이 시작되는 시점과 생존할 확률은 서로 독립적으로, 코호트 효과가 없는 것으로 가정한다. 생명표법은 생존시간을 몇 개의 구간으로 나눈 다음에 각 구간에서의 생존할 확률을 계산하는 방법이다.

17.2 생존분석에 대한 SPSS 예제

SPSS의 breast cancer survival.sav 파일을 이용하여 생존분석을 수행하고자 한다. 자료는 1,207명의 유방암 환자에 대하여 연령(age), 종양크기(pathsize, 단위 cm), 액와림프절 전이수(lnpos), 조직학적 등급(histgrad), 에스트로젠 수용체(er), 프로게스테론 수용체(pr), 상태(status), 종양크기(pathscat, 범주형 변수), 림프절 전이(ln_yesno), 생존기간(time, 단위 월)의 유방암 예후요인과 자료의 중도절단 여부, 생존기간(월) 등의 변수가 조사되었다(부록 4, 자료 4 참조). 생명표법과 KM방법에 의한 결과와 조직학적 등급이 생존기간에 미치는 영향을 분석하기 위하여 다음과 같은 절차를 선택한다.

1) 프로그램

① SPSS 프로그램으로 breast cancer survival.sav 파일을 불러온다.
파일 ▶ 열기 ▶ 데이터 ▶ breast cancer survival.sav(자료가 있는 해당 폴더에서)

② 생존분석을 실시한다.

(1) 생명표법(life-table method)

분석 순서는 '분석' ▶ 생존확률 ▶ '생명표'에 가서 시간변수에 'time'을 넣고, 시간 간격 표시는 '0에서(H)에는 최대값 144를, 증가폭에는 12를 넣는다(생존기간은 최소값 2.63개월부터 최대값 133.8개월까지 분포되어 있으며, 1년 간격으로 생존율을 보고 싶으면 생존기간 단위가 월이므로 12개월씩 보기 위함).

상태변수에 'status'를 옮기고 사건 정의를 눌러서 단일값에 1을 넣는다('status'는 사망이라는 사건이 일어난 값을 넣음). 이 과정까지만 하고 ▶ '확인'하면 12개월 간격의 생존확률을 확인할 수가 있다.

〈표 설명〉 12개월 간격으로 시간이 나누어져 있고, 각 구간별 환자수, 구간 중 취소수(중도절단된 사람수) 등이 있으며, 각 구간 끝의 누적생존비율이 생존확률이 된다. 예를 들면, 12~23개월 구간에서 누적생존확률은 98%이며, 60~71개월 구간에서는 90%가 누적 생존하고 있다. 전체 대상자의 절반(50%)이 생존하는 중위수 생존기간(mean survival time)은 132개월이 된다.

생명표[a]

구간 시작 시간	구간 입력 수	구간 중 취소 수	위험에 노출된 수	종료 사건의 수	종료 비율	생존 비율	구간 끝의 누적 생존 비율	구간 끝의 누적 생존 비율 표준오차
0	1207	129	1142.500	2	.00	1.00	1.00	.00
12	1076	183	984.500	15	.02	.98	.98	.00
24	878	147	804.500	14	.02	.98	.97	.01
36	717	166	634.000	20	.03	.97	.94	.01
48	531	153	454.500	8	.02	.98	.92	.01
60	370	121	309.500	5	.02	.98	.90	.01
72	244	91	198.500	7	.04	.96	.87	.02
84	146	59	116.500	0	.00	1.00	.87	.02
96	87	39	67.500	1	.01	.99	.86	.02
108	47	25	34.500	0	.00	1.00	.86	.02
120	22	19	12.500	0	.00	1.00	.86	.02
132	3	3	1.500	0	.00	1.00	.86	.02

a. 중위수 생존 시간은 132.000입니다.

조직학적 등급에 따른 생존율을 보고자 한다면 다음과 같이 수행하면 된다.

요인에는 'histgrad'를 넣고, 범위지정에 이 변수의 범위인 최소값 1과 최대값 3을 넣고 계속을 클릭한다(값 4는 조직학적 등급을 모르는 경우이므로 결측값으로 하여 제외하고 분석).

옵션에는 생존확률, 위험함수, 1-생존함수 등의 도표를 그릴 수 있으므로 필요시 원하는 도표에 클릭하고 계속하면 된다.

결과는 책에 제시하지 않았지만 조직학적 등급에 따라 층화되어 제시되며, 해석은 각 조직학적 등급에 따라 이미 앞에서 설명한 것처럼 이해하면 된다. 조직학적 등급에 따른 생존함수는 [그림 17-1]에서 볼 수가 있는데, 조직학적 등급이 높아질수록 생존률이 매우 나빠지는 것을 볼 수가 있다.

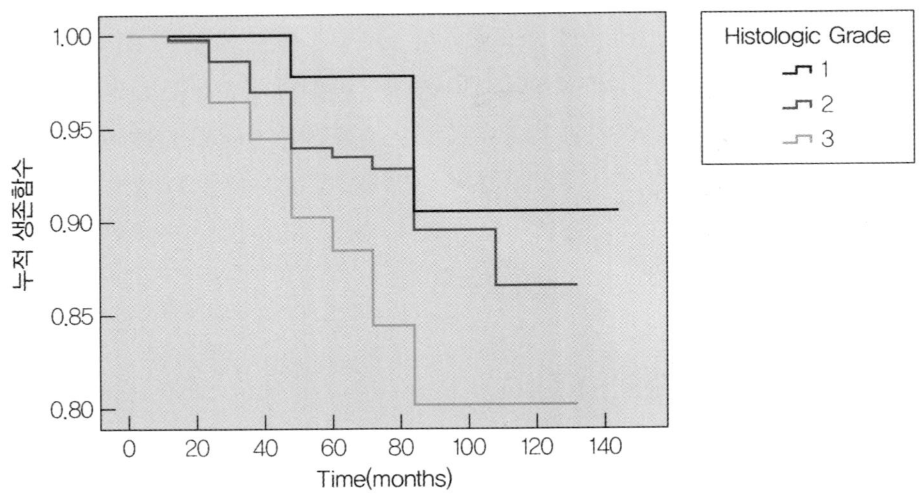

[그림 17-1] 조직학적 등급별 생존함수

(2) 카프란-마이어 누적한계 추정법(Kaplan-Meier Product Limit method ; KM 방법)과 Log-Rank 검정

KM 방법에 의한 분석은 주로 표본의 크기가 30명 이하의 적은 수에서 사용하지만, 사건이 발생했을 때의 생존율, 또는 앞의 예에서 처럼 조직학적 등급에 따른 생존율에 통계적인 유의성이 있는지를 보는 log-rank 검정을 하기 위해서는 앞의 예에서도 사용할 수가 있다.

순서는 '분석' ▶ 생존확률 ▶ Kaplan-Meier 생존분석으로 가서 시간변수에 'time'을 넣고, 상태변수에 'status'를 옮기고 사건 정의를 눌러서 단일값에 1을 넣는다('status'는 사망이라는 사건이 일어난 값을 넣음). 이 과정까지만 하고 ▶ '확인'하면 사건이 발생했을 당시의 생존확률을 확인할 수가 있다.

결과를 보면 처음에 사망이 발생한 시점이 2.633개월이며 이 때의 생존확률은 .999로 99.9%가 되며, 다음 사건이 발생한 시점이 11.033개월에서의 생존확률은 .998, 12.000개월은 .997, 12.200개월에는 .996, 12.433개월에는 .995의 생존확률을 알 수가 있다(표 17-1).

[표 17-1] KM 방법에 의한 생존표

생존표

	시간	상태	시간에 누적 생존 비율		누적 사건 수
			추정값	표준 오차	
1	2.633	Died	.999	.001	1
2	3.000	Censored	.	.	1
3	3.000	Censored	.	.	1
4	3.267	Censored	.	.	1
5	3.367	Censored	.	.	1
6	3.533	Censored	.	.	1
7	3.567	Censored	.	.	1
⋮	⋮	⋮	⋮	⋮	⋮
128	11.667	Censored	.	.	2
129	11.733	Censored	.	.	2
130	11.967	Censored	.	.	2
131	11.967	Censored	.	.	2
132	12.000	Died	.997	.002	3
133	12.000	Censored	.	.	3
134	12.000	Censored	.	.	3
135	12.167	Censored	.	.	3
136	12.167	Censored	.	.	3
137	12.200	Died	.996	.002	4
138	12.233	Censored	.	.	4
139	12.267	Censored	.	.	4
140	12.300	Censored	.	.	4
141	12.367	Censored	.	.	4
142	12.433	Died	.995	.002	5

조직학적 등급에 따른 생존율을 보고자 한다면 앞의 KM 방법의 '▶ 확인' 전까지 수행한 후에 요인에는 'histgrad'를 넣고, 요인비교를 클릭한 후에 'Log 순위'를 클릭하고 계속을 누른 후에 '▶ 확인'을 하면 된다.

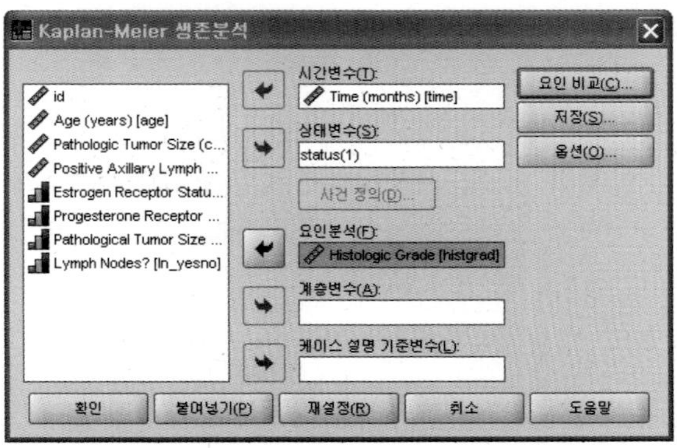

분석 결과 조직학적 등급에 따라 사망이 발생한 시점에서의 생존확률을 나타낸 생존표(표 생략)와 평균 생존시간이 제시되며, 조직학적 등급별 평균 생존시간은 1등급이 126.096 시간, 2등급 120.269 시간, 3등급 107.674 시간으로 등급이 높아질수록 생존시간이 짧아졌으며, Log Rank(Mantel−Cox) 검정에 의한 3등급간의 차이에 대한 유의확률은 .018로 유의수준 $p < 0.05$에서 통계적으로 유의한 차이가 있다는 것을 알 수 있다.

생존 시간에 대한 평균 및 중위수

Histologic Grade	평균[a]				중위수			
	추정값	표준 오차	95% 신뢰구간		추정값	표준 오차	95% 신뢰구간	
			하한	상한			하한	상한
1	126.096	4.759	116.769	135.422	.	.	.	.
2	120.269	1.841	116.661	123.876	.	.	.	.
3	107.674	2.644	102.491	112.856	.	.	.	.
전체	121.037	1.589	117.922	124.151	.	.	.	.

a. 중도절단된 경우 추정값은 가장 큰 생존시간으로 제한됩니다.

전체 비교

	카이제곱검정	자유도	유의확률
Log Rank (Mantel−Cox)	8.089	2	.018

다른 수준 Histologic Grade에 대한 생존분포의 동일성 검정입니다.

(3) Cox의 비례위험회귀모형(proportional hazard model)

예를 들어서 유방암 환자의 수명(time)에 대한 생존모형을 만들어 보자. 환자의 연령(age), 종양 크기(pathsize), 액와 림프절 전이수(lnpos), 조직학적 등급(histgrad), 에스트로젠 수용기(er)가 생존에 주는 영향을 분석해 본다.

순서는 '분석' ▶ 'Cox 회귀모형'으로 가서 시간변수에 'time'을 넣고, 상태변수에 'status'를 옮기고 사건 정의를 눌러서 단일값에 1을 넣는다('status'는 사망이라는 사건이 일어난 값을 넣음). 공변량에 age, pathsize, lnpos, histgrad, er을 넣는다. 여기에서 histgrad와 er은 범주형 변수이므로 오른쪽 위에 있는 '범주형'을 클릭하여 범주형 공변량으로 옮긴다. 이때 준거가 되는 값이 histgrad는 1이고, er은 0이 되므로 참조범주를 '처음'을 클릭하고 대비의 '바꾸기'를 클릭하여야 한다. 그런 후에 '계속' ▶ '확인'하면 사건이 발생했을 당시의 생존확률을 확인할 수가 있다. 만일 결과에 나오는 Exp(β)의 95% 신뢰구간을 구하려면 '옵션'을 클릭한 후 모형 통계량의 exp(B)의 CI를 클릭하고 계속 진행하면 된다.

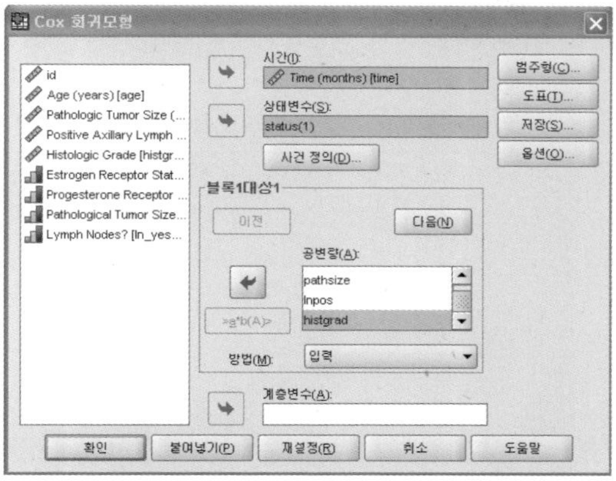

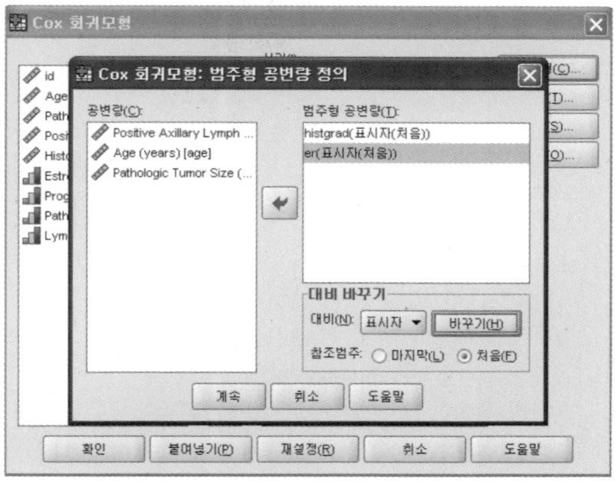

결과는 다음과 같다. 통계적으로 유의한 변수로 pathsize가 1cm 클수록 위험도가 1.496배, 액와 림프절수가 1개 증가할수록 위험도가 1.135배 위험도가 증가하는 것으로 나왔으며, 조직학적 등급 1에 비하여 등급 2는 1.981배, 등급 3은 2.522배 위험도가 증가하는 것으로 나왔으나 유의성이 없는 것으로 나타났고, age와 er도 통계적인 유의성이 없는 것으로 나왔다.

방정식의 변수

	B	표준 오차	Wald	자유도	유의 확률	Exp(B)	Exp(B)에 대한 95.0% CI	
							하한	상한
age	-.021	.014	2.335	1	.126	.979	.952	1.006
pathsize	.403	.139	8.459	1	.004	1.496	1.140	1.963
lnpos	.127	.048	6.904	1	.009	1.135	1.033	1.247
histgrad			1.070	2	.586			
변수 이름 histgrad(1)	.683	1.032	.439	1	.508	1.981	.262	14.973
변수 이름 histgrad(2)	.925	1.047	.781	1	.377	2.522	.324	19.611
er	-.227	.356	.405	1	.525	.797	.396	1.603

만일 앞의 모형에 넣은 변수들 중 통계적으로 유의한 변수만을 선택하고자 한다면 회귀모형의 방법을 default인 '입력'으로 하지 않고, '앞으로 : Wald'를 선택하면 단계별로 변수가 선택되어 모형에 들어가는 것을 볼 수가 있다. 어느 변수도 선택되지 않은 상태에서 가능성이 있는 변수를 살핀 결과를 보여주는데 pathsize의 전체 통계량의 카이제곱이 24.656으로 가장 크고 유의하다(유의확률 .000). 단계 2에서 lnpos, 단계 3에서 age가 선택되었으며, 변수가 추가될 때마다 카이제곱의 상대적 변화를 볼 수 있다.

블록1 : 방법 = 전진 단계선택(Wald)

모형계수에 대한 전체 검정 [d, e]

단계	-2 Log 우도	전체 통계량(스코어)			이전 단계와의 상대적 변화			이전 블록과의 상대적 변화		
		카이제곱	자유도	유의확률	카이제곱	자유도	유의확률	카이제곱	자유도	유의확률
1[a]	444.685	24.656	1	.000	19.195	1	.000	19.195	1	.000
2[b]	438.522	38.818	2	.000	6.163	1	.013	25.358	2	.000
3[c]	434.321	41.232	3	.000	4.200	1	.040	29.558	3	.000

a. 단계 번호 1 : pathsize에서 입력된 변수
b. 단계 번호 2 : lnpos에서 입력된 변수
c. 단계 번호 3 : age에서 입력된 변수
d. 시작 블록 수 0. 초기 Log 우도 함수 : -2 Log 우도 : 463.880
e. 시작 블록 수 1. 방법 = 전진 단계선택(Wald)

전진선택 단계별로 선택된 변수들이 갖는 계수(B), 표준오차, Wald chi-square 값, 유의확률, 위험률(Exp(B)), 위험률의 95% 신뢰구간을 보여준다. 3단계에서 age는 -.027의 계수로 연령이 증가할수록 위험률이 낮아지며(.973), pathsize는 .437의 계수로 종양크기가 1cm 커질수록 1.548배 위험률 증가, lnpos는 .127의 계수로 액와 림프절수가 1개 증가할수록 1.135배 위험률이 증가하는 것을 알 수 있다. 또한 위험률의 95% 신뢰구간에 1을 포함하지 않기 때문에 통계적인 유의성이 있다는 것을 알 수 있다.

방정식의 변수

		B	표준 오차	Wald	자유도	유의 확률	Exp(B)	Exp(B)에 대한 95.0% CI	
								하한	상한
단계 1	pathsize	.605	.123	24.241	1	.000	1.832	1.439	2.331
단계 2	pathsize	.503	.129	15.140	1	.000	1.654	1.284	2.131
	lnpos	.125	.045	7.798	1	.005	1.133	1.038	1.238
단계 3	age	-.027	.013	4.040	1	.044	.973	.948	.999
	pathsize	.437	.135	10.429	1	.001	1.548	1.187	2.018
	lnpos	.127	.047	7.136	1	.008	1.135	1.034	1.245

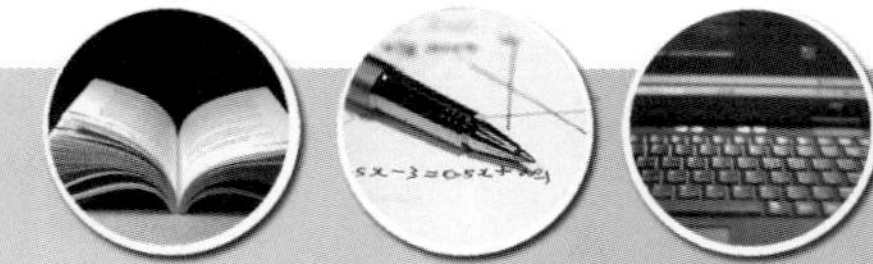

제 18 장

반복측정 분산분석 (Repeated Measures ANOVA)

18.1 반복측정 자료의 정의 및 형태

각 개체에 대하여 실험 조건이나 처리를 다르게 하거나, 여러 시점에서 반복적으로 특정한 값을 측정한 자료로서 동일한 개체에서 다중 반응치를 가지고 있는 자료를 반복측정 자료라고 한다. 이러한 반복측정 자료에서는 기본적으로 두 가지의 요인(factor)을 생각해볼 수 있다. 그 첫 번째가 '처리'라는 요인인데, 처리는 그 수준(level)이 개체들 사이에서 변화하기 때문에 개체 간(between-subject) 요인이라고 하며, 동일한 개체에서 얻어진 반복된 측정치들은 같은 처리를 나타낸다. 두 번째의 요인으로 '시간'의 개념인데, 시간은 동일한 개체의 다른 측정치들이 각각 다른 시간에 존재하기 때문에 개체 내(within-subject) 요인이라고 한다.

반복측정 자료의 형태는 연구목적이나 개체의 선정 및 연구 방법에 따라 여러 가지로 나누어질 수 있다. 예를 들어, 고혈압 환자들을 대상으로 특정 혈압강하제의 효과를 알아보기 위해 강하제 투약전과 투약 후 1주, 2주, 3주, 4주 등의 간격으로 혈압의 변화를 조사한 자료의 경우는 연구대상 집단(고혈압 환자들), 반복요인(시간 : 주), 반응변수(혈압)가 각각 하나 뿐인 형태라고 할 수 있다. 이러한 가장 단순한 반복측정 자료의 형태를 기초로 반복요인의 수, 연구대상 집단의 수, 반응변수의 수가 2개 이상으로 확장된 일반적인 형태를 생각할 수 있다.

18.2 분석방법

반복측정 자료의 분산분석 방법으로는 크게 두 가지가 있는데, 첫째는 요인실험(factorial design)의 특정 모형으로부터 출발한 일변량 분석(univariate analysis)이고, 둘째는 각 개체로부터 얻어진 일련의 반응 값들을 벡터(vector)로 취급하는 다변량 분석(multivariate analysis)이다. 이 두 방법은 수집된 자료의 분포, 특히 각 처리의 분산과 처리간의 공분산(혹은 상관계수)에 관한 가정이 어떤 것이냐에 따라 선택되어 진다.

18.2.1 일변량 분석

일변량 분석에서는 반응값들이 같은 개체들을 대상으로 얻어진 것이므로 어느 정도의 상관관계가 존재한다고 보고, 두 시점간에 반응값의 차이에 대한 분산이 일정하다는 것이 구형성 가정이다. 일반적인 분산분석에서 등분산 검정(일반적으로 생략하지만)을 하듯이 반복측정 분산분석에서는 구형성 검정을 한다고 간주하면 된다.

일변량 분석을 위한 공분산 행렬의 구형성 가정에 대한 검토를 위해 Mauchly(1940)가 제시한 구형성 검정방법을 사용한다. 이 검정법은 개체수가 작은 경우에는 검정력이 매우 낮고 반대로 개체수가 많은 경우에는 검정력이 지나치게 높으면서 이상치(outlier)에 민감하게 반응한다는 결점이 있다.

실제로 대다수의 자료의 경우 구형성 조건을 쉽게 만족하지 않을 뿐 아니라 위에서 언급한 결점들이 있을 수 있으므로 일변량 분석을 하기 전에 구형성 검정과정을 반드시 거쳐야 한다라고 규정지을 필요는 없다. 구형성 가정을 전제한 분석을 대신할 수 있는 방법으로는 Box(1954)가 처음 제안하고 이를 Greenhouse-Geisser(1959)와 Huynh-Feldt(1976)가 제안한 수정된 F검정법이 있는데, 이것은 자유도(degree of freedom)를 좀 더 작게 수정한 것이다. 이 방법은 공분산 행렬이 구형성 가정에서 벗어나는 정도를 자유도에 곱하여, 수정된 자유도를 이용하는 방법이다.

통계학적 가설은 3가지로 설정할 수 있고 귀무가설에 대해서 나열해보면 다음과 같다. 첫째, 집단간 시점의 흐름에 따른 차이가 없다. 둘째, 집단간 차이가 없다. 셋째, 시점 간에 차이가 없다.

18.2.2 다변량 분석

다변량 분석에서는 구형성에 관한 가정이 필요하지 않으며 여기에서 요구되는 가정은 오차 간의 독립성과 오차 벡터(vector)들의 다변량 정규 분포성(multivariate normal distribution)이다. 따라서 구형성 가정이 만족하지 않는 경우라도 사용할 수 있는 장점이 있다. 그러나 자료가 구형성 가정을 만족하는 경우에는 일변량 분석에 비해 검정력이 떨어지는 것으로 알려져 있다. 다변량 분석의 또 다른 제약점은 연구대상 개체수가 어느 정도 커야 하는데 예를 들어, 한 모집단에서 개체의 수가 시간의 수보다 작을 때에는 F분포의 분모의 자유도가 0 이하가 되기 때문에 다변량 분석을 할 수 없다.

다변량 분석은 대상집단의 수에 따라 다음과 같은 검정 통계량을 사용하는데 먼저, 집단의 수가 하나 또는 둘인 경우, 일변량 분석에서 사용하는 t 통계량을 일반화시킨 Hotelling의 T^2 통계량을 사용한다. 집단의 수가 셋 이상일 때에는 T^2 통계량을 일반화시킨 Wilks의 람다(lambda), Pillai의 트레이스(trace), Hotelling-Lawley의 트레이스, Roy의 루트(root) 등을 사용한다. 각 통계량들은 나름대로의 합리적인 근거를 가지고 있으므로 우열에 대한 일반적인 비교는 할 수 없으나, Wilks의 람다는 특정조건이 만족되면 정확한 F분포를 한다는 장점이 있고, 여러 고유값(eigen value)들이 매우 다를 경우 Hotelling-Lawley의 트레이스가 검정력이 가장 높으며, 고유값들이 모두 비슷한 경우에는 Pillai의 트레이스가 높고, 가장 큰 고유값이 다른 것들에 비해 월등히 큰 경우에는 Roy의 루트가 가장 높다고 알려져 있다. 그러나, 개체수가 많을 때에는 이 네 가지의 통계량들은 거의 같은 값을 제시한다.

18.3 반복측정 분산분석에 대한 SPSS 예제

예제 데이터 파일의 dietstudy.sav 을 이용하여 반복측정 분산분석을 수행하고자 한다. 자료는 16명의 연구대상자에 대하여 연령(age), 성별(남, 0 ; 여, 1), 중성지방 5회 반복측정(tg0 ~ tg4), 체중 5회 반복측정(wgt0 ~ wgt4)한 결과이다. 분석을 할 때 일반선형모형(general linear model ; GLM)의 반복측정을 이용하며, 이때 개체간 요인(between-subject effects), 개체내 요인(within-subject effects), 개체간과 개체내의 상호작용(interaction effects)도 함께 고려하여 분석한다.

1) 프로그램

① SPSS 프로그램으로 dietstudy.sav 파일을 불러온다.
파일 ▶ 열기 ▶ 데이터 ▶ dietstudy.sav

② 반복측정 분산분석을 실시한다.
분석 ▶ 일반선형모형(GLM) ▶ 반복측정 ▶ 수준의 수에 5를 넣고 추가 ▶ 정의 ▶ wgt0, wgt1, wgt2, wgt3, wgt3, wgt4를 마우스로 블록하여 오른쪽 상자로 옮긴다 (참고 : 개체-내 요인이름인 요인1은 다른 이름으로 바꾸어도 되며, 수준의 수는 5회 측정했기 때문에 5를 넣음)

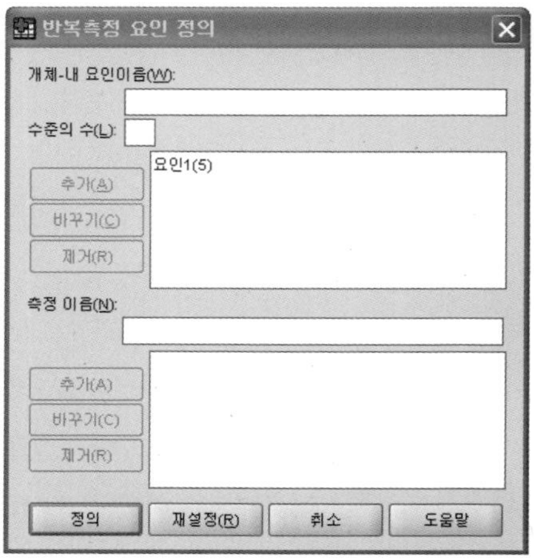

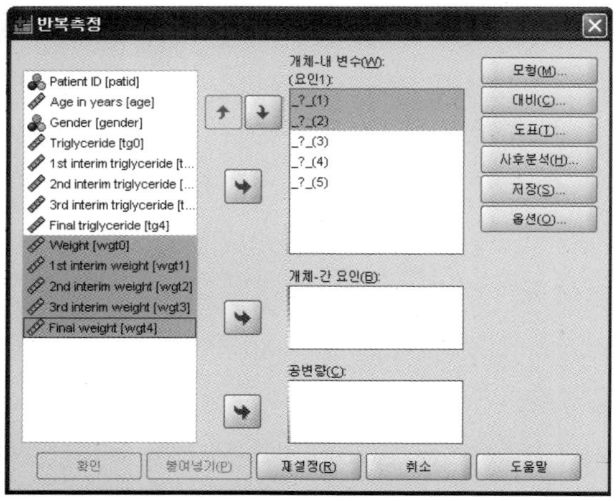

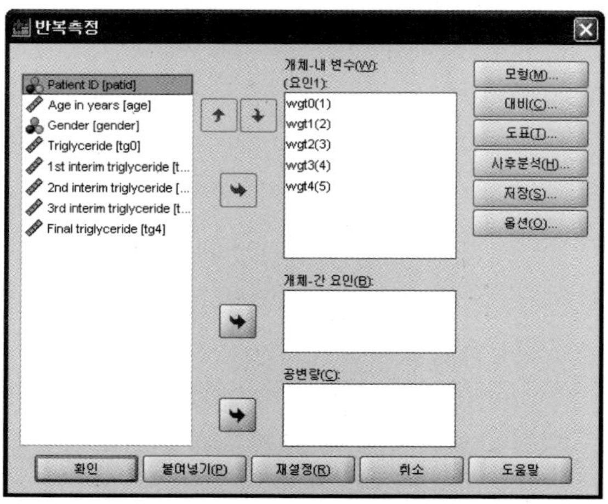

③ 결과에 필요한 조건을 부여한다.

〈wgt0, wgt1, wgt2, wgt3, wgt4 **평균값의 계산**〉

옵션 ▶ 요인1을 우측 화면으로 이동하고, 기술통계량은 V ▶ 계속

〈처음 체중 값에 대한 각 측정시점의 체중 값의 차에 대한 검정〉

대비 ▶ 대비를 단순으로 바꾸고, 참조범주는 첫번째로 한 후에 변경 클릭 ▶ 계속

(참고 : 참조범주를 첫 번째로 하는 것은 wgt0을 기준으로 하기 위함)

〈각 시점의 변화를 그림으로 보고 싶을 때〉

도표 ▶ 수평축 변수에 보고 싶은 요인 1을 옮김 ▶ 아래쪽의 추가 클릭 ▶ 계속

이와 같은 과정을 모두 끝내면 ▶ 확인을 클릭한다.

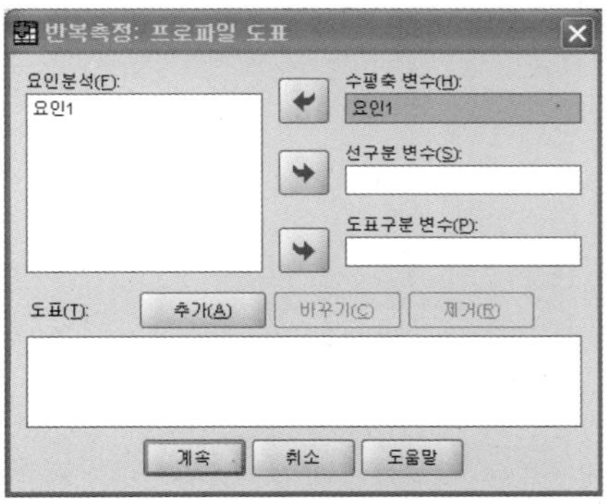

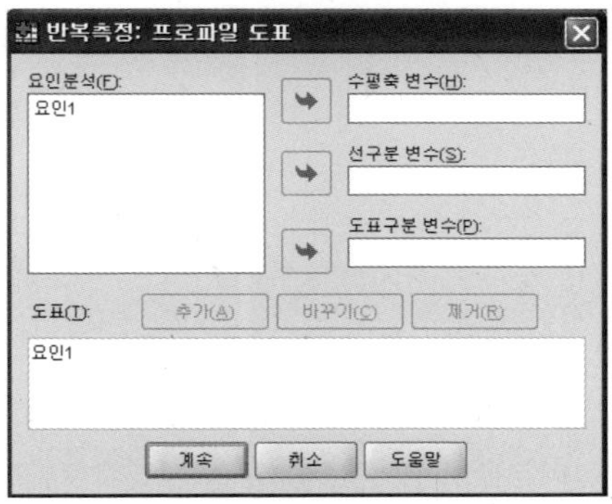

2) 결과 및 해석

① 각 측정시점에서 체중의 평균값과 모형의 제곱합, 오차의 제곱합, 모형의 적합성 등을 알려준다. 각 시점에서 측정된 체중의 평균, 표준편차, 관찰된 대상자 수를 보여주고 있다. (참고: Weight 단위는 파운드, 1 파운드 = 453 그램)

기술통계량

	평균	표준 오차 편차	N
Weight	198.38	33.472	16
1st interim weight	196.13	33.669	16
2nd interim weight	194.13	33.498	16
3rd interim weight	192.13	33.915	16
Final weight	190.31	33.508	16

② 구형성의 가정에 대한 검정결과를 알려준다.

반복측정된 자료의 분석방법에는 혼합모형을 사용하는 방법과 다변량 분석방법을 사용하는 방법이 있는데, 이의 선택기준은 공분산행렬이 구형성(sphericity) 가정을 만족하는가 여부이다. 만약 구형성 가정을 만족하면 혼합모형을 사용하고, 만족하지 않으면 다변량 분산분석을 시행하는데 구형성 가정에 대한 Huynh-Feldt값이 0.999로 1에 근접하여 구형성의 조건을 만족하는 것으로 생각할 수 있다.

Mauchly의 구형성 검정[b]

측도 : MEASURE_1

개체-내 효과	Mauchly의 W	근사 카이제곱	자유도	유의확률	엡실런[a]		
					Greenhouse-Geisser	Huynh-Feldt	하한값
요인1	.438	11.068	9	.275	.774	.999	.250

정규화된 변형 종속변수의 오차 공분산행렬이 단위행렬에 비례하는 영가설을 검정합니다.

a. 유의성 평균검정의 자유도를 조절할 때 사용할 수 있습니다. 수정된 검정은 개체내 효과검정 표에 나타납니다.

b. Design : 절편
개체-내 계획 : 요인1

③ 개체_내 효과검정에서 모형의 제곱합이 648.950, 오차의 제곱합이 157.850이며 F 값이 61.668로 유의확률이 .000이므로 5 측정시점의 체중 간에 통계적으로 유의한 차이가 있음을 보여주고 있다. 같은 모형에 대해 일반적인 분산분석을 실시하면 오차의 제곱합이 크게 증가한다. 즉 반복측정된 자료에 잘못된 분석방법을 적용하여 오차가 크게 증가하는 것이다.

개체-내 효과 검정

측도 : MEASURE_1

소스		제 Ⅲ 유형 제곱합	자유도	평균 제곱	F	유의확률
요인1	구형성 가정	648.950	4	162.238	61.668	.000
	Greenhouse-Geisser	648.950	3.097	209.541	61.668	.000
	Huynh-Feldt	648.950	3.995	162.441	61.668	.000
	하한값	648.950	1.000	648.950	61.668	.000
요차(요인1)	구형성 가정	157.850	60	2.631		
	Greenhouse-Geisser	157.850	46.455	3.398		
	Huynh-Feldt	157.850	59.925	2.634		
	하한값	157.850	15.000	10.523		

④ 체중에 대한 각 측정시점의 차이에 대한 검정 결과를 보여준다. 대화상자의 명령어 대비를 사용하여 첫 번째 측정한 체중을 기준으로 다른 시점의 체중과의 차이를 검정한 결과를 보여준다. '수준 2 및 수준 1'은 2회에 측정한 체중과 1회에 측정한 체중의 차이를 검정한 것으로 paired t-test의 결과와 같다. 그러나 앞에서 설명한 바와 같이 다중비교에서 k개의 검정이 있는 경우 유의수준을 k로 나눠주거나 유의확률을 k배 해 주어야 하므로 유의수준 0.05에서 검정한다면 제시된 유의확률에 2배를 하여 수준 1과 수준 2의 차이에 대한 유의확률은 0.002×2=0.004, 수준 1과 수준 3의 차이에 대한 유의확률은 0.001×2=0.002로 모두 유의한 차이가 있다고 해석할 수 있다.

개체-내 대비 검정

측도 : MEASURE_1

소스	요인1	제 III 유형 제곱합	자유도	평균 제곱	F	유의확률
요인1	수준 2 및 수준 1	81.000	1	81.000	13.652	.002
	수준 3 및 수준 1	289.000	1	289.000	88.469	.000
	수준 4 및 수준 1	625.000	1	625.000	105.337	.000
	수준 5 및 수준 1	1040.063	1	1040.063	124.870	.000
오차(요인1)	수준 2 및 수준 1	89.000	15	5.933		
	수준 3 및 수준 1	49.000	15	3.267		
	수준 4 및 수준 1	89.000	15	5.933		
	수준 5 및 수준 1	124.938	15	8.329		

⑤ 각 시점의 체중 평균값을 연결한 꺾은선 그래프

5회 측정한 체중의 변화를 볼 수가 있으며, 처음 198 파운드에서 190 파운드로 계속 감소하는 경향을 확인할 수 있다.

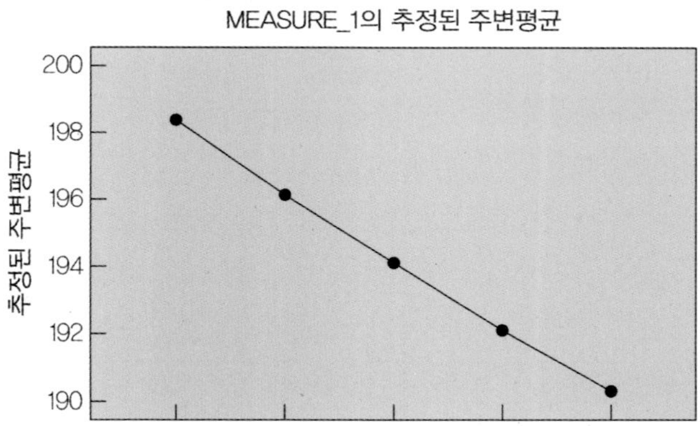

〔성별에 따른 체중 변화〕

성별에 따라 체중의 변화에 차이가 있는지를 보고 싶으면 다른 것은 앞의 예와 동일하게 하고, 대화상자에서 개체간 – 요인에 성별(gender)을 옮긴다. 또한 이때는 개체내 분석은 물론이고, 개체간 분석과 상호작용(interaction)을 함께 보아야 하므로 모형으로 가서 모형설정은 사용자 정의로, 개체_내의 요인은 개체내_모형으로, 개체_간의 성별은 개체간_모형으로 옮기고, 항설정은 '상호작용'으로 바꾼 후에 계속을 클릭한다. 도표에 가서 수평축 변수에 요인 1, 선구분 변수에 성별을 옮긴 후에 추가하고 계속을 클릭한다. 마지막으로 확인을 클릭하면 결과가 제시된다.

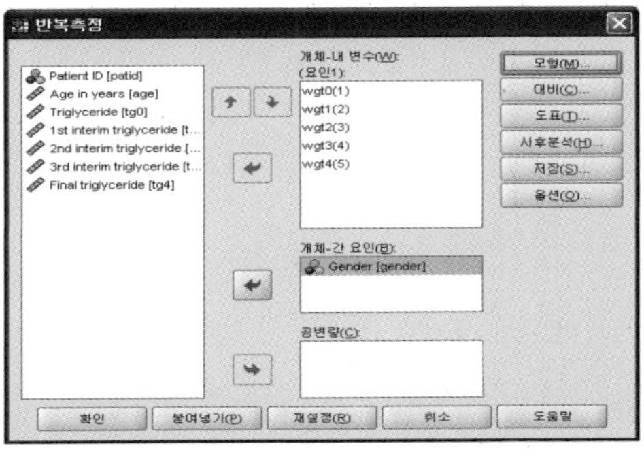

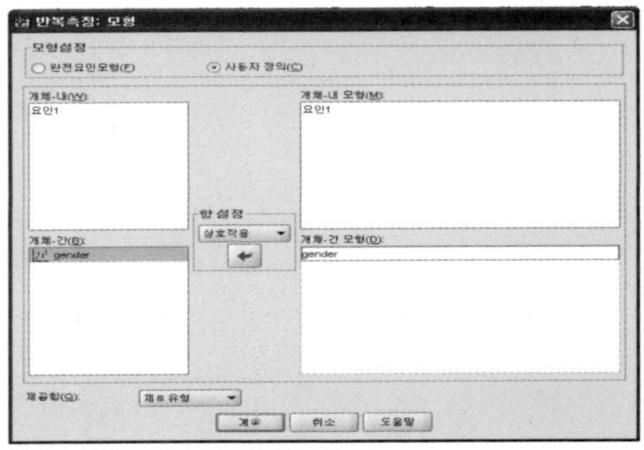

결과를 보면 기술통계량에 성별에 따라 각 측정시기별 평균체증이 제시되어 있고, 구형성 검정의 Huynh–Feldt 값이 1로 구형성이 검정되었으며, 개체_내 효과검정에서 요인 1(체중)은 측정시점간에 체중이 통계적으로 유의하게 차이(유의확률이 .000)가 있으며, 요인 1과 성별간에 상호작용은 유의확률이 .941로 상호작용이 없음을 알 수가 있다.

개체–내 효과 검정

측도 : MEASURE_1

소스		제 Ⅲ 유형 제곱합	자유도	평균 제곱	F	유의확률
요인1	구형성 가정	639.892	4	159.973	57.534	.000
	Greenhouse–Geisser	639.892	3.052	209.668	57.534	.000
	Huynh–Feldt	639.892	4.000	159.973	57.534	.000
	하한값	639.892	1.000	639.892	57.534	.000
요인1*gender	구형성 가정	2.142	4	.536	.193	.941
	Greenhouse–Geisser	2.142	3.052	.702	.193	.904
	Huynh–Feldt	2.142	4.000	.536	.193	.941
	하한값	2.142	1.000	2.142	.193	.667
요차(요인1)	구형성 가정	155.708	56	2.780		
	Greenhouse–Geisser	155.708	42.727	3.644		
	Huynh–Feldt	155.708	56.000	2.780		
	하한값	155.708	14.000	11.122		

개체_간 효과검정에서 성별(gender)은 F값이 49.948이고 유의확률이 .000으로 남녀 간에 체중의 차이가 있음을 알 수가 있다. 성별에 따라 체중변화를 도표로 그려본 결과 앞의 결과처럼 성별에 따라, 측정시점에 따라 체중의 차이가 있는 것을 볼 수가 있다.

개체-간 효과 검정

측도 : MEASURE_1

변환된 변수 : 평균

소스	제 Ⅲ 유형 제곱합	자유도	평균 제곱	F	유의확률
절편	572124.021	1	572124.021	2162.867	.000
gender	13212.421	1	13212.421	49.948	.000
오류	3703.297	14	264.521		

MEASURE_1의 추정된 주변평균

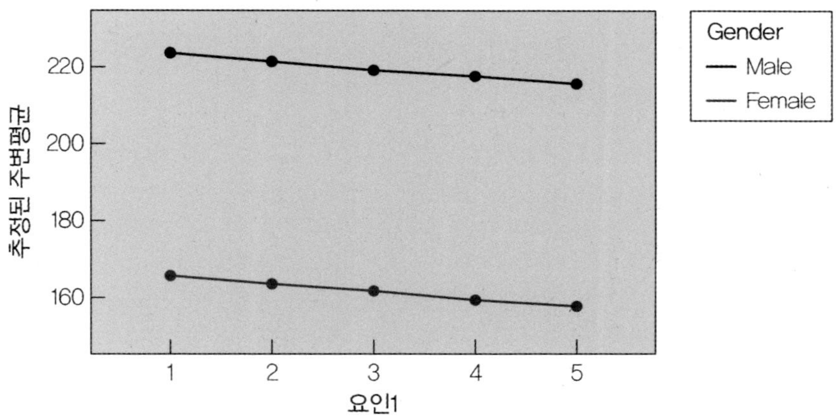

제 19 장

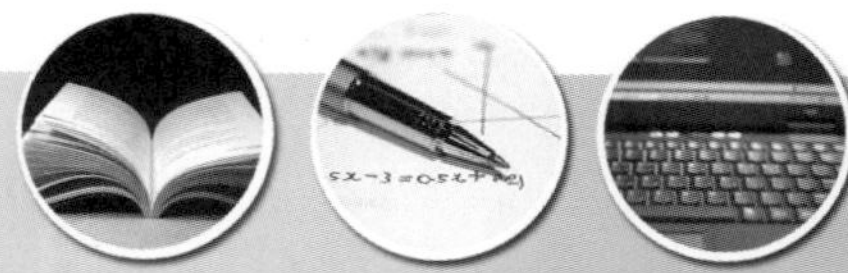

척도변환(Transformation)

지금까지 설명하였던 대부분의 통계적 검정방법은 몇 가지 가정을 필요로 하였다. 그러나 수집된 자료가 이러한 가정을 만족시키지 못하는 경우가 있다. 예를 들면, 자료가 정규분포를 하지 않고 우향왜곡된(skewed to the right) 분포를 하거나, t 검정시 두 집단의 표준편차가 크게 차이가 나거나, 두 변수간의 관계가 직선관계가 아니고 곡선관계를 보이는 경우 등이다. 이런 때에는 자료의 측정척도(measurement scale)를 변형시키므로써 문제점을 해결할 수 있는 경우가 있다.

19.1 대수변환(Logarithmic Transformation)

한 변수의 값을 대수변환시키면 각 측정값은 다음과 같이 변화한다.

$$\mu = \log\ x$$

여기서 x는 원래 값이며 μ는 변환된 값이다. 이러한 변환은 x값이 양수(positive value)일 때에만 적용할 수 있다. 왜냐하면, 음수(negative value)는 대수변환할 수 없으며, 0(zero)을 대수변환하면 무한대의 음수값(minus infinity)을 가지기 때문이다. 그러나 가끔은 변수의 값이 0(zero)을 취하는 경우가 있다. 예를 들면 기생충의 수를 변수로 하는 경우이다. 이런 때는 모든 측정값에 1을 더한 뒤에 대수변환을 하면 된다. 단 대수변환된 값을 원래의 값으로 다시 변환시키고자 할 때에는 원래의 척도로 변환시킨 뒤 1을 빼 주어야 한다.

대수변환은 원래 척도에서 작은 값들의 간격은 넓혀 주고 큰 값들은 그 간격을 좁혀주는 효과가 있다. 예를 들면 1과 10 사이의 간격, 10과 100 사이의 간격, 100과 1,000 사이의 간격이 대수변환 후에는 모두 같아진다(그림 19-1).

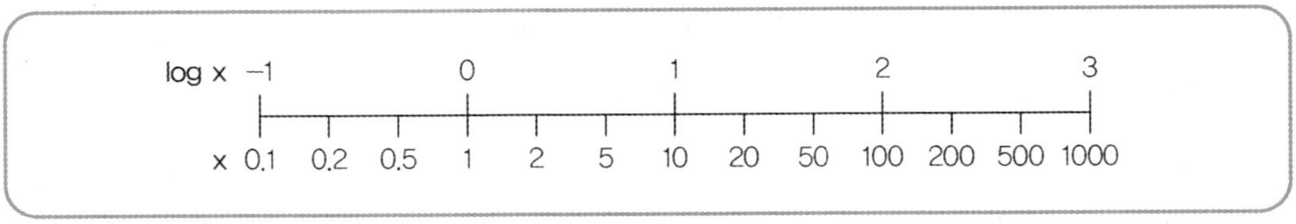

[그림 19-1] 대수변환

19.1.1 우향왜곡 분포(Positively skewed distributions)

우향왜곡 분포를 하는 자료를 대수변환하면 정규분포에 가까워진다. [그림 19-3]은 [그림 19-2]를 대수변환한 것이다. 이처럼 대수변환하면 정규분포를 하는 분포를 대수정규분포(lognormal distribution)라 한다.

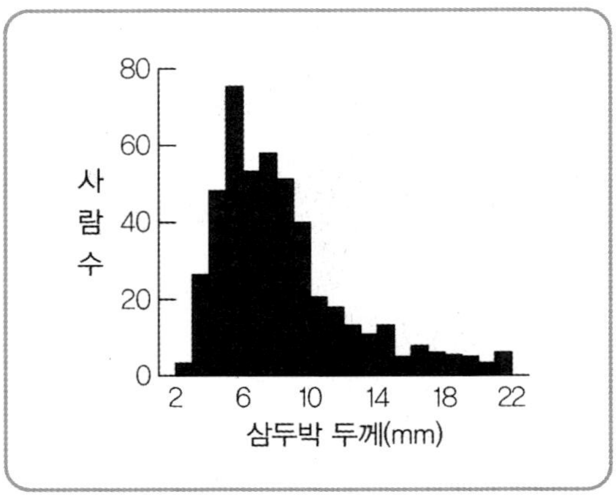

[그림 19-2] 삼두박 피부두께

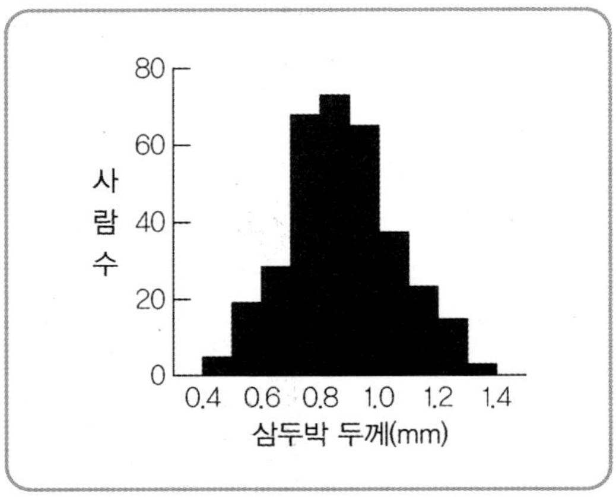

[그림 19-3] 삼두박 피부두께의 대수분포

19.1.2 집단간의 표준편차가 다를 때(Unequal standard deviations)

[표 19-1(a)]의 왼쪽은 정상집단과 당뇨환자 집단의 뇨중 βthromboglobulin을 측정한 결과이다. 이 자료를 이용하여 두 집단간의 평균을 비교하는 데 t 검정을 하는 것은 적당하지 않다. 왜냐하면 두 집단의 표준편차가 크게 다르기 때문이다. [표 19-1(a)]의 오른쪽은 왼쪽 자료를 대수변환한 결과이다. 즉 log(4.1)=0.61이다. 대수변환시에 밑수(base)는 어떤 것을 사용해도 되나 일반적으로 상용대수나 자연대수를 흔히 사용한다. 오른쪽의 대수변환한 자료를 보면 두 집단의 표준편차가 0.26, 0.28로 비슷해졌으므로 이제는 t 검정을 이용할 수 있게 되었다(표 19-1(b)).

[표 19-1] 정상집단과 당뇨환자의 뇨중 β-thromboglobulin

(a) 측정 자료

	β-TG (ng/day/100ml creatinine)		Log (β-TG) log(ng/day/100ml creatinine)	
	정상인	당뇨환자	정상인	당뇨환자
	4.1	11.5	0.61	1.06
	6.3	12.1	0.80	1.08
	7.8	16.1	0.89	1.21
	8.5	17.8	0.93	1.25
	8.9	24.0	0.95	1.38
	10.4	28.8	1.02	1.46
	11.5	33.9	1.06	1.53
	12.0	40.7	1.08	1.61
	13.8	51.3	1.14	1.71
	17.6	56.2	1.25	1.75
	24.3	61.7	1.39	1.79
	37.2	69.2	1.57	1.84
산술평균	13.5	35.3	1.06	1.47
표준편차	9.2	20.3	0.26	0.28
n	12	12	12	12

(b) 대수 치환한 자료를 이용한 t 검정

$$S = \sqrt{[(11 \times 0.26^2 + 11 \times 0.28^2)/22]} = 0.27$$

$$t = \frac{1.06 - 1.47}{0.27\sqrt{(1/12 + 1/12)}} = -3.72,\ d.f. = 22,\ p \simeq 0.001$$

(c) 원래 척도로 환원한 결과

	기하평균	95% CI	기하표준편차
정 상 인	11.5	7.8 ~ 17.0	1.8
당뇨환자	29.3	19.5 ~ 44.7	1.9

19.1.3 기하평균과 신뢰구간(Geometric mean and confidence interval)

[표 19-1(a)]의 대수변환된 자료를 이용하여 정상집단의 95% 신뢰구간을 계산하면 다음과 같다.

$$1.06 \pm 2.20 \times 0.26/\sqrt{12} = 0.89 \sim 1.23 \text{ log ng/day/100m}\ell$$

(2.20은 자유도 11에서 $t_{.975}$의 값이다.)

그러나 1.06, 0.89, 1.23 등의 숫자는 원래의 측정값을 대수로 변환한 값이기 때문에 이 값들만 보아서는 원래의 측정값과 쉽게 비교가 되지 않는다. 따라서 여러 가지 통계적인 기법을 이용할 때는 대수변환을 했다 하더라도, 원 측정값의 대표값과 분산 등을 제시하고자 할 때는 원래 척도로 다시 환원하여 제시하는 것이 좋다. [표 19-1(c)]는 대표값, 신뢰구간, 산포도를 원래 척도로 환원하여 제시한 것이다.

대수변환 자료로부터 계산된 산술평균을 다시 원래 척도로 환원하면 그 값은 기하평균이 된다. 즉 기하평균$=\text{antilog}(\bar{\mu})=10^{\bar{\mu}}$이다.

예를 들면 정상집단의 뇨중 β-thromboglobulin의 기하평균은,

$$\text{antilog}(1.06)=10^{1.06}=11.5 \text{ ng/day/100m}\ell\text{이다.}$$

신뢰구간도 원래 척도로 환원하면,

$$\text{antilog}(0.89) \sim \text{antilog}(1.23)=7.8 \sim 17.0 \text{ ng/day/100m}\ell$$

이 경우 신뢰구간은 기하평균을 중심으로 좌우대칭이 아니다. 대신에 신뢰구간의 상한값과 기하평균의 비 17.0/11.5=1.5는 기하평균과 하한값의 비 11.5/7.8=1.5와 같다. 표준편차를 원래 척도로 환원하면,

antilog(0.26)=1.82가 된다.

그러나, 이 경우도 환원값의 뜻하는 바가 쉽게 이해되지 않기 때문에 잘 사용하지 않는다. Kirkwood(1979)는 이 값을 기하 표준편차(geometric standard deviation)라고 명명한 바 있다.

19.1.4 곡선관계

[그림 19-4(a)]는 연령별로 6-티오구아닌(6-TG) 항임파구의 수를 나타낸 것인데, 둘 사이에는 곡선 관계가 있으나 연령이 증가할수록 6-티오구아닌 항임파구의 산포도가 증가하였다. [그림 19-4(b)]는 y값을 대수로 변환하여 나타낸 그림이다. 이를 보면 두 변수간의 관계가 직선관계로 변화하였다.

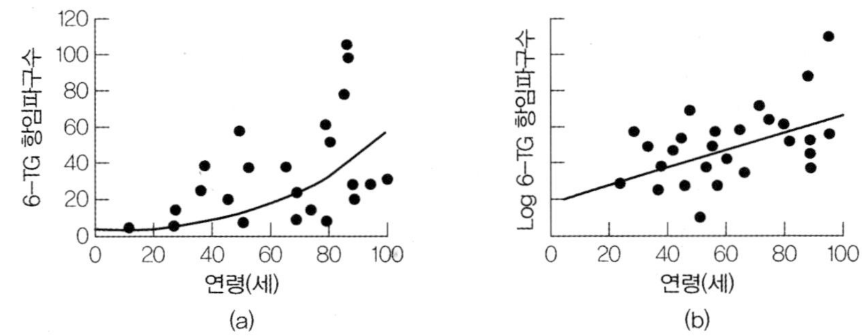

[그림 19-4] 연령별 6-TG 항임파구수

19.2 변환방법 선정(Choice of Transformation)

여러 가지 척도변환 방법 중 가장 흔히 사용되는 것은 대수변환 방법이다. 이 방법은 우향왜곡을 해소하는 데 적당하며 흔히 우향왜곡을 하는 변수는 잠복기, 생존기간, 기생충 수, 희석검사 결과(titres of dilution test), 약품투여량, 물질의 농도 등이 있다.

이외에도 왜곡분포 자료를 변환하는 방법은 여러 가지가 있으며 이를 [표 19-2]에 제시하였다. 예를 들면 역수변환(reciprocal transformation)은 수집된 자료가 대수정규분포보다 더 우향왜곡되었을 때 적당하며 평방근변환(square root transformation)은 대수정규분포보다 우향왜곡이 덜 심할 때 적당하다. 그러나 좌향왜곡시에는 평방변환(square transformation)이나 입방변환(cubic transformation) 등이 적합하다.

[표 19-2] 특정 변수의 분포 상황별 척도변환방법

상 황	변환방법
우향왜곡분포(유형 A)	
대수정규분포	대수변환(μ=log x)
대수정규분포보다 왜도가 심할 때	역수변환($\mu=1/\sqrt{x}$)
대수정규분포보다 왜도가 덜할 때	평방근변환($\mu=\sqrt{x}$)
좌향왜곡분포(유형 B)	
중등도 왜곡	평방변환($\mu=x^2$)
고도 왜곡	입방변환($\mu=x^3$)

19.2.1 자료변환의 SPSS 예제

당뇨병 환자와 정상인의 소변에 들어있는 β-TG(thromboglobulin)를 조사한 결과 당뇨병 환자에서 평균이 정상인보다 크게 높았다. 일반적으로 두 집단의 평균값 비교는 t 검정을 사용하여 비교하지만 본 예제의 경우에는 두 집단의 표준편차가 매우 다르기 때문에 로그변환(logarithmic transformation)을 하여 평균값을 비교하는 것이 좋다.

1) 프로그램

① SPSS 프로그램에서 자료가 있는 폴더의 파일 tg.sav를 불러온다.
파일 ▶ 열기 ▶ 데이터(A) ▶ tg.sav

② 로그변환을 실시한다.
변환(T) ▶ 변수계산(C) ▶ 대상변수(T)에 logTG ; 화면의 중간에 있는 함수집단(G)에서 산술을 선택 ▶ 함수 및 특수변수(F)에서 LG10[numexpr] 또는 LN[numexpr]을 클릭하여 위쪽의 상자로 옮긴다(그림 참조) ; 물음표에 베타tg를 옮긴다. ▶ 확인

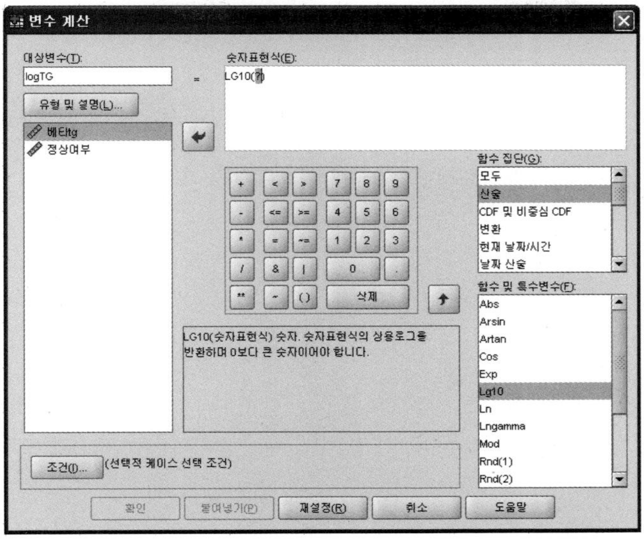

③ logTG에 대하여 정상인과 당뇨병환자의 독립표본 t 검정을 실시한다. (하는 방법은 앞장 참조)

2) 결과 및 해석

집단통계량

	정상 여부	N	평균	표준편차	평균의 표준오차
logTG	정상	12	1.0568	.25849	.07462
	당뇨	12	1.4725	.27661	.07985

독립표본 검정

		Levene의 등분산 검정		평균의 동일성에 대한 t-검정						
		F	유의확률	t	자유도	유의확률 (양쪽)	평균차	차이의 표준오차	차이의 95% 신뢰구간 하한	차이의 95% 신뢰구간 상한
logTG	등분산이 가정됨	.479	.496	-3.804	22	.001	-.41574	.10929	-.64239	-.18909
	등분산이 가정되지 않음			-3.804	21.900	.001	-.41574	.10929	-.64245	-.18903

기초통계량에서 정상인의 log β-TG는 평균 1.0568, 당뇨병 환자는 1.4725이다. 이에 대한 t 검정 결과 두 집단의 분산은 비슷하고(Levene's test 결과), 유의확률이 0.001로 당뇨병 환자에서 통계적으로 유의하게 높다고 해석한다.

제 20 장

논문 평가 방법

논문을 읽을 때는 대개 맨 먼저 초록을 읽음으로써 이 논문의 주제가 자신의 관심과 부합하는지를 쉽게 파악할 수 있다. 그러나 이 논문의 타당성(validity)을 평가해 보기 전에는 논문의 결론을 그대로 받아들여서는 안된다. 논문을 평가하는 능력은 물론 많은 경험을 필요로 하지만 논문을 읽기 전에 마음 속으로 준비를 하고 읽으면 많은 도움이 된다. 논문을 평가할 때 도움이 되는 지침은 다음과 같다.

20.1 연구가설(The research hypothesis)

1) 연구가설 파악
2) 연구수행 이유
3) 나의 흥미와 부합여부
4) 논문결과의 파급효과(practical or scientific merit)

20.2 변수(Variables studied)

1) 연구에 포함된 변수 파악
   종속변수
   독립변수
2) 조사된 변수가 연구가설을 검증하는 데 적합한가?
   내가 가지고 있는 관련가능 변수목록과 비교한다.
3) 중요한 혼란변수의 누락 여부 검토
4) 변수 측정방법
   - 정확성
   - 변수 측정척도는 연구가설을 검정하기에 적합한가?

20.3 연구설계(The study design)

1) 연구방법(실험, 관찰)
2) 연구단위(study unit)
3) 표본추출방법(확률표본, 비확률표본)
4) 목표모집단(target population)
5) 표본(study population, sample)
6) 연구대상자 선정기준(inclusion criteria)과 배제기준(exclusion criteria)
7) 비교집단(control group)의 적절성. 실험시의 확률할당과 맹검법 여부

20.4 표본수(Sample size)

표본수가 큰 연구일수록 그 결과에 대한 신뢰성은 높아진다. 따라서 어떤 연구든지 신뢰성 있는 결과를 얻으려면 표본수가 충분히 커야 한다. 표본수가 클수록 통계학적 검정력이 커진

다. 표본수가 아주 커지면 집단간의 사소한 차이도 통계학적으로 유의한 차이가 되나 표본수가 작아지면 집단간의 큰 차이도 통계학적으로 유의한 차이가 되지 못한다. 그러므로 통계학적으로 유의하지 못한 결과가 표본수의 과소로 인한 것이 아닌지 고려해야 한다.

20.5 자료의 완전성(Completeness of the data)

임상연구에서 흔히 당하는 곤란은 누락된 자료가 많다는 점이다. 특히 환자기록을 이용하는 연구에서는 환자에 따라 필요로 하는 자료가 기록이 안되어 있는 경우를 흔히 볼 수 있다. 비록 표본수가 아주 크더라도 자료 누락률이 크다면(예를 들어, 20% 이상) 여기서 얻어진 결과는 신뢰성을 의심할 수밖에 없다.

20.6 기술통계의 적절성(Appropriate descriptive statistics)

1) 표와 도표 작성방법의 적절성
2) 표준편차와 표준오차의 구별
3) 변동계수(coefficient of variation)가 30% 이상이면 모집단의 실제 차이가 잘 발견되지 않을 가능성이 높다.

20.7 통계적 추론방법의 적절성 (Appropriate statistical methods for inference)

1) 연구방법에서 사용한 통계적 검정방법을 명시하였는가?
2) 결과표에 사용한 통계적 방법과 유의확률(p-value)을 제시하였는가?
3) 각 통계적 검정에 대한 영가설의 파악
4) 사용한 통계적 검정방법이 연구설계와 측정척도에 적합한가?

5) 사용한 통계적 검정방법이 각 방법에 필요로 하는 가정(독립표본, 확률표본, 정규분포, 등분산 등)에 비추어 적합한가?
6) 많은 가설검정시에 초래되는 문제점 고려

20.8 결론의 논리성(Logic of the conclusions)

1) 결과로부터 도출된 결론에 논리의 비약이 없는가?
2) 결론이 연구목적과 부합되는가?
3) 결론을 적합한 모집단에 적용하였는가?
   특수한 집단에서 도출된 결과를 일반 집단에 적용하지 않았는가?
   적용하였다면 이는 합당한가?

부 록

- 부록 1. 통계학적 검정력(Statistical Power)
- 부록 2. 통계학적 유의성(Statistical Significance)
- 부록 3. IBM SPSS Statistics 사용법
- 부록 4. SPSS 예제에 사용된 자료
- 부록 5. 보건통계지표

부록 1

통계학적 검정력(Statistical Power)

제8장에서 제1종(α)오류는 설정된 영가설이 옳음에도 그것이 틀렸다고 판정하는 확률이며, 제2종(β) 오류는 설정된 영가설이 틀렸는데도 불구하고 옳다고 판정하는 확률이라고 하였다.

통계학적 검정력이란 $1-\beta$로 측정된다. 즉, 설정된 영가설이 틀렸을 때 이를 틀렸다고 옳게 판정하는 확률이다. 예를 들어, 연구자가 β오류의 최대 허용한계를 0.1로 설정하였다면 이는 설정된 영가설이 틀렸을 때 그 가설이 옳다고 잘못 판정할 확률을 10%(β) 이하로 하겠다는 뜻이 된다. 이를 달리 설명하면 설정된 영가설이 틀렸을 때 그 가설이 틀렸다고 옳게 판정하는 확률을 90%($1-\beta$) 이상으로 하겠다는 뜻도 된다. β오류를 설정하는 데 정해진 기준은 없다. 그러나 일반적으로 α오류는 0.05, β오류는 0.20(통계학적 검정력은 0.80)을 흔히 사용한다.

통계학적 검정시 α오류와 β오류는 가능한 한 줄이는 것이 좋다. 다음은 β오류를 줄이는 (통계학적 검정력을 높이는) 요소들이다.

첫째, 모평균값 μ_1과 μ_2의 차이의 절대값(absolute difference)이 클 때

둘째, 표본수가 클 때

셋째, 모분산 σ^2가 작을 때

넷째, 양측검정보다는 단측검정을 할 때

다섯째, 유의수준을 크게 할 때, 그러나 이 방법은 1종 오류가 증가하기 때문에 실제로 적용하기에는 적당치 않다.

여섯째, 여러 검정법 중 가장 통계학적 검정력이 높은 검정법을 사용한다. 예를 들면 정규분포를 하는 자료는 비모수검정을 하는 것보다 모수검정(예 : t 검정)을 하는 것이 통계학적 검정력이 높다.

통계학적 검정력(statistical power)은 진단검사법의 민감성(sensitivity)과 비슷한 특성을 가지고 있다. [표 1-1]은 유방의 종괴(breast mass)에 대한 생검(biopsy)을 했을 때의 네 가지 가능한 결과를 정리한 표이며, [표 1-2]는 연구가설을 검정했을 때 나올 수 있는 네 가지 가능한 결과를 정리한 표이다.

유방의 종괴가 악성종양일 때 진단검사상에 양성으로 나오는 확률, 즉 민감성(sensitivity)은 약품 A와 약품 B의 궤양 치료율이 실제로 다를 때 통계학적 검정상 차이가 있다고 판정하는 확률, 즉 통계학적 검정력(statistical power)과 비슷한 의미를 가진다. [표 1-3]은 진단검사법과 통계학적 검정간의 비슷한 개념을 정리한 것이다.[1)]

[표 1-1] 유방의 종괴에 대한 생검시 나올 수 있는 네 가지 가능한 결과

		악성종양일 때	양성종양일 때
생검결과	양 성 (+)	양성(true-positive) 생검결과 옳음	의양성(false-positive) 생검결과 틀림
	음 성 (-)	의음성(false-negative) 생검결과 틀림	음성(true-negative) 생검결과 옳음

[표 1-2] 연구가설 검정시 나올 수 있는 네 가지 가능한 결과

		연구가설이	
		참일 때 (약물 A와 B의 궤양 치료율에 차이가 있다)	거짓일 때 (약물 A와 B의 궤양 치료율에 차이가 없다)
생검결과 (유의한 차이)	양 성 (+)	양성(true-positive) (연구결과 옳음)	의양성(false-positive) (연구결과 틀림)
	음 성 (-)	의음성(false-negative) (연구결과 틀림)	음성(true-negative) (연구결과 옳음)

[표 1-3] 진단검사법과 통계학적 검정간의 비슷한 개념 요약

진단검사법	통계학적 검정
질병 없음	영가설 옳음
질병 있음	연구가설 옳음
결과-양성(정상범위 밖에 있음)	결과-양성(영가설 기각)
결과-음성(정상범위 내에 있음)	결과-음성(영가설 수용)
민감성	통계학적 검정력
의양성률(1-특이성)	p 값
질병이 있을 사전확률	연구가설이 참일 사전확률
진단결과 양성(음성)예측도	연구의 양성(음성) 예측도

1) 자세한 설명은 Browner WS and Newman TB : Are all significant p values created equal? JAMA 257 : 2459-2463. 1987을 참고하시오.

부록 2

통계학적 유의성(Statistical Significance)

많은 학문분야에서 연구결과 검정시에 통계학을 이용하는 빈도가 점차 증가하고 있다. 그러나 이러한 과정에서 통계학적 유의성을 과신하거나 이를 부주의하게 사용하는 경우도 많다. 다음은 흔히 일어나고 있는 통계학적 유의성의 남용과 그릇된 해석의 예이다.

1 유의수준의 선정

흔히 사용되는 유의수준은 0.01 혹은 0.05이다. 그러나 이 중 어떤 것을 사용하느냐 하는 것은 첫째로, 영가설이 얼마나 그럴 듯하는가에 달려 있다. 만약 영가설이 과거의 지식과 일치하는 경우에 이를 기각하려면 강력한 증거(낮은 유의수준)가 필요하다. 둘째로, 영가설을 기각했을 때 그 판단이 미치는 파장을 고려하여야 한다. 만약 영가설의 기각이 기존의 치료법이나 정책을 뒤바뀌게 하여 큰 비용이 들게 한다면 이때도 영가설을 기각하는 데 강력한 증거가 필요하다.

아무튼, 유의수준을 어떻게 설정하느냐 하는 것은 주관적인 요소가 개입되는 것으로 사람에 따라 적절하다고 생각되는 유의수준이 달라질 수 있다. 이런 연유로 최근에는 유의확률(p-value)을 제시하여 독자의 이해를 돕는 예가 늘고 있다.

2 통계학적 유의성의 의미

예를 들어 A, B 두 혈압강하제의 효과를 t 검정한 결과 $p < 0.01$이었다면 이는 A, B 두 약품의 혈압강하제의 효과에 차이가 있을 가능성이 높다는 증거(evidence)가 강력하다는 뜻이다. 그러나 이는 약품의 종류와 혈압강하 정도간에 관련이 있을 가능성이 높다는 뜻이지 두 변수간에 관련성이 높다(strong association)는 뜻은 아니다.

다른 예를 들어보자. 혈중 콜레스테롤과 피부두께의 단순상관계수가 $r=0.08$, $p < 0.01$이

었다면 이는 두 변수간에 관련성이 있을 가능성은 높으나($p < 0.01$이므로) 그 관련성이 높지는 않다($r = 0.08$이므로). 이처럼 질병발생에 관련된 요인의 통계학적 유의성이 높다(유의확률이 낮다) 하더라도 그 관련성이 높지 않으면 실제 상황에서 질병을 예방하는 데는 중요한 역할을 하지 못하게 된다.

3 통계학적 검정결과 유의성이 낮았을 때

학술잡지에 실린 논문을 보면 대개 5~6개 이하의 결과표를 제시하고 있으며 그 결과는 거의가 유의확률이 5% 이하이다. 이는 한편의 논문을 작성할 때는 제시된 결과보다 훨씬 많은 수의 통계학적 검정을 하지만 이 중 통계학적으로 유의한 결과만을 제시하였기 때문이다. 이러한 게재원칙(publication policy)은 옳지 않다.

통계학적 검정결과 유의한 결과를 얻지 못하였더라도 기존의 지식에 비추어 볼 때 유의한 결과가 있을 가능성이 높았다면 이는 아주 흥미있는 결과이기 때문에 이를 묵살하지 말고 보고해야 한다. 통계학적으로 유의한 결과가 아니라고 이를 보고하지 않으면 다른 연구자가 이러한 과정을 반복하게 됨으로써 이 또한 학문의 발전을 저해하는 행위가 된다.

4 통계학적 유의성이 모든 종류의 자료에 다 적용되지는 않는다

통계학적 유의성과 신뢰구간은 모두 확률의 법칙에 근거한 것이다. 따라서 이들은 잘 계획된 자료수집 방법하에 추출된 확률표본에만 적용할 수 있다. 그러나 의학적 연구에서는 비확률표본을 사용하는 경우도 많은데, 이 때의 통계학적 추론은 원칙에서 벗어났기 때문에 극히 조심해야 한다.

5 많은 연구가설을 검정할 때의 문제점

예를 들어, 100개의 연구가설을 검정한 결과 이 중 5개가 5%의 유의수준에서 유의한 결과를 얻었을 때 이 5개의 가설을 기각하고 여기에 의미를 부여할 수 있을까? 누구나 고개를 저을 것이다. 5%의 유의수준하에 100개의 가설 중 5개가 기각되는 것은 가설이 모두 옳다 하더라도 확률상으로 당연한 결과이다.

대개 한 연구를 수행할 때에는 연구시작 전에 수립하였던 주 연구가설 외에도 분석과정에서 많은 부수적인 가설을 검정하게 되므로 이러한 문제점이 발생하게 된다. 따라서 특히 부수적 가설을 기각할 때는 유의수준을 1% 이하로 하는 것이 바람직하며, 유의수준을 5%로 할 때에는 신중을 기해야 한다.

부록 3 IBM SPSS Statistics 사용법

I SPSS의 개요

1. SPSS란?

SPSS란 Statistical Package for Social Science의 약자로서 사회과학을 연구하는 사람들이 컴퓨터를 이용하여 보다 편리하고 보다 쉽게 통계를 처리할 수 있도록 만들어진 통계전용 프로그램이다.

이 프로그램은 단순한 기술통계에서 복잡한 다변량통계분석까지 원하는 결과를 자유자재로 사용할 수 있으며, 소형 컴퓨터에서 DOS 형태로 사용할 수 있는 프로그램이 개발된 이후 현재는 윈도우에서 사용이 가능하며, 다른 통계전용 프로그램에 비하여 초보자에서 사용하기가 쉽고, 전문가들을 위한 다양한 통계기법이 있으며, 현재는 SPSS 통계분석 패키지 명칭이 IBM SPSS Statistics로 변경되었다.

II 기초지식

1. 변수

변수라는 것은 프로그램에서 특정 자료형의 값을 가지고 있는 저장 장소를 가리키는 것으로서 생성 규칙은 다음과 같다.

- 변수의 길이는 8자 이상도 가능하지만 너무 길면 분석시 불편하다(알파벳은 8자, 한글은 4자 이내가 적당하다).
- 첫 글자에는 숫자, 특수문자를 넣어서는 안 되며, 다음 글자부터는 임의의 영문과 숫자를 혼용해서 사용할 수 있다.
- 특수 문자(#, $, @ .....)는 사용할 수 없다.

- 중간에 공백이 있으면 안 된다.
- '–' 하이픈은 사용할 수 없지만 underbar(예; age_g)는 사용 가능하다.

2. SPSS의 시작

윈도우 프로그램 화면에 있는 IBM SPSS Statistics 심볼을 클릭하거나 C:\Program Files\SPSS\Statistics\24(version)\stats.exe를 바탕화면에 만들어서 사용해도 된다.

3. SPSS 화면 : 데이터 편집기 & 분석결과의 창

SPSS 화면에는 SPSS application window, Output window, Data editor window, Chart carousel window, Chart window, Syntax window 등이 있으며 주로 자료 입력 및 편집, 변수정의, 자료변환, 분석 등을 할 수 있는 자료 편집화면(Data editor window ; 그림 참조)과 분석결과를 볼 수 있는 결과화면(Output window)으로 나눌 수 있다.

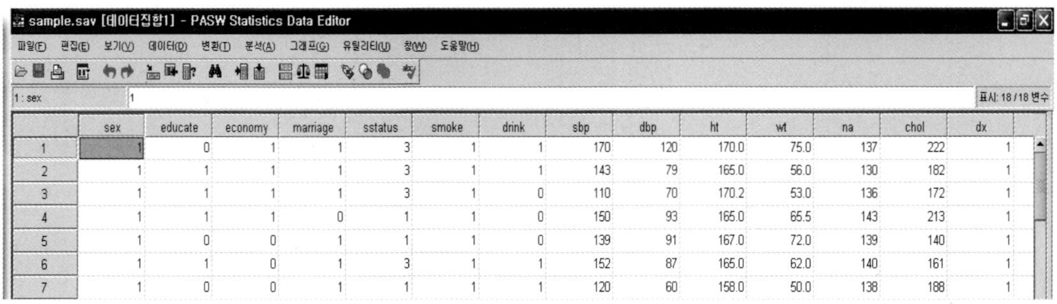

III SPSS의 주요 메뉴

1. 파일(File) : 데이터 파일과 자료의 입력

새로운 SPSS 파일, 기존 파일의 열기(O), 다른 소프트웨어 프로그램(엑셀, 데이터베이스 등)을 읽어들인다.

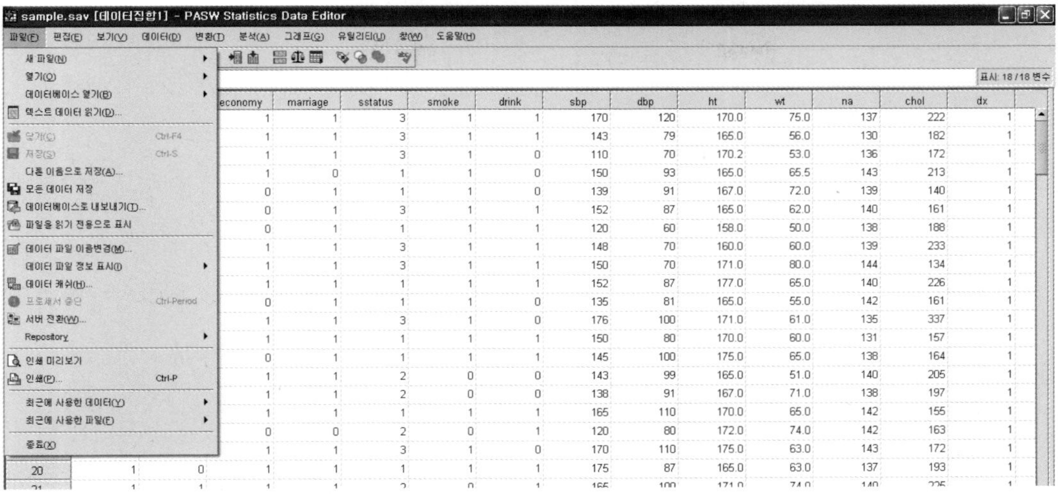

1) 새로운 데이터 파일의 생성

① SPSS에서 직접 파일을 생성하거나 한글(HWP)이나 엑셀, dbase에서 새로운 파일을 생성할 수 있다.

② 새로운 SPSS파일을 생성하고자 할 때 사용한다.
파일 ▶ 새파일 ▶ 데이터(D)

③ 변수를 정의하기 위하여 변수보기(Variables View) 화면으로 간다. 화면 아래 왼쪽 부분에 변수보기를 클릭한다.

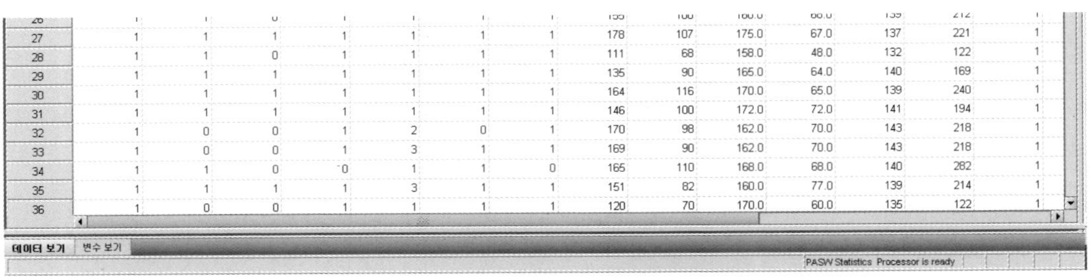

변수보기 화면에서는 변수의 이름(name), 유형(type), 자릿수(width), 소숫점 이하 자리(decimal), 값(value), 결측값(missing) 등을 결정할 수 있다.
• 이름 : 변수명을 입력한다

- 유형 : 숫자(Numeric), 문자(String), 날짜(Date)를 지정한다.
- 너비 & 소수점이하자리 : 변수의 자리수와 소수점 이하 자릿수를 정의한다.
- 설명 : 8자 이상의 변수를 설명하고자 할 때
- 값 : 변수값과 그것을 설명하고자 할 때(예 ; 1 – 남자, 2 – 여자)
- 결측값 : 결측값의 정의
  - – 빈 공란으로 둔 경우 : system–missing으로 처리된다.
  - – 결측값의 지정 : 9, 99, 999 등 원 자료에는 없는 값을 임의로 정하여 넣는다.

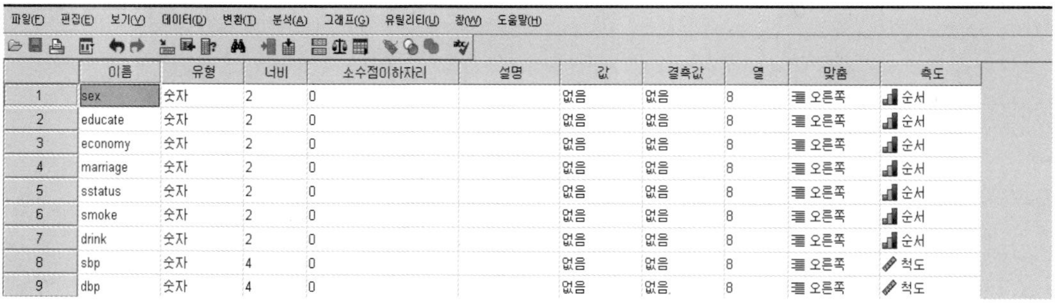

	이름	유형	너비	소수점이하자리	설명	값	결측값	열	맞춤	측도
1	sex	숫자	2	0		없음	없음	8	오른쪽	순서
2	educate	숫자	2	0		없음	없음	8	오른쪽	순서
3	economy	숫자	2	0		없음	없음	8	오른쪽	순서
4	marriage	숫자	2	0		없음	없음	8	오른쪽	순서
5	sstatus	숫자	2	0		없음	없음	8	오른쪽	순서
6	smoke	숫자	2	0		없음	없음	8	오른쪽	순서
7	drink	숫자	2	0		없음	없음	8	오른쪽	순서
8	sbp	숫자	4	0		없음	없음	8	오른쪽	척도
9	dbp	숫자	4	0		없음	없음	8	오른쪽	척도

데이터보기(Data View) 화면은 자료를 입력하는 곳인데 변수를 정의한 후 Data View로 와서 각 변수에 따라 개인의 기록을 적으면 된다. 각 열(column)은 변수를, 행(row)은 관측대상(사람, 실험동물, 사물)을 나타낸다.

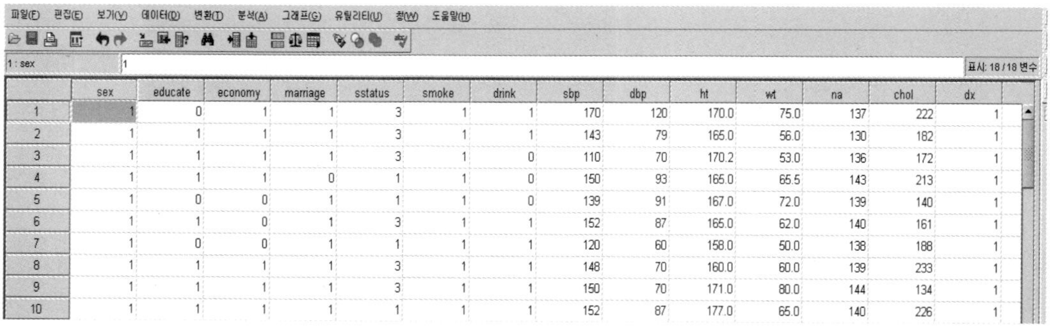

	sex	educate	economy	marriage	sstatus	smoke	drink	sbp	dbp	ht	wt	na	chol	dx
1	1	0	1	1	3	1	1	170	120	170.0	75.0	137	222	1
2	1	1	1	1	3	1	1	143	79	165.0	56.0	130	182	1
3	1	1	1	1	3	1	0	110	70	170.2	53.0	136	172	1
4	1	1	1	0	1	1	0	150	93	165.0	65.5	143	213	1
5	1	0	0	1	1	1	0	139	91	167.0	72.0	139	140	1
6	1	1	0	1	3	1	1	152	87	165.0	62.0	140	161	1
7	1	0	0	1	1	1	1	120	60	158.0	50.0	138	188	1
8	1	1	1	1	3	1	1	148	70	160.0	60.0	139	233	1
9	1	1	1	1	3	1	1	150	70	171.0	80.0	144	134	1
10	1	1	1	1	1	1	1	152	87	177.0	65.0	140	226	1

☞ 자료입력 참조

① coding instruction(Master code)을 꼭 만들 것

② 숫자(numeric)로 입력

2) 데이터 대화상자 열기

SPSS, 엑셀, dbase에서 작성된 파일을 SPSSWIN으로 읽어드리기 위해서 다음의 절차를 따른다.

파일 ▶ 열기 ▶ 데이터(A) ▶ 데이터 열기에서 분석하고자 하는 파일이 있는 위치로 이동(현재는 Program Files의 SPSS 디렉토리에 있음), 파일형식 : (파일의 확장어는 SPSS에서 자료는 *.sav, 분석결과는 *.spv ; 엑셀은 *.xls ; dbase는 *.dbf로 되어 있다)

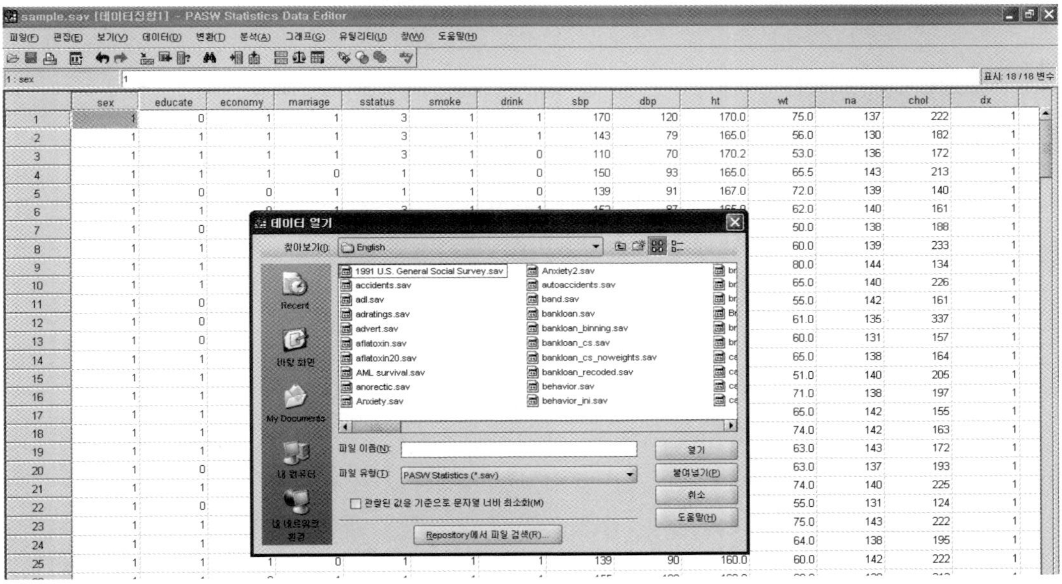

3) 데이터 파일의 저장

파일 ▶ 모든 데이터 저장(파일의 이름을 바꾸고 싶으면 데이터를 다른 이름으로 저장)

4) 데이터 또는 분석결과의 프린트

파일 ▶ 인쇄 : 프린트를 설정한 후에 인쇄범위를 결정한다.

2. 편집(Edit)

분석 결과물 또는 syntax 창의 내용을 수정 또는 자료를 오려두거나(Cut), 복사(Copy), 붙이기(Paste) 등을 실행한다.

3. 데이터(Data)

파일을 합하거나, 변수 및 사례들을 옮기거나, 사례의 부분 설정(subsets), 변환의 결과는 사용자가 저장하지 않는 한 임시 파일에만 적용될 뿐 원래 파일에는 아무런 영향을 주지 않는다.

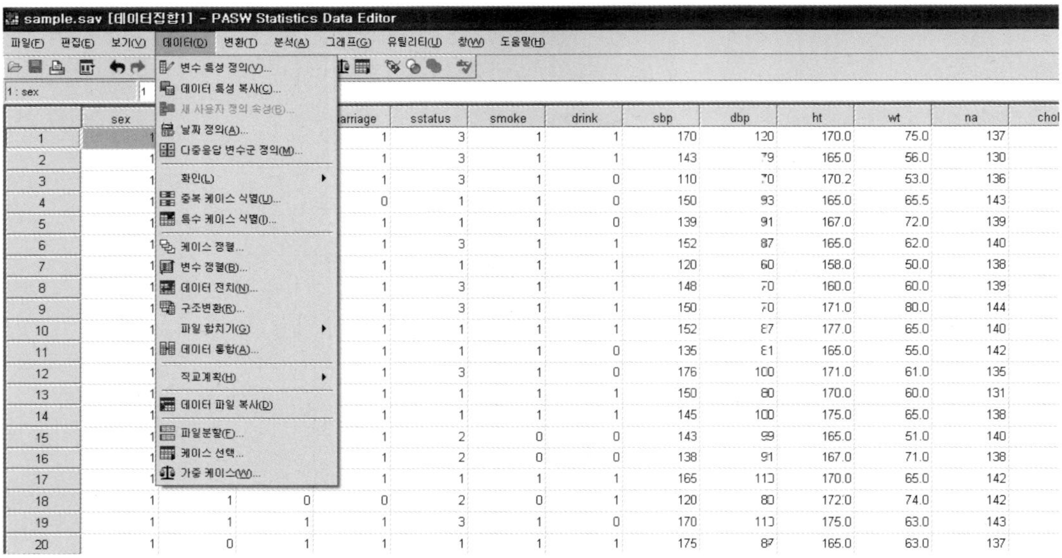

1) **변수삽입**(Insert Variable) : 새로운 변수를 입력하고자 할 때 사용한다. 커서를 새로운 변수를 넣고자 하는 위치의 변수 위에서 클릭하고(열의 색깔 변함), 마우스의 오른쪽을 누르고 변수삽입을 클릭하면 1개 열이 입력됨

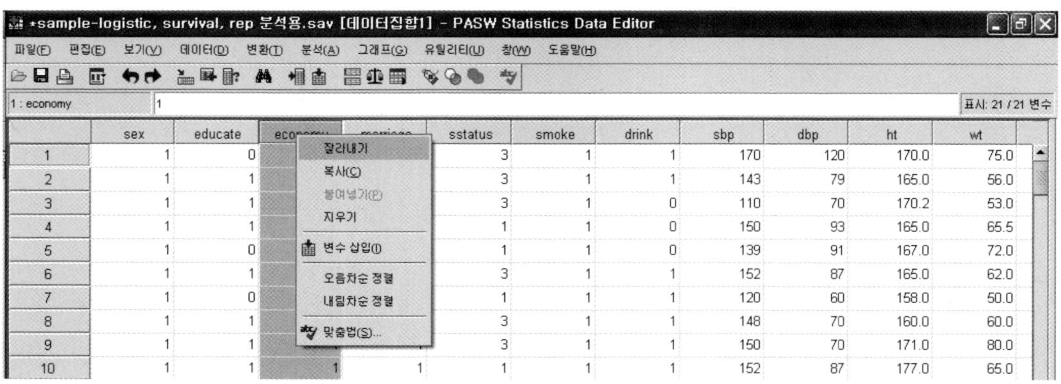

2) **케이스 삽입**(Insert Case) : 새로운 사례를 입력하고자 할 때 사용한다. 커서를 새로운 케이스를 넣고자 하는 위치의 케이스 위에서 클릭하고(행의 색깔 변함), 마우스의 오른쪽을 누르고 케이스 삽입을 클릭하면 1개 행이 입력된다.
3) **케이스 정렬** : 자료를 숫자, 크기, 또는 글자 순서대로 나열할 수 있다(Sort by 상자에 나열을 원하는 변수를 옮긴다).
4) **케이스 선택** : 필요한 항목만 선정하여 분석한다(예 ; 성별에서 남자를 선택하면 남자만 분석할 수 있음).
5) **가중 케이스** : 특정 변수에 가중치를 주고자 할 때 사용한다.

4. 자료변환(Transform)

데이터 파일에서 선택된 변수의 내용을 변형하거나 기존의 변수값에서 새로운 변수를 계산한다. 변환된 결과는 사용자가 저장하지 않는 한 기존 파일에는 영향을 주지 않는다.

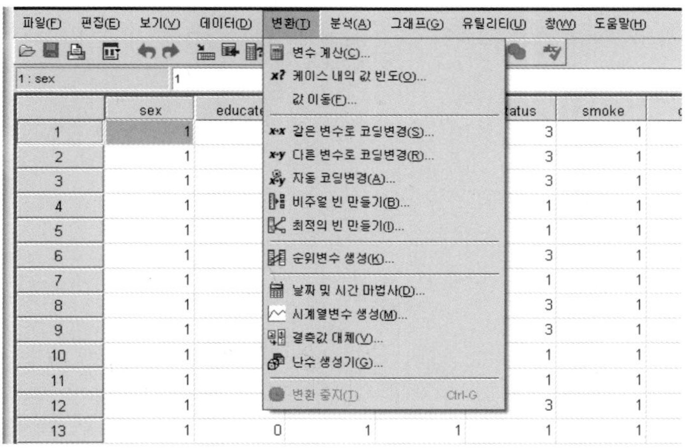

1) **변수값 계산**(Compute)
   ① **대상변수**(T) : 계산된 변수값을 받아들이는 변수명(기존 변수 또는 새로운 변수)
   ② **숫자표현식**(E) : 표적 변수값을 계산하기 위한 수식
   변환 ▶ 변수계산(C) ▶ 데이터 변환 후에 OK

☞ * : 곱셈,　/ : 나눗셈,　** : 지수(A**B → A^B),　| : 또는 (or)

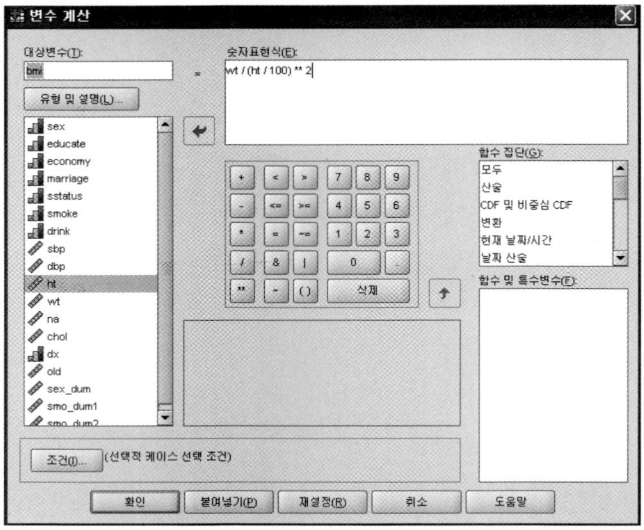

☞ 비교 연산자

비교 연산자는 두 개의 값을 비교하여 그 결과에 따라 자료를 처리하는 연산자로서 값이 작은지, 같은지 다른지 등을 판단한다. SPSS에서는 아래와 같은 비교 연산자가 있다.

= (같다)　　≠ (같지 않다)　　> (크다)
< (작다)　　>= (크거나 같다)　　<= (작거나 같다)

③ 함수(ABS(n) : 절대값, LN : 자연대수, SUM(v1, v2, v3) : 3개 변수의 합, MEAN(v1, v2, v3) : 3개 변수의 평균

2) 조건식 : 대화상자의 if를 선택한다

① v1 > 3 & v39 > 3 = 3 ; include의 문장 중 적당한 것을 선택한다.

② v2(근무년수) 가 20년 이상인 사람만 선택하여 분석을 하고자 할 때 사용한다.
데이터 ▶ 데이터 선택 ▶ 조건을 만족하는 케이스(C) ▶ 조건(I) ▶ 케이스 선택 v2 ≥ 20 ▶ 계속 ▶ 확인

③ 새로운 변수 설정
변환 ▶ 변수계산 ▶ 대상변수(T) (변수명), 숫자표현식(E) (값(예 ; 1) ▶ 조건 (1의 정

의를 위한 연산) systolic ≤ 2 and diastolic ≤ 2
– 같은 방법으로 다른 값 2와 3 등을 정의한다.

3) **변수값의 코딩변환**(Recode)

① **동일 변수명으로 코딩변환**
변환 ▶ 같은 변수로 코딩변경(S)

② **다른 변수명으로 코딩변환**
변환 ▶ 다른 변수로 코딩변경(R) ▶ 숫자변수 -> 출력변수 (바꾸기) ▶ 기존값 및 새로운 값(O)

③ 기타 모든 값(O) : 명시하지 않은 변수 이외의 값을 지정할 때 사용한다.

☞ 같은 변수명보다 다른 변수명으로 코딩변환을 하는 것이 좋다. 왜냐하면, 같은 변수명으로 하는 경우 원자료(raw data)의 값이 없어지기 때문이다.

5. 자료분석(Analyze)

교차분석, 분산분석, 상관관계, 선형회귀분석 등의 통계분석을 실시한다.

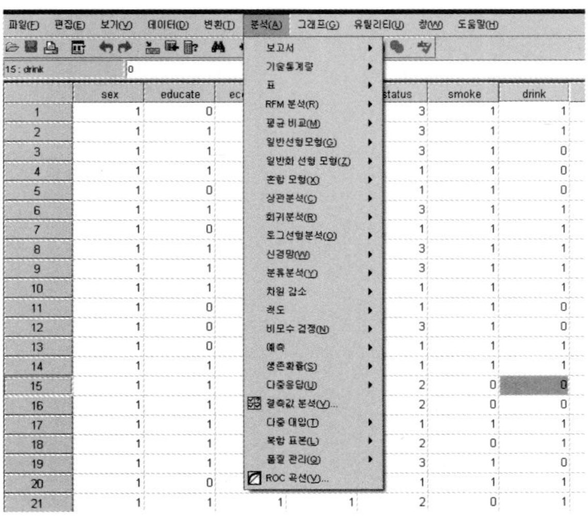

1) **빈도분석**(Frequency)

분석 ▶ 기술통계량 ▶ 빈도분석 ▶ 분석 원하는 변수 이동 ▶ 확인

- **통계량**(S) : 평균, 중앙값, 분산, 표준편차, percentile
- **도표**(C) : 정규분포 모양, 히스토그램, 막대도표

2) χ^2 test

분석 ▶ 기술통계량 ▶ 교차분석(C)

- **행**(W) : 세로 해당변수, 열(C) : 가로 해당변수
- **통계량**(S) : χ^2 값, 위험도(Risk)
- **셀**(E) : %, 기대값

3) t test

① **독립적인 두 집단간의 평균 비교**

분석 ▶ 평균비교(M) ▶ 독립표본 T검정(T)

- 검정변수(T) : 종속변수(연속변수이어야 한다)
- 집단변수(G) : 독립변수(범주형 변수) ▶ 집단정의(D) ▶ 범주형 변수의 값을 기록(예 : 남녀를 1과 2를 준 경우 : 집단 1에 1, 집단 2에 2를 각각 입력한다), 연속형 변수를 2개로 구분하여 비교하고자 할 때는 같은 분리점(C)의 ○에 마우스를 클릭한 후 한 점의 숫자를 입력한다.
- 옵션(O) : 신뢰구간을 결정(default는 95%)한다.

② **짝을 이룬 두 집단간의 평균비교**

분석 ▶ 평균비교(M) ▶ 대응표본 T검정(P)

- 짝을 이룬 변수를 차례대로 마우스로 클릭하면 아래쪽의 변수 1과 변수 2에 차례로 들어가고 ▶ 표시가 나타난다. 이것을 눌러주면 오른쪽 상자에 두 개의 변수가 들어간다.
- 옵션(O) : 신뢰구간을 결정(default는 95%)한다.

4) ANOVA(분산분석)

① **일원분산분석**(One-Way ANOVA)

분석 ▶ 평균비교(M) ▶ 일원배치 분산분석(O)

- 종속변수(E) : 종속변수(연속형 변수)
- 요인분석(F) : 독립변수(범주형 변수) ▶ Define Range(작은 값과 큰 값을 입력)
- 사후분석(H) : 여러 집단간의 평균이 같다는 귀무가설의 기각 후 유의한 차이를 갖는 집단을 밝힐 때 사용(Bonferroni, Duncan, Scheffe 이용)한다.
- 옵션(O) : 기술통계(D)를 누르면 평균, 표준편차 등이 제시된다.
  - 분산 동질성 검정(H)는 Levene 통계량
  - 결측값을 분석에 포함하고 싶지 않을 때 : 분석별 결측값 제외(A)

5) **상관분석**(Correlation)

① **단순상관관계**(Bivariate correlation)

분석 ▶ 상관분석(C) ▶ 이변량 상관계수(B) (상관계수는 Pearson, 양측 검정)

- 원하는 두 개의 변수를 오른쪽 상자에 넣은 후 확인
- 상관계수 : Pearson – 보통 연속변수간에 사용하는 상관계수 ; Spearman & Kendall's tau-b
- 순위상관계수
- 옵션(O) : 평균과 표준편차, 교차곱 편차와 공분산 등이 계산 가능하다.
- 산점도 : 그래프(G) ▶ 레거시 대화상자 ▶ 산점도, 점도표 ▶ 단순 산점도 ▶ 정의(예 ; Y축에 sbp, X축에 wt) ▶ 확인
- 산점도에 회귀선 그리는 법 ; 산점도의 결과에서 double click하면 도표 편집기로 이동됨 ▶ 요소 ▶ 전체 적합선 ▶ 파일 ▶ 닫기

② **편상관관계**(Partial correlation)

분석 ▶ 상관분석(C) ▶ 편상관계수(R)

- 한 변수를 통제한 상태에서 두 변수간의 상관관계를 본다.
  (예 : 교육수준과 소득의 관계를 보고자 할 때 젊은 사람은 교육수준은 높으나 근무년수가 적으므로 교육수준과 소득의 올바른 관련성을 찾기 힘들다. 이런 경우 근무년수

나 연령을 통제하고 보아야 함)

- 변수(V) : 상자에 두 개의 변수를 입력한다.
- 제어변수(C) : 통제하고 싶은 변수명을 선택한다.

6) **선형회귀분석**(Linear regression analysis)

① **단순회귀분석**(Simple regression analysis)

분석(A) ▶ 회귀분석(R) ▶ 선형(L)

- 종속변수(D) : 종속변수 – 독립변수(I) : 독립변수

☞ 잔차의 정규분포 산포도 : 잔차의 정규분포 가정을 검증하기 위하여 관측 누적확률과 기대 누적확률 사이의 산포도를 작성하는 것(회귀표준화 잔차의 P-P 도표) 분석(A) ▶ 회귀분석(R) ▶ 선형(L) (독립과 종속변수 입력) ▶ 도표 : ZPRED(표준예측치)는 Y, ZRESID(표준잔차)는 X)하고 정규확률도표(R)에 ☑ ▶ 계속 ▶ 확인

② **다중회귀분석**(Multiple regression analysis)

분석(A) ▶ 회귀분석(R) ▶ 선형(L)

- 다중회귀분석 실시 전에 각 설명변수와 종속변수간의 산포도를 작성하여 극단치(outliers)의 유무나 상관분석으로 상관관계를 보는 것이 좋다.
- 독립변수(I) : 원하는 모든 변수들을 넣는다.
- 방법(M) : 모든 변수를 다 넣고자 할 때(Enter), 단계적 변수등록 및 제거, 블록내 변수에 대한 등록 및 제거가 각 단계별로 분석(Stepwise) 한다.

7) Multiple response analysis

- 1명이 응답을 2개 이상한 경우에 사용한다.
- 자료입력방법 : col에 변수명을 주고 0과 1로 기록하는 법과(dichotomous), 번호를 각각 주는 법이 있다.

① Multiple Response Define Sets

- 초기자료를 이분형 또는 범주(same range로 하기 위해)로 code 가능
- 최대 20개까지의 set을 만들 수 있다.
- 분석(A) ▶ 다중응답(U) ▶ 변수군 정의(E) ▶ 2개 이상의 변수를 선택 ▶ 변수가 이

분형(D)인 경우 세고 싶은 숫자를 □에 넣음, 범주인 경우는 범위를 넣음 ▶ unique name을 각 다중응답 변수군에 넣음 ▶ 클릭 추가

② Multiple Response Frequencies

- multiple response set에 대한 frequency table을 만든다.
- 결측값 : 결측값은 table을 만들면 제거된다.
- 분석(A) ▶ 다중응답(U) ▶ 빈도분석(F)

③ Multiple Response Crosstabs

- select를 define range해야 한다.
- 분석(A) ▶ 다중응답(U) ▶ 교차분석(C)(Options에서 % 포함 가능)

6. 그래프(Graphics)

다양한 그림(막대도표, 원도표, 히스토그램 등)을 그릴 수 있다.

1) 막대그래프

그래프 ▶ 레거시 대화상자 ▶ 단순 ▶ 범주축에 원하는 범주형 변수를 이동시킨 후 ▶ 확인

2) 원그래프

그래프 ▶ 레거시 대화상자 ▶ 원 ▶ 정의 ▶ 조각기준변수에 원하는 범주형 변수를 이동 ▶ 확인

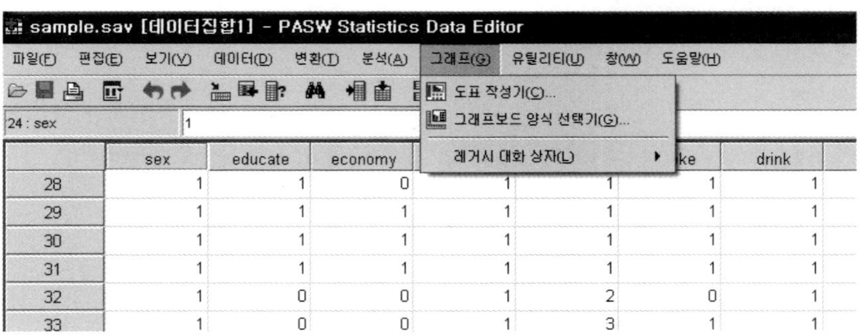

7. SPSS 결과

- 분석결과는 output 화면에 나오며 저장을 하면 *.spo의 형태르 저장이 된다.
- 결과의 프린트는 페이지를 없애거나 필요한 부분만 프린트하는 것이 좋다(HWP로 불러서 edit 가능).
- SPSS의 Output 화면에서 파일 ▶ 내보내기(E) ▶ 유형(파일 형식 결정 ; *.doc, *.ppt 등) ▶ 파일이름 (파일이 저장될 폴더까지 정의) ▶ 확인

8. syntax 파일의 이용

반복되는 명령, recode, compute, analyze 한 자료들의 내용을 파악할 때 이용하면 도움이 된다(예 : 빈도분석을 하는 경우 분석하고자 하는 변수를 오른쪽 상자에 옮긴 후 그림 1에 화면 오른쪽 위에 있는 붙여넣기(P)를 누르면 Syntax 화면이 뜨고 그 곳에 DOS 형태로 프로그램된 내용이 뜨게 된다(그림 2)).

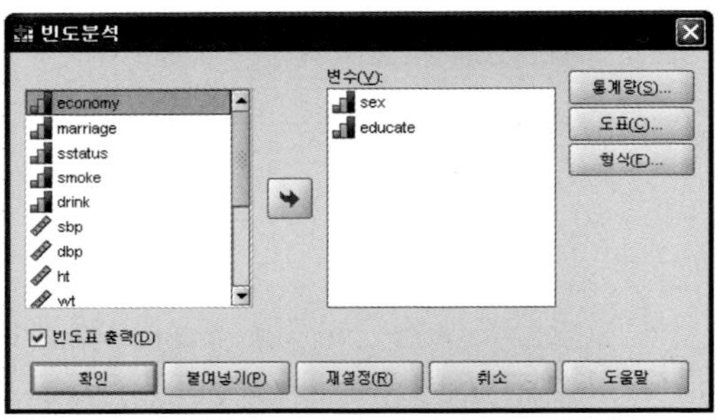

[그림 1]

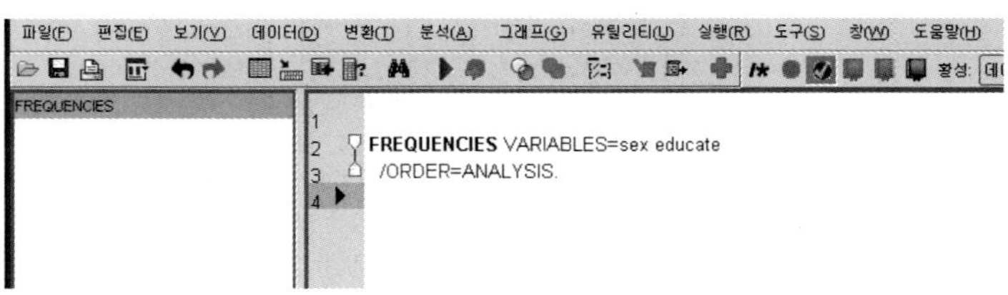

[그림 2]

|예 제|

1. JNC-7에 의한 혈압분류

Classification of Blood Pressure for Adults

BP Classification	Systolic BP	Diastolic BP
Normal	< 120	And < 80
Prehypertension	120–139	Or 80–89
Stage 1 HTN	140–159	Or 90–99
Stage 2 HTN	160 or more	Or 100 or more

2. 명령문(syntax 파일) 만드는 방법

파일 ▶ 새파일 ▶ 명령문 (〈보기〉의 문장을 써넣음) ▶ 실행 ▶ 모두 (명령을 원하는 부분만 블록하여서 '선택영역'만 명령을 실행해도 됨) 명령을 실행하면 데이터 화면의 끝부분에 새로운 변수 혈압수준이 생성된다. 명령문의 문장은 가로( ), 점(.) 등을 정확하게 써 넣어야 하고, 이 명령문을 다시 사용하고 싶으면 저장하였다가 나중에 사용해도 된다. 이때 파일은 '파일명.sps'로 저장이 된다.

〈보기〉

```
IF ( sbp < 120 & dbp < 80) 혈압수준 = 1 .
IF ( (sbp >=  120 & sbp <= 139) | ( dbp >= 80 & dbp <= 89)) 혈압수준 = 2 .
IF ( (sbp >=  140 & sbp <= 159) | ( dbp >= 90 & dbp <= 99)) 혈압수준 = 3 .
IF ( sbp >= 160  | dbp >= 100) 혈압수준 = 4 .
EXECUTE .
```

9. SPSS에 사용된 영문버전과 한글버전 색인

영문	한글	영문	한글
File	파일	Out Variable	출력변수
New	새로만들기	Old & New Value	기존값 및 새로운값
Open	열기	Old Value	기존값
Save	저장	New Value	새로운 값
Save As	다른 이름으로 저장		
		Analyze	분석
Edit	편집	Descriptive Statistics	기술통계량
Cut	잘라내기	Frequencies	빈도분석
Copy	복사	Descriptives	기술통계
Paste	붙여넣기	Crosstabs	교차분석
Clear	지우기	Statistics	통계량
		Charts	도표
View	보기	Compare Means	평균비교
Value Labels	변수값 설명	Independent-Samples T test	독립표본 T 검정
		Test Variables	검정변수
Data	데이터	Grouping Variable	집단변수
Insert Variable	변수삽입	Paired-Samples T Test	대응표본 T 검정
Insert Case	케이스삽입	Paired Variables	대응변수
Sort Case	케이스정렬	One-Way ANOVA	일원배치분산분석
Select Case	케이스선택	Dependent List	종속변수
Weight Case	가중값 부여	Factor	요인
		Post Hoc	사후분석
Transform	변환		
Compute	변수계산	Graph	그래프
Recode	코딩변경	Bar	막대도표
Target Variable	대상변수	Line	선도표
Numeric Expression	숫자표현식	Area	면적도표
If	조건	Pie	원도표
Into Same Variable	같은변수로	Scatter	산점도
Into Different Variable	새로운 변수로	Histogram	히스토그램

부록 4

SPSS 예제에 사용된 자료*

자료 1 : 다음의 자료는 대학병원에 입원한 허혈성 뇌혈관질환자 91명과 뇌혈관질환이 없는 소화기내과, 호흡기내과, 일반내과에 입원한 환자 267명에 대한 조사자료이다.
파일이름 : sample.sav

〈뇌혈관질환 자료에 대한 Master Code〉

변수명	변수 설명	변수 코드
sex	성별	남자 = 1 ; 여자 = 2
economy	소득수준	저소득 = 0 ; 고소득 = 1
educate	교육수준	초등 졸 이하 = 0 ; 중퇴 이상 = 1
marriage	결혼여부	미혼 = 0 ; 기혼 =1
sstatus	흡연상태	피운다 = 1 ; 안 피운다 = 2 ; 피다 끊었다= 3
smoke	흡연여부	비흡연자 = 0 ; 흡연자 = 1
drink	음주여부	비음주자 = 0 ; 음주자 = 1
sbp	수축기혈압	연속변수로 mmHg 단위
dbp	이완기혈압	연속변수로 mmHg 단위
ht	신장	연속변수로 cm 단위
wt	체중	연속변수로 kg 단위
na	혈중 나트륨 농도	연속변수로 mg/dℓ 단위
chol	혈중 콜레스테롤 농도	연속변수로 mg/dℓ 단위
dx	뇌혈관 질환 여부	대조군 = 0 ; 뇌혈관질환자 = 1
old	연령	조사 당시의 연령

자료 2 : 입원 환자의 혈압 측정 자료이다.
파일명: paired.sav

* 본 교재에서 사용된 SPSS 예제의 데이터는 계축문화사 홈페이지(http://gyechuk.co.kr) '자료실'에서 자료를 다운받을 수 있다.

〈짝 비교 분석 자료에 대한 Master Code〉

변수명	변수 설명	변수 코드
id	일련번호	
y1	입원 시 혈압	연속변수로 mmHg
y2	입원 48시간 후 혈압	연속변수로 mmHg
y3	퇴원 시 혈압	연속변수로 mmHg
dx1	진단명1	1 : 질병있음, 0 : 질병없음
dx2	진단명2	1 : 질병있음, 0 : 질병없음

자료 3 : 일반 직장인(N=9903)의 피로수준을 측정한 자료이다.

파일명 : 피로.sav

〈요인분석 및 신뢰도분석 자료에 대한 Master Code〉

변수명	변수 설명	변수 코드
성별	성별	1 : 남자, 2 : 여자
연령	연령	실수
학력	최종 교육상태	1 : 중졸이하, 2 : 고졸, 3 : 전문대졸, 4 : 대졸이상
결혼	결혼상태	1 : 미혼, 2 : 기혼, 3 : 이혼, 4 : 사별, 5 : 별거
피로1	피로1 설문문항	7점 척도 (1 : 전혀 아니다 – 7 : 매우 그렇다)
피로2	피로2 설문문항	7점 척도 (1 : 전혀 아니다 – 7 : 매우 그렇다)
피로3	피로3 설문문항	7점 척도 (1 : 전혀 아니다 – 7 : 매우 그렇다)
피로4	피로4 설문문항	7점 척도 (1 : 전혀 아니다 – 7 : 매우 그렇다)
피로5	피로5 설문문항	7점 척도 (1 : 전혀 아니다 – 7 : 매우 그렇다)
피로6	피로6 설문문항	7점 척도 (1 : 전혀 아니다 – 7 : 매우 그렇다)
피로7	피로7 설문문항	7점 척도 (1 : 전혀 아니다 – 7 : 매우 그렇다)
피로8	피로8 설문문항	7점 척도 (1 : 전혀 아니다 – 7 : 매우 그렇다)
피로9	피로9 설문문항	7점 척도 (1 : 전혀 아니다 – 7 : 매우 그렇다)
피로10	피로10 설문문항	7점 척도 (1 : 전혀 아니다 – 7 : 매우 그렇다)
피로11	피로11 설문문항	7점 척도 (1 : 전혀 아니다 – 7 : 매우 그렇다)
피로12	피로12 설문문항	7점 척도 (1 : 전혀 아니다 – 7 : 매우 그렇다)
피로13	피로13 설문문항	7점 척도 (1 : 전혀 아니다 – 7 : 매우 그렇다)
피로14	피로14 설문문항	7점 척도 (1 : 전혀 아니다 – 7 : 매우 그렇다)
피로15	피로15 설문문항	7점 척도 (1 : 전혀 아니다 – 7 : 매우 그렇다)
피로16	피로16 설문문항	7점 척도 (1 : 전혀 아니다 – 7 : 매우 그렇다)
피로17	피로17 설문문항	7점 척도 (1 : 전혀 아니다 – 7 : 매우 그렇다)
피로18	피로18 설문문항	7점 척도 (1 : 전혀 아니다 – 7 : 매우 그렇다)
피로19	피로19 설문문항	7점 척도 (1 : 전혀 아니다 – 7 : 매우 그렇다)

자료 4 : 유방암 환자 1,207명의 생존과 관련된 자료이다.

파일이름 : breast cancer survival.sav

〈생존분석 자료에 대한 Master Code〉

변수명	변수 설명	변수 코드
id	일련번호	일련번호
age	연령 (년)	연속변수로 년 단위
pathsize	종양 크기	연속변수로 cm 단위
lnpos	액와림프절 전이수	연속변수로 개 단위
histgrad	조직학적 등급	1=1등급, 2=2등급, 3=3등급, 4=모름
er	에스트로젠 수용체	0=음성, 1=양성, 2=모름
pr	프로게스테론 수용체	0=음성, 1=양성, 2=모름
status	상태	0=censored, 1=사망
pathscat	종양크기	0: 0cm, 1: ≤2cm, 2: 2-5cm, 3: > 5cm
ln-yesno	림프절 전이여부	0: 없음, 1: 있음
time	생존기간	연속변수로 월 단위

자료 5 : 16명의 실험대상자들에게 식이요법을 실시하여, 최초 측정한 중성지방과 체중이 시간이 지남에 따라 변화하는 양상을 4회 측정한 자료이다.

파일명 : dietstudy.sav

〈반복측정 분산분석자료 dietstudy에 대한 Master Code〉

변수명	변수 설명	변수 코드
patid	환자번호	일련번호
age	연령	연속변수(세)
gender	성별	0=남자, 1=여자
tg0	최초 측정된 중성지방 수치	연속변수(mg/dl)
tg1	식이요법 후 첫번째 측정된 중성지방 수치	연속변수(mg/dl)
tg2	식이요법 후 두번째 측정된 중성지방 수치	연속변수(mg/dl)
tg3	식이요법 후 세번째 측정된 중성지방 수치	연속변수(mg/dl)
tg4	식이요법 후 네번째 측정된 중성지방 수치	연속변수(mg/dl)
wgt0	최초 측정된 체중	연속변수(pound)
wgt1	식이요법 후 첫번째 측정된 체중	연속변수(pound)
wgt2	식이요법 후 두번째 측정된 체중	연속변수(pound)
wgt3	식이요법 후 세번째 측정된 체중	연속변수(pound)
wgt4	식이요법 후 네번째 측정된 체중	연속변수(pound)

자료 6 : 72명의 정상인과 심근경색증(Myocardial infarction, MI) 환자에서 혈청 표지 효소인 Creatine kinase(CK)와 Aspartate transaminase(AST)를 측정한 가상 자료이다.

〈ROC 곡선 분석 자료에 대한 Master Code〉

변수명	변수 설명	변수 코드
MI	심근경색증 여부	0=정상, 1=심근경색증
CK	크레아틴 키나아제(근육활동시에 ATP 생성반응을 촉매하는 효소)	연속변수(IU/L)
AST	아스파르테이트아미노전달효소	연속변수(IU/L)

부록 5

보건통계지표

1 정 의

개인이나 집단의 건강수준을 관찰하고 평가하기 위하여 사용되는 지표로, 보건지표 또는 건강지표라고도 하며 영어의 health indicator, health index를 번역한 것이다.

2 사망에 관한 지표

1) 보통사망률(crude death rate)

조사망률이라고도 하며, 인구 1,000명당 1년 동안 발생한 사망수로 표시되는 비율이다.

$$\text{보통사망률} = \frac{\text{그 연도의 사망수}}{\text{어떤 연도의 평균(또는 중앙) 인구}} \times 1{,}000$$

2) 특수사망률(specific death rate)

성, 연령, 직업 등 인구의 특성별로 구한 사망률이다.

$$\text{특수사망률} = \frac{\text{그 연도의 그 집단의 사망수}}{\text{어떤 연도의 해당 특정집단의 평균(또는 중앙) 인구}} \times 1{,}000$$

3) 영아사망률(infant mortality rate)

어떤 연도 중 출생한 정상 출생수 1,000명에 대하여 그 연도 중 발생한 1세 미만의 사망수이다.

$$영아사망률 = \frac{\text{그 연도 중 1세 미만의 사망수}}{\text{어떤 연도의 정상 출생수}} \times 1,000$$

4) 신생아사망률(neonatal mortality rate)

어떤 연도에 출생한 정상 출생수 1,000명에 대하여 그 연도 중 발생한 28일 미만의 사망수이다.

$$신생아사망률 = \frac{\text{그 연도 중 생후 28일 미만의 사망수}}{\text{어떤 연도의 정상 출생수}} \times 1,000$$

5) 비례사망지수(proportional mortality indicator)

어떤 연도의 사망수 중 50세 이상의 사망자수의 구성 비율이다.

$$비례사망지수 = \frac{\text{그 연도의 50세 이상 사망수}}{\text{어떤 연도의 사망수}} \times 100$$

3 질병에 관한 지표

1) 발생률(incidence rate)

일정한 기간 동안 관찰한 인구에서 질병이 발생하는 빈도를 측정하는 지표이다. 누적발생률(cumulative incidence)과 평균발생률(incidence density)이 있다.

$$누적발생률 = \frac{\text{그 기간 동안 발생한 환자수}}{\text{어떤 기간 동안 발병 위험에 폭로된 인구수}} \times 100$$

$$평균발생률 = \frac{\text{그 기간 동안 발생한 특정질병의 수}}{\text{어떤 기간 동안 발병 위험에 폭로된 집단의 인시(person time)}} \times 100$$

2) 발병률(attack rate)

한 집단의 전염병 유행기간 동안의 누적 발생률이다. 이때의 기간은 일정하지 않고 상황에 따라 결정된다.

$$\text{발병률} = \frac{\text{발병자수}}{\text{어떤 집단의 인구수}}$$

3) 유병률(prevalence rate)

어떤 시점이나 일정 기간 동안에 이 특정 시점이나 기간의 인구 중 존재하는 환자의 분율을 의미한다. 시점유병률(point prevalence)과 기간유병률(period prevalence)이 있다.

$$\text{시점유병률} = \frac{\text{그 시점에 존재하는 환자수}}{\text{어느 시점에서의 인구}}$$

$$\text{기간유병률} = \frac{\text{그 기간 동안의 총환자수}}{\text{어느 기간 동안의 평균(또는 중앙) 인구}}$$

4) 치명률(case fatality rate)

어떤 질병이 생명에 영향을 주는 위험도와 그 질병에 대한 치료법의 발달 정도를 나타내주는 지표이다.

$$\text{치명률} = \frac{\text{그 기간 동안 그 질병으로 인한 사망수}}{\text{특정 기간 동안의 환자수}}$$

4 의료시설 활용에 관한 지표

어느 지역사회에서 주민들이 의료시설을 어느 정도로 활용하는가 하는 것은 그 지역의 질병상태, 의료전달체계, 주민들의 건강에 대한 인식정도, 사회·문화 및 경제적 수준 등에 따라 달라지게 된다. 그러므로 한 지역사회에서 의료시설 활용상태의 파악을 통하여 보건수준의 일면을 관찰할 수 있다.

1) 병상이용률(bed occupancy rate)

한 병원의 가용 병상수와 사용되고 있는 병상수의 비를 말하며, 가용 병상수에 대한 입원 환자의 비로 표시한다.

$$\text{병상이용률} = \frac{\text{같은 기간의 하루 평균 재원 환자수}}{\text{일정 기간의 평균가동 병상수}} \times 100$$

2) 병상회전율(turnover rate)

일정 기간 내에 한 병상을 통과해 간 평균 환자수를 말한다.

$$\text{병상회전율} = \frac{\text{같은 기간의 평균 신입원 환자수}}{\text{일정 기간의 평균 가동 병상수}}$$

3) 평균 재원일수(average length of stay)

입원 환자의 평균 입원기간을 말한다. 다음과 같은 산출방법이 있다.

$$\text{평균재원일수} = \frac{\text{같은 기간의 퇴원환자 재원일수 합계}}{\text{일정 기간의 퇴원환자수}}$$

$$= \frac{\text{같은 기간의 모든 입원 환자의 재원일수 합계}}{(\text{일정 기간의 신입원 환자수} + \text{퇴원환자수})/2}$$

4) 수진율

주로 의료보험 통계에서 사용한다.

$$\text{수진율} = \frac{\text{같은 기간에 의료보험으로 진료받은 사람수}}{\text{일정 기간의 의료보험 가입자수}}$$

5) 입원환자 연인원수

특정기간 동안 병상을 차지하고 있는 환자 수(재원환자 수)를 뜻하는 것으로서 환자-일수를 표시하는 것이다. 즉, 입원일과 재원일을 모두 재원일수로 잡아 재원 환자수를 합한 환자수로(당일 총재원환자수+전일 오후 12시 현재에서 그 이전에 입원한 환자수+당일 입원실 인원-당일 퇴원실 인원)을 말한다. 재원환자 연 인원수와 같은 개념이다.

6) 입원환자 실인원수

매일 오후 12시 현재에서 그 이전 24시간 내에 입원수속을 행한 환자의 실 인원수를 뜻한다.

5 구강보건지표

1) 우식경험유치율(Decayed Missing Filling Tooth rate : dmft)

$$= \frac{\text{피검치아중 우식경험 치아의 수}}{\text{피검유치치아 수}} \times 100$$

2) 우식유치율(Decayed Tooth rate : dt)

$$= \frac{\text{우식유치 수}}{\text{우식경험유치 수}} \times 100$$

3) 상실유치율(Missing Tooth rate : mt)

$$= \frac{\text{상실유치 수}}{\text{우식경험유치 수}} \times 100$$

4) 처치 유치율(Filling Tooth rate : ft)

$$= \frac{\text{처치유치 수}}{\text{우식경험유치 수}} \times 100$$

종합문제

- 제1장 서 론
- 제2, 3장 모집단과 표본, 자료수집
- 제4장 기술통계
- 제5장 확률
- 제6장 정규분포와 평균의 표본분포
- 제7장 신뢰구간
- 제8장 가설검정(t 검정)
- 제9장 분산분석
- 제10장 χ^2 검정
- 제11, 12장 회귀 및 상관, 다중선형회귀분석

제1장 서 론

1. 통계학이 의학연구에 쓰이는 목적은?
   A) 합리적인 결론을 얻기 위하여
   B) 불확실한 내용을 계량화하기 위하여
   C) 실험결과의 요약을 위하여
   D) 위 모두
   E) 맞는 답 없음

2. 어떤 질병의 치료에 대한 두 가지 약물의 효과를 비교하기 위해 임상실험을 하기로 하고, 통계학자의 도움을 청하기로 하였다. 통계학자와 처음 의논하는 가장 좋은 시기는 언제인가?
   A) 통계학자가 어떤 약물이 의학적으로 적절한가를 결정하는 데 도움을 줄 수 있으므로, 어떤 두 약물을 사용할 것인가를 결정하기 전
   B) 통계학자가 임상실험을 설계하는 일에 도움을 줄 수 있으므로, 어떤 두 약물을 결정한 후 그 약물을 투여할 환자표본을 결정하기 전
   C) 통계학자가 자료구성에 도움을 줄 수 있으므로 환자표본을 결정한 후 실제적인 임상실험을 하기 전
   D) 자료분석에 도움을 줄 수 있으므로 자료를 모은 후 분석하기 전
   E) 적절한 통계분석이 수행되었는가를 검색할 수 있으므로 자료분석 후 결과를 발표하기 전

제2, 3장 모집단과 표본, 자료수집

1. 암 연구를 하기 위하여 대도시 병원의 지난 5년간 환자의 기록부를 이용하여 확률추출을 하였다. 기록부를 10,000개로 추정하고 5%인 500명을 추출하였다. 1에서 20 사이의 임의의 숫자를 선택하여 그 숫자에서 20 간격으로 기록부를 뽑아 연구하기로 했다(9를 선택하였으면 9, 29, 49, 69 …번째 기록부를 연구). 여기서 사용된 표본추출방법은?
   A) 이단계 확률표본추출
   B) 층화 확률표본추출
   C) 계통 확률표본추출
   D) 집락 확률표본추출
   E) 단순 확률표본추출

2. 대도시의 병원 중 일부를 확률추출하고 추출된 병원의 당직의사들 중 일부를 다시 확률추출하였다. 추출된 각 의사와 면접조사를 시행하여 그들이 졸업한 의과대학을 조사하였다. 이 연구에서 쓰여진 표본추출방법은?

A) 계통 확률추출
B) 층화 확률추출
C) 단순 확률추출
D) 이단계 확률추출
E) 집락 확률추출

3. 임상실험에서 비확률 대조집단을 사용한 연구자들이 실험시행 전 실험군과 대조군의 예후인자 분포가 유사하였기 때문에 그들이 설정한 대조집단이 만족스럽다고 말한다. 그러나 확률할당(randomization)하는 것이 더 좋다. 그 이유는?

A) 위약효과를 쉽게 알아낼 수 있기 때문에
B) 확률할당은 위약집단과 실제약 집단의 차이를 크게 나타내는 경향이 있으므로
C) 예측치 못했던 예후인자로 인한 편의(bias)를 통제할 수 있으므로
D) 맹검법을 시행하기 쉬우므로
E) 치료지침 순응도가 높으므로

4. 지난 5년간 의과대학을 졸업한 전공의에 대한 표본조사를 시행하였다. 표본계획은 각각의 다섯 년차로부터 확률적으로 10%의 졸업생을 뽑아 면접을 시행하기로 했다. 여기서 사용된 표본추출방법은?

A) 단순 확률추출(simple random sampling)
B) 층화 확률추출(stratified sampling)
C) 계통 확률추출(systematic sampling)
D) 이단계 확률추출(two-stage sampling)
E) 집락 확률추출(cluster sampling)

제4장 기술통계

1. 아래 그림은 1,000명의 학생의 심박동수를 조사하여 누적도표를 작성한 것이다. 다음 중 틀린 것은?

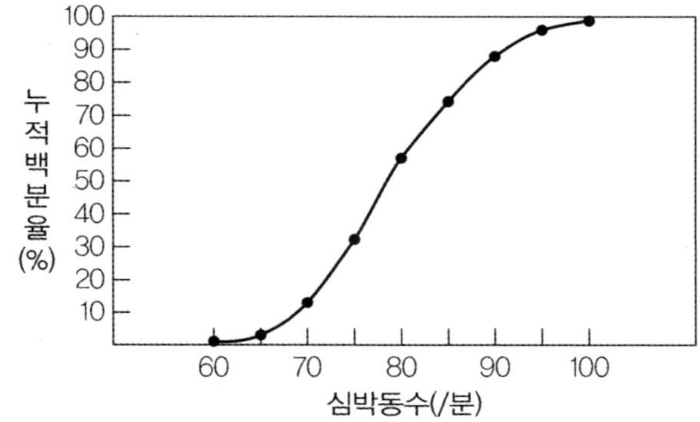

A) 분포의 범위는 60~100회/분이다.
B) 분포의 최빈값은 100회/분이다.
C) 분포의 중앙값은 77회/분이다.
D) 94%의 관찰값이 90회/분 미만이다.
E) 94%의 관찰값이 65회/분 이상이다.

2. 다음은 1,000명의 학생의 심박동수를 나타낸 히스토그램(histogram)이다. 다음 중 70~75회/분 사이에 있는 것은?

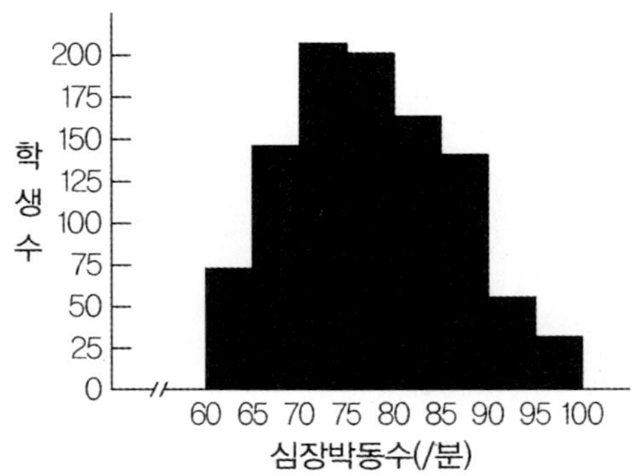

A) 최빈값 B) 중앙값 C) 평균 D) 범위 E) 맞는 답 없음

3. 명목척도는 어디에 사용되는가?

A) 모든 범주형 자료
B) 순서가 없는 이산자료(discrete data)
C) 연속형 자료
D) 순서가 있는 이산자료
E) 양적 자료

4. 다음의 자료는 혈액 100㎖당 콜레스테롤(mg) 수치이다. 1 집단의 표준편차는?

1 집단 : 200, 210, 190, 220, 195
2 집단 : 210, 170, 180, 135, 240

A) 2 집단과 같다.
B) 2 집단보다 작다.
C) 2 집단보다 크다.
D) 2 집단의 평균과 같다.
E) 이 자료로는 알 수 없다.

5. 평균과 표준편차는 자료를 유용하게 요약할 수 있도록 해 준다. 다음 중 맞는 것은?

A) 평균은 중앙값(50퍼센타일)이고 표준편차는 10퍼센타일과 90퍼센타일의 차이이다.
B) 평균은 산술평균이고 표준편차는 측정값이 평균으로부터 얼마만큼 떨어져 있는가를 나타내 주는 통계량이다.
C) 평균은 가장 흔히 관찰되는 값이고 표준편차는 편차의 길이를 측정하는 방법이다.
D) 평균은 가장 작은 관찰값과 가장 큰 관찰값을 합하여 나눈 값이고 표준편차는 가장 큰 관찰값과 가장 작은 관찰값의 차이이다.
E) 맞는 답 없음

6. 다음 중 산포도의 지표로 맞는 조합은?

(1) 최빈값 (2) 범위 (3) 왜도 (4) 표준편차

A) 1, 2, 3
B) 1, 3
C) 2, 4
D) 4
E) 1, 2, 3, 4

7. n개의 관찰표본에서 표본평균을 계산하고, 평균으로부터 각 관찰값의 편차를 계산했다. 이 편차를 모두 더해 n−1로 나누었다. 이 결과는?

A) 0
B) 표본평균
C) 평균의 표준편차
D) 표본표준편차
E) 표본분산

8. 다음 중 어떤 것이 모수(parameter)인가?

(1) 신장의 모표준편차	(2) 이항분포의 평균
(3) 신장의 모분산	(4) 정규분포의 평균

A) 1, 2, 3　　B) 1, 3　　C) 2, 4　　D) 4　　E) 1, 2, 3, 4

※ 진위형 문제〔T(True) 혹은 F(False)로 답하시오.〕

9. 크기가 n인 큰 표본의 산술평균은
   (a) 항상 중위값보다 크다.
   (b) $\Sigma \frac{x}{n}$이란 식으로 계산한다.
   (c) 작은 크기의 표본보다 더 정밀하게 모집단의 평균을 추정할 수 있다.
   (d) 표본의 크기가 커질수록 값이 커진다.
   (e) 항상 표준편차보다 크다.

10. 히스토그램은?
   (a) 흔히 시간경과에 따른 양적인 변화를 보여 준다.
   (b) 급성천식으로 입원한 환자의 재원기간의 분포를 나타내는 데 이용할 수 있다.
   (c) 신생아의 출생시 체중의 분포를 나타내는 데 이용할 수 있다.
   (d) 당뇨병 환자의 체중과 혈압간의 관계를 나타내는 데 가장 좋은 방법이다.
   (e) 분포의 산포도에 대한 정보를 알려 준다.

11. 다음은 산포도를 측정하는 방법이다.
   (a) 사분위수 범위(interquartile range)
   (b) 표준편차
   (c) 범위
   (d) 중앙값
   (e) 최빈값

12. 10개의 종합병원에서 확률추출한 7살 어린이의 표본에서 수축기 혈압과 인종을 정확하게 조사하였다면?
   (a) 인종에 따른 어린이의 분포는 막대도표로 나타낼 수 있다.
   (b) 어린이의 수축기 혈압의 분포는 히스토그램으로 나타낼 수 있다.
   (c) 수축기 혈압과 인종간의 관계는 상관계수로 나타낼 수 있다.
   (d) 인종에 따른 수축기 혈압을 예측하는 데 회귀선을 이용할 수 있다.
   (e) 10개의 종합병원의 모든 7살 어린이는 연구표본에 포함될 확률이 같다.

제5장 확 률

1–3. 어떤 모집단에서 일생 동안 녹내장에 걸릴 확률이 0.007, 당뇨병에 걸릴 확률이 0.020이고, 일생 동안 두 질환에 모두 걸릴 확률이 0.0008이다(보기에서 고르시오).

1. 일생 동안 녹내장 혹은 당뇨병에 걸릴 확률은?
2. 당뇨병에 걸렸거나 혹은 걸릴 사람이 일생 동안 녹내장에 걸릴 확률은?
3. 녹내장에 걸렸거나 혹은 걸릴 사람이 일생 동안 당뇨병에 걸릴 확률은?

A) 0.0400　　B) 0.0278　　C) 0.0296　　D) 0.0262　　E) 0.1143

4. 위의 자료에 근거할 때, 다음 중 두 사건(당뇨병, 녹내장)에 대한 가장 적절한 결론은?
   A) 두 사건은 독립적이다.
   B) 두 사건은 비독립적이다.
   C) 두 사건은 부가적(additive)인 확률이 있다.
   D) 두 사건은 유전적 연관이 있다.
   E) 두 사건은 생물학적 변이성이 있다.

5. 어떤 수술 방법의 치명률이 30%이다. 만약 3명의 환자에게 수술을 시행하였을 때 세 명의 환자가 모두 사망할 확률은 얼마인가?
   A) 0.09　　B) 0.90　　C) 0.009　　D) 0.027　　E) 0.27

6. 심근경색증이 처음 발병한 환자 중 2/3는 생존하고, 생존자 중 1/30이 10년을 생존한다고 할 때, 심근경색증 환자가 첫번째 발병 이후 10년 이내에 사망할 확률은?
A) 1/9 B) 2/9 C) 1/3 D) 2/3 E) 7/9

7. 어떤 질병에 걸린 환자 중 30%가 1년 이내에 사망하고, 1년 생존자 중 20%가 그후 4년 이내에 사망한다고 할 때, 그 질병에 걸린 사람이 5년 이내에 사망할 확률은?
A) 0.50 B) 0.10 C) 0.56 D) 0.06 E) 0.44

8. 100명의 남자 중 5명이 색맹이고, 10,000명의 여자 중 25명이 색맹이라 할 때, 색맹인 사람 중 임의로 한 명을 뽑았을 때 그 사람이 남자일 확률은?(남녀를 같은 수로 생각하라)
A) 0.05 B) 0.25 C) 0.75 D) 0.95 E) 0.99

9. 다운 증후군(Down's Syndrome)인 아이의 어머니는 특정한 염색체의 전위를 가질 확률이 5%이다. 만일 어머니가 전위를 가졌다면 다음 아이가 다운 증후군이 될 확률이 16%이고, 그렇지 않을 경우 다음 아이가 다운 증후군이 될 확률은 1%이다. 이 사실에서 다운 증후군 아이와 그 어머니에 관한 다음 내용 중 맞는 것은?

(1) 다음 아이가 다운 증후군이 될 확률은 어머니가 염색체 전위를 가지거나 가지지 않거나, 독립적이다.
(2) 어머니가 염색체 전위를 가지고, 다음 아이가 다운 증후군이 될 결합확률(joint)은 약 21%이다.
(3) 다음 아이가 다운 증후군이 될 확률은 적어도 5%이다.
(4) 다음 아이가 다운 증후군이 될 확률은 거의 2%이다.

A) 1, 2, 3 B) 1, 3 C) 2, 4 D) 4 E) 1, 2, 3, 4

10. 약물 A가 B보다 혈압강하에 더 효과가 있음을 알았다($p=0.02$). 다른 문헌을 탐독한 결과 보고된 다른 두 실험에서도 유사한 결과를 보였다($p=0.03$, $p=0.01$). 두 약물 사이의 효과에 차이가 없다고 할 때 이러한 세 가지의 결과가 우연히 일어날 확률은?
A) 0.000006 B) 0.06 C) 0.94
D) 0.000094 E) 0.004

11. 일생 동안 위암에 걸릴 위험도가 1/50, 피부암에 걸릴 위험도가 1/25라고 가정할 경우 이 사건이 독립적으로 일어난다면, 이미 피부암에 걸린 사람이 다시 위암에 걸릴 위험도는 얼마인가?

A) 1/25 B) 1/50 C) 3/50 D) 1/1250 E) 1/150만

12. 어떤 수술의 성공 확률이 3/4이다. 세 명의 환자를 수술했을 때, 그 중 적어도 한 명이 실패할 확률은?

A) 1/64 B) 63/64 C) 27/64 D) 37/64 E) 48/64

제6장 정규분포와 평균의 표본분포

1. 다음 중 정규분포의 특성에 해당되는 것은?

(1) 대칭성
(2) 평균과 중앙값이 같다.
(3) 중앙값과 최빈값이 같다.
(4) 우향 왜곡된 분포를 갖는다(positively skewed).

A) 1, 2, 3 B) 1, 3 C) 2, 4 D) 4 E) 1, 2, 3, 4

2. 콜레스테롤과 트리글리세라이드 수치의 측정을 위해 환자의 혈액표본을 지질검사실(lipid laboratory)로 보냈다. 트리글리세라이드는 정상범위에 속했으나 콜레스테롤은 280mg/dℓ였다. 환자의 콜레스테롤이 상승했다고 판단되지 않았으므로 두번째 혈액표본을 다시 실험실로 보내 조사한 결과 220mg/dℓ였다. 두 결과가 다른 이유는?

A) 포와슨 분포(The Poisson distribution)
B) 관찰자 오차
C) 생물학적 변이성
D) A와 B
E) B와 C

3. 평균이 15이고 표준편차가 3인 정규분포가 있다. 95%의 확률을 포함하는 구간은?
   A) 12~18 B) 9~21 C) 6~24
   D) 3~27 E) 맞는 답 없음

4. 어느 조사집단의 체중이 평균 150 파운드, 표준편차 10 파운드로 정규분포하였다. 다음 중 전체 체중의 2/3를 포함하는 구간은?
   A) 145~155파운드 B) 140~160파운드 C) 130~170파운드
   D) 130~150파운드 E) 150~170파운드

5. 분포의 형태가 오른쪽으로 꼬리가 길어 대칭이 아니다. 이러한 분포는?
   A) 비정규분포
   B) 양으로 왜곡된 분포(positively skewed)
   C) 음으로 왜곡된 분포(negatively skewed)
   D) 종 모양 분포
   E) 이산분포(bimodal)

6. 모집단의 표준편차가 24이다. 9개 확률표본 관찰값의 평균의 표준오차는?
   A) 3 B) 8 C) 75 D) 225 E) 625

7. 다음 중 어떤 것이 통계량(statistic)인가?
   A) 신장의 모 표준편차 B) 이항분포의 평균 C) 정규분포의 평균
   D) 신장의 모 분산 E) 10명의 표본의 평균신장

제7장 신뢰구간

1. 불편추정치(unbiased estimate)는?
   A) 실제 모수와 같다.
   B) 모든 가능한 추정치 중 가장 작은 분산이다.
   C) 유용한 추정치가 될 수 없다.
   D) 평균값이 모수와 같다.
   E) 항상 최고의 가능성이 있는 추정치이다.

2. 아홉 차례에 걸친 관찰로부터 얻은 표본에서 평균의 표준오차가 3단위(unit)라면, 9단위는?

A) 모집단의 실제분산
B) 모집단의 추정분산
C) 모집단의 실제 표준편차
D) 모집단의 추정표준편차
E) 맞는 답 없음

3. 표본의 크기가 10인 연구에서 평균신장의 95% 신뢰구간을 계산한 결과 66에서 74인치였다. 이 계산이 정확하다면 이 결과는 어떻게 이해되어야 하는가?

A) 모집단의 평균신장이 66 ~ 74인치 사이에 있을 확률이 95%이다.
B) 어느 한 사람의 신장이 66 ~ 74인치 사이에 있을 것으로 95% 신뢰할 수 있다.
C) 모집단의 평균신장이 66 ~ 74인치 사이에 있을 것으로 95% 신뢰할 수 있다.
D) 모집단의 95%가 신장이 66 ~ 74인치 사이에 속한다.
E) 맞는 답 없음

4. 연구논문집에서 A 연구자는 거의 정규분포하는 자료를 평균±표준편차를 사용하여 보고했고, B 연구자는 평균 표준오차를 사용하여 보고했다. 이 두 방법의 차이점은 무엇인가?

A) A 연구자는 극단적인 퍼센타일을 추정했고 B 연구자는 가장 일반적인 퍼센타일을 추정했다.
B) A 연구자는 평균의 95%를 포함하는 범위를 추정했고, B 연구자는 중앙값의 95%를 포함하는 범위를 추정했다.
C) A 연구자는 측정값의 95%를 포함하는 범위를 추정했고, B 연구자는 모 평균값의 95% 신뢰구간을 추정했다.
D) A 연구자와 B 연구자는 같은 범위를 추정했으나, 단지 보고 방법의 차이가 있을 뿐이다.
E) 맞는 답 없음

5. 평균에 대한 99% 신뢰구간은?

A) 95% 신뢰구간보다 넓다.
B) 95% 신뢰구간보다 좁다.
C) 99%의 확률을 가지고 평균을 포함한다.
D) 99%의 확률을 가지고 평균을 포함하지 않는다.
E) 표본평균에 두 배의 표준편차를 더해서 얻어진다.

6. 95% 신뢰구간이 의미하는 것은?

A) t 검정은 시간에 대한 정확한 95% 구간을 제공한다.

B) 연속적으로 표본을 추출하여 신뢰구간을 설정했을 때, 100개의 구간 중 95개가 모평균값을 포함할 것으로 기대된다.

C) 100개의 구간 중 95개에서 가설이 거짓이 될 것이다.

D) 신뢰구간이 거짓이 될 확률이 95%이다.

E) 실제 분포가 정규분포일 확률이 95%이다.

7. 25~29세의 건강한 여성 100명의 표본에서 수축기 혈압이 정규분포하는 것을 알았다. 만약 표본의 평균이 120mmHg이고, 표준편차가 10mmHg라면 실제 모집단 평균의 95% 신뢰구간은 얼마인가?

A) 118~122mmHg B) 100~140mmHg C) 119~121mmHg

D) 110~130mmHg E) 90~150mmHg

8. 심근경색증 환자의 콜레스테롤 수치에 관심을 둔 연구에서 50명 환자의 확률표본에서 평균에 대한 95% 신뢰구간의 폭이 10mg/dℓ였다. 이 신뢰구간의 폭이 5mg/dℓ가 되게 하려면 얼마나 많은 표본이 있어야 하는가?

A) 100 B) 200 C) 300 D) 400 E) 800

9. 99% 신뢰구간이 의미하는 것은?

A) 주어진 구간이 모수를 포함할 확률이 99%이다.

B) 99%의 관측값이 구간내에 있을 확률이 0.99이다.

C) 평균하여 100개의 유사한 신뢰구간 중 99개가 모수를 포함한다.

D) 주어진 구간이 참모수를 포함하지 않을 확률이 0.99이다.

E) 가설이 거짓일 확률이 1%이다.

10. 한 청년집단의 혈청 콜레스테롤 수치가 평균 170mg/dℓ, 표준편차 8mg/dℓ이고 거의 정규분포한다고 가정할 때, 다음 중 어떤 구간에 혈청 콜레스테롤 수치의 95%가 포함되는가?

A) 160~180mg/dℓ B) 162~178mg/dℓ C) 150~190mg/dℓ

D) 154~186mg/dℓ E) 140~200mg/dℓ

11. 두 표본평균값의 차이(difference)가 유의수준 5%에서 유의하다고 할 때, 이는 어떤 의미인가?

(1) 유의수준 1%에서 유의한 차이이다.
(2) 유의수준 5%에서 유의한 차이이다.
(3) 동일 모집단에서 임의의 두 표본을 추출하였을 때 평균값의 차이가 이와 같거나 더 클 확률은 5%이다.
(4) 동일 모집단에서 임의의 두 표본을 추출하였을 때 평균값의 차이가 이와 같거나 더 클 확률은 5% 이하이다.

A) 1, 2, 3 B) 1, 3 C) 2, 4 D) 4 E) 1, 2, 3, 4

12. 25명의 확률표본의 이완기 혈압을 측정하였다. 표본의 평균은 85mmHg이고, 표준편차는 5mmHg였다. 모집단의 평균이완기 혈압의 95% 신뢰구간은 얼마인가?
A) 84~86mmHg B) 83~87mmHg C) 80~90mmHg
D) 75~95mmHg E) 70~100mmHg

13. 연구자 A는 자신의 연구결과를 유의수준 5%에서 통계적으로 유의하다고 보고하였는데, 연구자 B는 유의성 검정은 유의수준 1%에서 시행하여야 한다고 반박하였다. 위 사실로 알 수 있는 것은?
A) 연구자 A가 항상 5% 유의수준을 적용한다면 연구자 B보다 영가설을 통계적으로 기각하기가 어려울 것이다.
B) 연구자 A가 항상 5% 유의수준을 적용한다면 연구자 B보다 영가설을 통계적으로 기각하기가 쉬울 것이다.
C) 연구자 A의 결과가 5% 수준에서 유의하다면, 그 결과는 항상 1% 수준에서 유의할 것이다.
D) 연구자 A의 결과가 5% 수준에서 유의하다면, 그 결과는 항상 1% 수준에서 유의하지 않을 것이다.
E) 상기 해당 없음

※ 진위형 문제(T 혹은 F로 답하시오)

14. 임상실험에 필요한 대상의 수를 어떤 경우에 증가시켜야 하는가?
(a) 통계학적 검정력을 증가시키고자 할 때

(b) 질병의 발생률이 감소하였을 때
(c) 유의수준을 증가시키고자 할 때
(d) 기대되는 치료효과가 증가하였을 때
(e) drop-out rate이 증가하였을 때

15. 알코올중독 치료집단에 새로운 치료약물을 도입한 후 '치료율(완치율)'이 증가하였다. 약물을 바꾼 후 2년 동안의 성공적인 치료결과를 보인 분율(proportion)이 도입 이전 2년간의 분율보다 매우 높았다($\chi^2 = 4.2$, $p < 0.05$). 이는?
(a) 이러한 차이 이상이 일어날 확률은 1/20 이하이다.
(b) 치료결과의 향상은 임상적으로 중요하다.
(c) 결과의 변화는 혼란변수의 영향일 수 있다.
(d) 새로운 약물의 효과가 이전의 약물보다 나쁠 수는 없다.
(e) 연구방법에서 편의(bias)가 없었다면 새로운 치료약물이 이전의 약물보다 좋다고 권고해야 한다.

16. 평균의 95% 신뢰구간은?
(a) 99% 신뢰구간보다 넓다.
(b) 반복해 뽑은 표본에서 95%가 모집단의 평균을 포함할 것이다.
(c) 표본평균을 포함할 확률이 1이다.
(d) 연구의 정확도를 표현하는 좋은 방법이다.
(e) 표본 내의 관찰값의 95%를 포함할 것이다.

17. p 값은?
(a) 영가설이 거짓일 확률이다.
(b) 작은 연구에서는 크다.
(c) 영가설이 참일 때 관찰된 결과 이상의 차이가 나올 확률이다.
(d) 1에서 2종 오류를 뺀 값이다.
(e) 0.1, 0.05, 0.01 등 특정한 값만을 가질 수 있다.

제8장 가설검정

1. 유의성 검정과 유의수준이 과학발전에 기여하게 되는 중요한 이유는?
   A) 가설이 거짓인 것을 증명할 수 있게 한다.
   B) 가설검정에 가장 강력한 방법을 제공한다.
   C) 영가설보다 연구가설에 대한 어떤 믿음을 계량화하는 방법을 제공한다.
   D) 영가설이 거짓일 때 연구결과의 가능성을 계량화하는 방법을 제공한다.
   E) 영가설이 참일 때 연구결과의 가능성을 계량화하는 방법을 제공한다.

2. 유의수준을 결정할 때 단측검정이 특히 적절한 상황은?
   A) 짝 관찰
   B) 선험적으로 실제 차이의 방향을 알고 있을 때
   C) 한 표본만 포함된 경우
   D) 정규분포하는 확률변수일 때
   E) 단지 두 표본만을 비교할 때

3. 유의수준 5%로 단측검정을 시행하여 영가설을 기각했다. 그렇다면?
   A) 단측검정은 반드시 1%의 유의수준에서 유의하다.
   B) 같은 자료로 양측검정을 하면 반드시 유의수준 5%에서 유의하다.
   C) 같은 자료로 양측검정을 하면 유의수준 5%에서 유의하지 않다.
   D) 같은 자료로 양측검정을 하면 유의수준 10%에서 유의하다.
   E) 단측검정은 유의수준 1%에서 유의하지 않다.

4. "차이가 유의수준 1%에서 유의하다."가 의미하는 것은?

   (1) 실제차이가 있을 확률이 99%이다.
   (2) 실제 차이가 없을 때도 관측된 결과보다 극단적인 값을 가질 확률이 1% 이하이다.
   (3) 차이는 유의수준 0.1%에서 유의하다.
   (4) 차이는 유의수준 5%에서 유의하다.

   A) 1, 2, 3　B) 1, 3　C) 2, 4　D) 4　E) 1, 2, 3, 4

5. p 값은?

A) 영가설이 옳을 확률
B) 영가설이 틀릴 확률
C) 영가설이 옳을 때 계산된 검정통계량값 이상이 나올 확률
D) 영가설이 틀릴 때 계산된 검정통계량값 이상이 나올 확률
E) 맞는 답 없음

6. 두 가지 치료방법 A, B의 효과를 비교하기 위한 임상실험에서 두 치료의 평균효과의 차이가 통계적으로 유의하지 않았으므로 영가설을 기각하지 못하였다. 그 이유로 타당한 것은?

(1) 표본크기가 작으므로	(2) 통계학적 검정력이 낮으므로
(3) 효과의 차이가 작으므로	(4) 공분산이 작으므로

A) 1, 2, 3　B) 1, 3　C) 2, 4　D) 4　E) 1, 2, 3, 4

7. 그 평균값이 대응되는 모수와 같은 추정치를 무엇이라고 하는가?

A) 최소분산 추정치　B) 최대가능 추정치　C) 효율적 추정치
D) 불편 추정치　E) 대칭적 추정치

8. 두 가지 치료방법 A와 B를 비교하여, 치료효과의 차이가 통계적으로 유의하지 않았다($p = 0.25$). 이에 대한 적절한 해석은?

A) 치료효과간의 차이가 우연히 일어나지 않았다고 말하기에 불충분하다.
B) 치료효과의 차이가 있을 확률이 0.25이다.
C) 치료효과가 차이가 없을 확률이 0.25이다.
D) 한 치료방법이 다른 치료보다 25% 더 효과 있다.
E) 두 치료방법의 성공률의 차이가 25%이다.

9. p 값이 의학잡지에 자주 보고되나 그 의미는 정확히 이해되지 않고 있는 것이 현실이다. p 값이란?

A) 통계학적 검정력(statistical power)
B) 영가설이 거짓일 때, 관찰값 이상의 극단적인 결과를 얻을 확률
C) 영가설이 참일 확률

D) 2종 오류가 생길 확률

E) 영가설이 참일 때, 관찰값 이상의 극단적인 결과를 얻을 확률

10. 2종 오류(Type Ⅱ error)는?

A) p 값이 작을 때 종종 일어난다.
B) p 값이 클 때 항상 일어난다.
C) 영가설이 참일 때만 생긴다.
D) 영가설이 거짓일 때만 생긴다.
E) 맞는 답 없음

11. 유의성 검정에서 p–값을 구할 때 기본적인 가정은?

A) 잘 훈련된 관찰자가 자료를 기록해야 한다.
B) 현대적인 계산기를 사용할 수 있어야 한다.
C) 영가설이 참이어야 한다.
D) 표본의 크기가 30 이상이어야 한다.
E) 자료가 간격 척도로 기록되어야 한다.

12. 통계학적 검정력 (statistical power)은 어떤 확률인가?

A) 참가설을 수용할 확률
B) 참가설을 기각할 확률
C) 틀린 가설을 수용할 확률
D) 틀린 가설을 기각할 확률

13. 유의수준을 결정할 때, 단측검정 또는 양측검정이 쓰인다. 양측검정은 우리가 선험적으로 알고 있는 어떤 상황에서 쓰이는가?

A) 두 표본을 포함할 때
B) 두 치료방법의 효과가 모두 증가 혹은 감소할 수 있을 때
C) 짝(paired) t–검정이 적절할 때
D) 실제 차이가 양방향으로 일어날 수 있을 때
E) 두 비율(proportion)이 같지 않을 때

14. 실험집단환자 25명 각각에 나이, 성, 인종이 대응하는 대조집단을 찾았다. 대조집단에는 기존의 약물을 투여하고, 실험집단에는 새로운 약물을 투여하여 새로운 약물의 수면시간연장에 대한 효과를 실험하였다. 흥미있는 가설에 대해 적절한 검정방법은?

A) binomial test
B) paired t test

C) two-sample t test D) F test
E) 2 test

※ 진위형 문제〔T(True) 혹은 F(False)로 답하시오.〕

15. 확률표본의 크기가 증가하면
A) 표준편차가 감소 B) 평균의 표본오차가 감소
C) 평균이 감소 D) 범위는 증가
E) 모수 추정의 정확도 증가

제9장 분산분석

1. 만성 고혈압환자에 대해 약물 A의 용량을 A_1, A_2로 약물 B의 용량을 B_1, B_2, B_3로 한 후 이들을 상호결합시켜 여섯집단을 만든 후 각 집단에 각각 8명씩 확률적으로 배정하여 실험을 하였다. 다음의 표는 ANOVA를 수행한 결과표이다. 약물 A의 주효과(main effect)가 같다는 가설의 F-검정에 적절한 분모는?

변 인	자유도	평균제곱합
약물 A	1	$\sigma R^2+24\sigma R^2$
약물 B	2	$\sigma R^2+16\sigma R^2$
상호작용	2	$\sigma R^2+8\sigma R^2$
오차	42	σR^2
계	47	

A) 약물 A의 집단간 분산 B) 약물 B의 집단간 분산
C) 평균자승의 상호작용(interaction) D) 오차분산
E) 맞는 답 없음

2. 여섯 개의 치료집단을 A_1B_1, A_1B_2, A_1B_3, A_2B_1, A_2B_2, A_3B_3로 할 때, 이 치료집단의 평균은 다음과 같다. 여기에서 평균 (33+40+41)/3 = 38을 무엇이라 하는가?

	B_1	B_2	B_3
A_1	21	31	34
A_2	33	40	41

A) A_1의 주효과
B) A_2의 주효과
C) B_1, B_2, B_3에 대한 A_2의 단순효과
D) A와 B의 상호작용효과
E) A의 오차

3. 트리글리세라이드(Triglyceride)수치를 떨어드리는 네 가지 치료방법 A, B, C, D의 효과를 연구하기 위한 실험에서, 각 치료 집단에 확률적으로 40명의 환자를 10명씩 배정하고, 2개월간 치료한 후 각 환자의 트리글리세라이드수치를 측정하였다. 네 집단의 평균 트리글리세라이드수치가 차이가 없다는 통계적 가정을 하고, 환자들의 자료를 도표로 그린 결과 대수(log) 트리글리세라이드값이 근사정규분포를 하는 것을 알았다. 연구자들은 자료에 대수를 취하고 가설을 검정하기 위해 다음 중 한 검정방법을 사용했다. 어떤 방법인가?
A) F test
B) χ^2 test
C) two-sample t test
D) paired t test
E) 맞는 답 없음

제10장 χ^2 검정

1. 협심증 치료의 반응에 대한 연구를 계획하고, 각 환자에게 확률적으로 두 가지 치료방법 중 하나를 배정하고, 환자의 반응을 네 범주로 나누었다. 두 치료방법에 대한 반응이 동일한 양상을 보인다는 가설에 대한 적절한 검정방법은?
A) t 검정
B) F 검정
C) Z 검정
D) χ^2 검정
E) 순위합 검정(rank-sum test)

2. 문제 1에서 자유도는?
A) 1
B) 2
C) 3
D) 4
E) 5

3. 100명의 의과대학생 표본에서 혈액을 채취하여 혈청 콜레스테롤을 측정하였다. 히스토그램을 작성해 본 결과 혈청 콜레스테롤은 근사정규분포를 하였다. 정규성(ncrmality)에 대한 χ^2 적합도 검정을 시행한 결과 자유도 12에서 χ^2= 9.05였다(p=0.70). 다음 중 가장 적절한 결론은?
A) 이 자료는 분포가 정규분포라는 가설에 합당하다.
B) 히스토스램은 이 상황에서 잘못 이용되었다. 포와슨 분포가 적절하다.

C) 적합도 검정은 정규성 검정에 이용되지 않는다.
D) 가설을 명백하게 나타내기 위해 상관도표가 이용되어야 한다.
E) 맞는 답 없음

4. 실제약과 위약의 불안감 감소효과에 대한 비교를 하였다. 60명의 환자를 확률적으로 두 가지 치료에 배정하였다. 30일 후 치료에 대한 효과를 '증진' 혹은 '비증진'이라는 용어를 사용하여 평가하였다. 증진된 환자의 비를 보기 위해 2검정을 시행하여 자유도 1에서 2 = 7.91 (p = 0.0005)이었다. 실제약 복용집단에서 많은 사람이 증진을 보였다. 가장 적절한 결론은?
A) 위약집단에 심한 환자들이 배정되었다.
B) 자료를 평가하기 위해서는 F 검정이 필요하다.
C) 자료는 두 치료가 불안감 감소에 동등한 효과를 보임을 나타낸다.
D) 자료는 실제약이 위약보다 불안감 감소에 더 효과적인 것을 보여준다.
E) 맞는 답 없음

5. 300명의 학생집단에서 식사습관과 운동습관의 관련성을 연구하여 다음의 표로 요약하였다. 자유도 4의 χ^2 검정으로 통계적으로 유의하다고 보고하였다(p = 0.002). 다음 중 맞는 설명은?

식사습관	운동습관	실측값(O)	기대값(E)	O–E	χ^2 값
나쁨	나쁨	23	27.45	−4.45	0.72
	보통	81	68.85	12.15	2.14
	좋음	31	38.70	−7.70	1.53
보통	나쁨	15	17.08	−2.08	0.25
	보통	47	42.84	4.16	0.40
	좋음	22	24.08	−2.08	0.18
좋음	나쁨	23	16.47	6.53	2.59
	보통	35	41.31	−16.31	6.44
	좋음	33	23.22	9.78	4.12
계		300	300.00	χ^2=18.37	

(1) 정확한 자유도는 4가 아니다.
(2) 정확한 자유도는 8이다.
(3) 관련이 없다고 할 때 χ^2값이 기대치보다 작다.
(4) 이 자료는 관련성이 없다고 하는 가설과 일치하지 않는다.

A) 1, 2, 3　B) 1, 3　C) 2, 4　D) 4　E) 1, 2, 3, 4

6. 180명의 학생집단에 대해 얼마나 많은 수가 적절한 식사조절을 하는가를 면접조사하였다. 그 후 학생들은 90일간 영양에 대한 평가방법과 심장질환, 암과의 관련성에 관한 강의를 받았다. 1년 후 학생들을 재면접조사하고 식사조절에 관해 평가한 후 다음과 같은 표를 얻었다. 멕네마 검정결과 $\chi^2 = 8.96$, 자유도 1(p = 0.004)이었다. 적절한 결론은?

조사시점에서의 식사조절유무	추적조사시의 식사조절		계
	예	아니오	
예	21	17	38
아니오	37	105	142
계	58	122	180

A) 이 연구는 확률할당(randomization)이 이루어지지 않았으므로 부적절하다.

B) 강의의 효과는 학생들의 처음 체중으로 혼란(confounded)되었다.

C) 이 자료는 강의가 효과 없음을 나타낸다.

D) 강의는 효과가 있었다.

E) 맞는 답 없음

7. 아래의 다섯 표는 특정 질환을 가진 200명과 질환이 없는 200명 환자의 어떤 증상의 유무에 대한 빈도를 나타낸 것이다. 행과 열이 의미하는 것은 D = 유질환자 D = 무질환자 ; S = 유증상자 ; S = 무증상자이다. 질병의 유무에 상관 없이 증상을 가지는 사람의 비가 같다는 가설을 검정할 때, χ^2 값이 가장 작을 것으로 기대되는 표는 어떤 것인가?

A.

	D	$\bar{D}$	Total
S	100	100	200
$\bar{S}$	100	100	200
Total	200	200	400

B.

	D	$\bar{D}$	Total
S	100	175	275
$\bar{S}$	100	25	125
Total	200	200	400

C.

	D	$\bar{D}$	Total
S	175	100	275
$\bar{S}$	25	100	125
Total	200	200	400

D.

	D	$\bar{D}$	Total
S	25	100	125
$\bar{S}$	175	100	275
Total	200	200	400

E.

	D	$\bar{D}$	Total
S	100	25	125
$\bar{S}$	100	175	275
Total	200	200	400

제11, 12장 회귀 및 상관, 다중선형회귀분석

1. 다음의 상관도표들은 변수 X와 Y에 대한 자료를 나타낸다. 다음 중 상관계수가 0.82인 도표는?

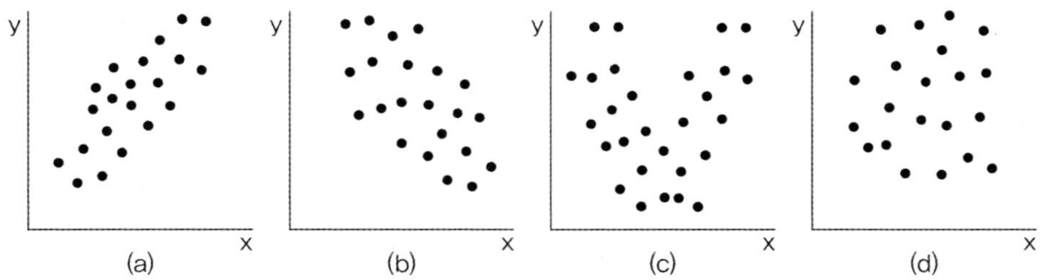

A) a　　B) b　　C) c　　D) d　　E) a와 b

2. 위의 상관도표 자료의 상관계수는 얼마로 추정되는가?

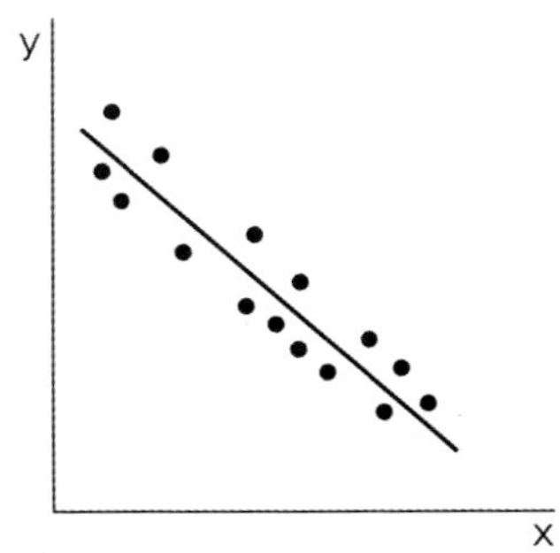

A) 1에 가까운 정도의 양수　　B) 1에 가까운 정도의 음수
C) 0에 가까운 정도의 양수　　D) 0에 가까운 정도의 음수
E) 맞는 답 없음

3. 한 집단에 대해 혈압상승에 대한 집단검진(routine screening)을 시행하여 혈압이 높은 사람(그 집단에서 확장기 혈압이 80퍼센타일 이상인 사람)을 2주 후에 추적하여 재검사를 시행하였다. 추적 재검사에서 재검사집단의 평균혈압이 8mmHg 감소했다. 이 감소에 대한 가

장 적절한 설명은?

A) 사람들이 두번째 검사에서 덜 긴장하였다.

B) 일부 사람이 혈압에 대해 관심을 가지거나 혹은 치료를 받았다.

C) 관찰자 편이 때문이다.

D) 두번째 검사의 관찰자가 더 훈련이 잘 되었다.

E) 평균으로 회귀되었기 때문이다(regression toward the mean).

4. 두 변수를 화씨온도(y)와 섭씨온도(x)로 할 때 회귀방정식은 $y = \frac{9}{5}x + 32$이다. 온도 관찰에 오차가 없다고 할 때 상관계수(correlation coefficient)는 얼마로 추정할 수 있는가?

A) 9/5 B) 5/9 C) −1 D) +1 E) 0

5. 임산부의 에스트리올양과 출생아의 신장과의 관련성을 연구하여 직선의 관계를 가지는 상관도표를 얻었다. 상관계수를 계산하였더니 r = 0.411이었다. 연구자들은 신장을 cm보다 인치(inch)로 표현하기로 하고 r을 다시 계산하였다. 다시 계산한 r값은 얼마인가?

A) 0.000 B) −0.411 C) 0.411

D) 0.500 E) 위의 자료로는 계산할 수 없다.

6. 연구자들은 다음의 회귀분석의 모형을 구했다. 분석에서 나온 결과가 정확하다면 다음 중 적절한 결론은?

$$Y = \beta_0 + \beta_1 X_1 + \beta_2 X_2 + \beta_3 X_3 + \epsilon$$

Source of ariablility	d.f.	Sum of squares	Mean squares	F	p-value
Regression	3	120	40	1.43	0.25
Error(residual)	36	1008	28		
Total	39	1128			

A) 종속변수 Y의 평균값은 0과 유의하게 다르지 않다.

B) 절편 β_0는 0과 유의하게 다르다.

C) 회귀모형의 모수들은 0과 유의하게 다르다.

D) 독립변수 X_1, X_2, X_3는 Y의 변량을 유의하게 설명하지 못한다.

E) 맞는 답 없음

7. 전진선택(forward stepwise)회귀분석은 다음의 모형에 따라 수행된다.

1단계 : $Y = \alpha_0 + \alpha_1 X_1 + \epsilon$

2단계 : $Y = \beta_0 + \beta_1 X_1 + \beta_2 X_2 + \epsilon$

이 분석은 다음과 같이 요약된다.

Step 1 : R^2=32.5%

Source of variability	d.f.	Sum of squares	Mean squares	F	p-value
Regression	1	135	135	13.5	0.001
Error(residual)	26	280	10		

Step 2 : R^2=47.5%

Source of variability	d.f.	Sum of squares	Mean squares	F	p-value
Due to X^1	1	135	135		
Added to regression by X_2	1	62	62	7.68	0.01
Error(residual)	27	218	8.07		
Total	29	415			

이 분석에서 사용한 가정이 정당하다면 다음 중 적절한 결론은?

A) X_1에 의해 설명된 변량에 X_2의 추가로 설명변량이 의미있게 증가하였다.

B) X_1, X_2 모두 Y의 변량을 의미있게 설명하지 못한다.

C) X_1, X_2를 모두 포함하는 상관모형에 의해 설명되는 변량의 비율은 단계적 회귀분석에서 기대되는 값보다 작다.

D) 오차제곱합이 회귀분석을 의미있게 해석하기에 너무 크다.

E) 2단계에서 F-비가 해석하기에 너무 작다.

8. 다중회귀분석을 시행하여 다음과 같은 모형을 얻었다.

$$Y = \beta_0 + \beta_1 X_1 + \beta_2 X_2 + \beta_3 X_3 + \epsilon$$

Parameter	Estimate	Standard error of estimate	t-test	p-value
β_0	40	14.25	2.81	0.005
β_1	5	2.43	2.06	0.025
β_2	10	38.46	0.26	0.600
β_3	7	2.51	2.79	0.005

분석에서 얻은 추정이 정확하다면 다음 중 적절한 결론은?

A) 독립변수 중 아무것도 모형에 고려되지 않았다.

B) 모든 독립변수가 모형에 고려되었다.

C) X_1, X_2는 모형에 속하나 X_3는 속하지 않는다.

D) X_1, X_3는 모형에 속하나 X_2는 속하지 않는다.

E) X_2, X_3는 모형에 속하나 X_1은 속하지 않는다.

9. 성이 다른 쌍동이 50쌍의 연구에서 여아의 체중(Y)과 남아의 체중(X) 사이의 회귀모형을 구하여 다음과 같은 식을 얻었다. 이 식으로부터 얻을 수 있는 결론은?

$$Y = 1221 + 0.403X$$

A) 여아의 체중이 1,000*gm*일 때 쌍동이 남아의 평균체중은 1,624*gm*으로 예측된다.

B) 남아의 체중이 1,000*gm*일 때 쌍동이 여아의 평균체중은 1,624*gm*으로 예측된다.

C) 여아의 표본평균체중은 1,221*gm*이다.

D) 남아의 표본평균체중은 1,221*gm*이다.

E) 여아의 체중과 남아의 체중 사이의 표본상관은 0.403이다.

10. 두 변수간에 피어슨 상관과 Spearman의 순위상관이 모두 0이었다. 그 의미는?

A) 두 변수는 독립적이다.

B) 두 변수는 단조곡선(monotonic curve)을 따르는 경향이 있다.

C) 두 변수간에는 선형적 관계가 없다.

D) 모두 맞는다.

E) 맞는 답 없음

11. 두 변수간의 상관계수가 통계적으로 유의하지 않았다($r = 0.07$). 다음 결론 중 적절한 것은?

A) 0.07을 유의수준으로 해야 한다.

B) 0.07은 두 변수간의 강한 선형 관련성을 나타낸다.

C) 한 변수의 1단위 변화마다 다른 변수가 0.07단위 증가한다.

D) 한 변수의 높은 값이 다른 변수의 낮은 값과 연관이 있는 경향이 있다.

E) 두 변수간에 선형적인 관련성이 없다.

※ 진위형 문제(T 혹은 F로 답하시오)

12. 상관계수는?
   (a) 항상 0에서 1 범위의 값을 가진다.
   (b) 입원 중인 환자의 혈액형과 혈색소값 간의 관련성을 나타내는 데 이용할 수 있다.
   (c) 환자 – 대조군 연구에서 흡연습관으로 인한 사망률과 허혈성 심장질환으로 인한 사망률과의 관련성을 나타내는 데 이용할 수 있다.
   (d) 두 연속형변수의 선형관련성의 정도를 측정한다.
   (e) 한 변수로 다른 한 변수를 예측하는 데 이용할 수 있다.

13. 선형회귀식은?
   (a) 척도의 변화에 의해 영향받지 않는다.
   (b) 직선과 점간의 차이의 합을 최소화한 것이다.
   (c) 예측하는 데 이용할 수 있다.
   (d) 단면적 연구에서 연령과 노력성 호기량(FEV) 사이의 관계를 나타낼 때 사용할 수 있다.
   (e) 종속변수는 정규분포를 해야 한다.

종합문제 정답

제1장 서 론

1. D　2. B

제2, 3장 모집단과 표본, 자료수집

1. C　2. D　3. C　4. B

제4장 기술통계

1. B　2. A　3. B　4. B　5. B　6. C　7. A　8. E

9. (a) F　(b) T　(c) T　(d) F　(e) F

10. (a) F　(b) T　(c) T　(d) F　(e) T

11. (a) T　(b) T　(c) T　(d) F　(e) F

12. (a) T　(b) T　(c) F　(d) F　(e) T

제5장 확 률

1. D　2. A　3. E　4. B　5. D　6. E　7. E　8. D

9. D　10. A　11. B　12. D

제6장 정규분포와 평균의 표본분포

1. A　2. E　3. B　4. B　5. B　6. B　7. E

제7장 신뢰구간

1. D　2. D　3. C　4. C　5. A　6. B　7. A　8. B

9. C　10. D　11. C　12. B　13. B

14. (a) T　(b) F　(c) F　(d) T　(e) T

15. (a) T　(b) F　(c) T　(d) F　(e) F

16. (a) F　(b) T　(c) T　(d) T　(e) F

17. (a) F　(b) F　(c) T　(d) F　(e) F

제8장 가설검정

1. B 2. B 3. D 4. C 5. C 6. A 7. D 8. A
9. E 10. D 11. C 12. D 13. D 14. B
15. (a) F (b) T (c) F (d) T (e) T

제9장 분산분석

1. D 2. B 3. A

제10장 χ^2 검정

1. D 2. C 3. A 4. D 5. D 6. D 7. A

제11, 12장 회귀 및 상관, 다중선형회귀분석

1. A 2. B 3. E 4. D 5. C 6. D 7. A 8. D
9. B 10. C 11. E
12. (a) F (b) F (c) F (d) T (e) F
13. (a) F (b) F (c) T (d) T (e) F

부　표

- 1. 확률수표
- 2. 표준정규분포의 $-\infty$에서부터 Z_i 값까지의 면적
- 3. t 분포의 자유도별 t_α 값에 대한 면적표
- 4. F 분포의 확률 0.05 및 확률 0.01일 때의 F 값
- 5. χ^2 분포의 면적표
- 6. Wilcoxon 부호순위검정의 임계값
- 7. Mann-Whitney의 양측검정에서 0.05 수준 (단측검정에서는 0.025 수준)에서 요구되는 U값
- 8. Kruskal-Wallis H 검정의 확률표
- 9. Friedman 검정의 확률표
- 10. Spearman 순위상관계수의 임계값

부표 1. 확률수표

1행	10 09 73 25 33	76 52 01 35 86	34 67 35 48 76	80 95 90 91 17	39 29 27 49 45
2행	37 54 20 48 05	94 89 47 42 96	24 80 52 40 37	20 63 61 04 02	00 82 29 16 65
3행	08 42 26 89 53	16 64 50 93 03	23 20 90 25 60	15 95 33 47 64	35 08 03 36 06
4행	99 01 90 25 29	09 37 67 07 15	38 31 13 11 65	88 67 67 43 77	04 43 62 76 59
5행	12 80 79 99 70	80 15 73 61 47	64 03 23 66 53	98 95 11 68 77	12 17 17 88 33
6행	66 06 57 47 17	34 07 27 68 50	36 99 73 61 70	65 81 33 98 85	11 19 92 91 70
7행	31 06 01 08 05	45 57 18 24 06	35 30 34 26 14	86 79 90 74 39	23 40 30 97 32
8행	85 26 97 76 02	02 05 16 56 92	68 66 57 48 18	73 05 38 52 47	18 62 38 85 79
9행	63 57 33 21 35	05 32 54 70 48	90 55 35 75 48	28 46 82 87 09	83 49 12 56 24
10행	73 79 64 57 53	03 52 96 47 78	35 80 83 42 82	60 93 52 03 44	35 27 38 84 35
11행	98 52 01 77 67	14 90 56 86 07	22 10 94 05 58	60 97 09 34 33	50 50 07 39 92
12행	11 80 50 54 31	39 80 82 77 32	50 72 56 82 48	29 40 52 42 01	52 77 56 78 51
13행	83 45 26 96 34	06 28 89 80 83	13 74 67 00 78	18 47 54 06 10	68 71 17 78 18
14행	88 68 54 02 00	86 55 75 84 01	36 76 66 79 51	90 36 47 64 93	29 60 91 10 62
15행	99 59 46 73 48	87 51 76 49 69	91 82 60 89 28	93 78 56 13 68	23 47 83 41 31
16행	65 43 11 76 74	17 46 85 09 50	58 04 77 69 74	73 03 95 71 86	40 21 81 65 44
17행	80 12 43 56 35	17 72 70 80 15	45 31 82 23 74	21 11 57 82 53	14 38 55 37 63
18행	74 35 09 98 17	77 40 27 72 14	32 23 60 02 10	45 52 16 42 37	96 28 60 26 55
19행	69 91 62 68 03	66 25 22 91 48	36 93 68 72 03	76 62 11 39 90	94 40 05 64 18
20행	09 89 32 05 05	14 22 56 85 14	46 42 75 67 88	96 29 77 88 22	54 38 21 45 98
21행	91 49 91 45 23	68 47 92 76 86	46 16 28 35 54	94 75 08 99 23	37 08 92 00 48
22행	80 33 69 45 98	26 94 03 68 58	70 29 73 41 35	53 14 03 33 40	42 05 08 23 41
23행	44 10 48 19 49	85 15 74 79 54	32 97 92 65 75	57 60 04 08 81	22 22 20 64 13
24행	12 55 07 37 42	11 10 00 20 40	12 86 07 46 97	96 64 48 64 39	28 70 72 58 15
25행	63 60 64 93 29	16 50 53 44 84	40 21 95 25 63	43 65 17 70 82	07 20 73 17 90
26행	61 19 69 04 46	26 45 74 77 74	51 92 43 37 29	65 39 45 95 93	42 58 26 05 27
27행	15 47 44 52 66	95 27 07 99 53	59 36 78 38 48	82 39 61 01 18	33 21 15 94 66
28행	94 55 72 85 73	67 89 75 43 87	54 62 24 44 31	91 19 94 25 92	92 92 74 59 75
29행	42 43 11 62 13	97 34 40 87 21	16 86 84 87 68	03 07 11 20 59	25 70 14 66 77
30행	23 52 37 83 17	73 20 88 98 37	68 93 59 14 16	26 25 22 96 63	05 52 28 25 62
31행	04 49 35 24 94	75 24 63 38 24	45 86 25 10 25	61 96 27 93 35	65 33 71 24 72
32행	00 54 99 76 54	64 05 18 81 59	96 54 69 28 23	91 23 28 72 95	29 33 35 96 31
33행	35 96 31 53 07	26 89 80 93 54	33 35 13 54 62	77 97 45 00 24	90 10 33 93 33
34행	59 80 80 83 91	45 42 72 68 42	83 60 94 97 00	13 02 12 48 49	78 56 52 01 06
35행	46 05 88 52 36	01 39 09 22 86	77 82 14 40 77	93 91 08 36 47	70 61 74 29 41
36행	32 17 90 05 97	17 37 92 52 41	05 56 70 70 07	86 74 31 71 57	85 39 41 18 38
37행	69 23 46 14 06	20 11 74 52 04	15 95 66 00 00	18 74 39 24 24	97 11 89 63 38
38행	19 56 54 14 30	01 75 87 53 79	40 41 92 15 85	66 67 43 68 06	84 96 28 52 07
39행	45 15 51 49 38	19 47 60 72 46	43 66 79 45 43	59 04 79 00 33	20 82 66 95 41
40행	94 86 43 19 94	26 16 81 08 51	34 88 88 15 53	01 54 03 54 56	05 01 45 11 76

부표 2. 표준정규분포의 $-\infty$에서부터 Z_i값까지의 면적

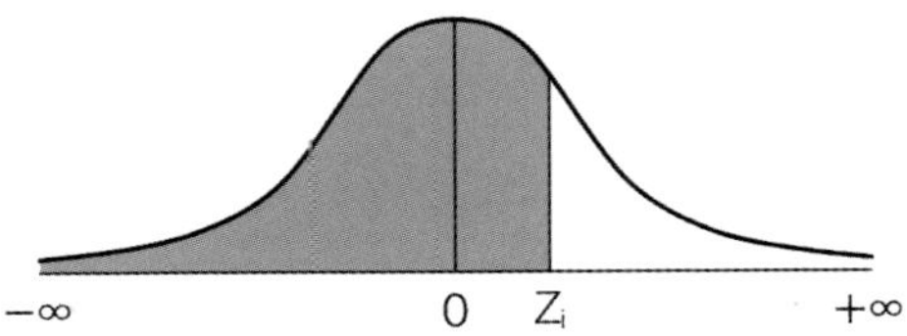

Z_i	면적	Z_i	면적	Z_i	면적	Z_i	면적	Z_i	면적
0.00	0.5000	0.37	0.6443	0.74	0.7704	1.11	0.8665	1.48	0.9306
0.01	0.5040	0.38	0.6480	0.75	0.7734	1.12	0.8686	1.49	0.9319
0.02	0.5080	0.39	0.6517	0.76	0.7764	1.13	0.8708	1.50	0.9332
0.03	0.5120	0.40	0.6554	0.77	0.7794	1.14	0.8729	1.51	0.9345
0.04	0.5160	0.41	0.6591	0.78	0.7823	1.15	0.8749	1.52	0.9357
0.05	0.5199	0.42	0.6628	0.79	0.7852	1.16	0.8770	1.53	0.9370
0.06	0.5239	0.43	0.6664	0.80	0.7881	1.17	0.8790	1.54	0.9382
0.07	0.5279	0.44	0.6700	0.81	0.7910	1.18	0.8810	1.55	0.9394
0.08	0.5319	0.45	0.6736	0.82	0.7939	1.19	0.8830	1.56	0.9406
0.09	0.5359	0.46	0.6772	0.83	0.7967	1.20	0.8849	1.57	0.9418
0.10	0.5398	0.47	0.6808	0.84	0.7996	1.21	0.8869	1.58	0.9429
0.11	0.5438	0.48	0.6844	0.85	0.8023	1.22	0.8888	1.59	0.9441
0.12	0.5478	0.49	0.6879	0.86	0.8051	1.23	0.8907	1.60	0.9452
0.13	0.5517	0.50	0.6915	0.87	0.8078	1.24	0.8925	1.61	0.9463
0.14	0.5557	0.51	0.6950	0.88	0.8106	1.25	0.8944	1.62	0.9474
0.15	0.5596	0.52	0.6985	0.89	0.8133	1.26	0.8962	1.63	0.9484
0.16	0.5636	0.53	0.7019	0.90	0.8159	1.27	0.8980	1.64	0.9459
0.17	0.5675	0.54	0.7054	0.91	0.8186	1.28	0.8997	1.65	0.9505
0.18	0.5714	0.55	0.7088	0.92	0.8212	1.29	0.9015	1.66	0.9515
0.19	0.5754	0.56	0.7123	0.93	0.8238	1.30	0.9032	1.67	0.9525
0.20	0.5793	0.57	0.7157	0.94	0.8264	1.31	0.9049	1.68	0.9535
0.21	0.5832	0.58	0.7190	0.95	0.8289	1.32	0.9066	1.69	0.9545
0.22	0.5871	0.59	0.7224	0.96	0.8315	1.33	0.9082	1.70	0.9554
0.23	0.5910	0.60	0.7258	0.97	0.8340	1.34	0.9099	1.71	0.9564
0.24	0.5948	0.61	0.7291	0.98	0.8365	1.35	0.9115	1.72	0.9573
0.25	0.5987	0.62	0.7324	0.99	0.8389	1.36	0.9131	1.73	0.9582
0.26	0.6026	0.63	0.7357	1.00	0.8413	1.37	0.9147	1.74	0.9591
0.27	0.6064	0.64	0.7389	1.01	0.8438	1.38	0.9162	1.75	0.9599
0.28	0.6103	0.65	0.7422	1.02	0.8461	1.39	0.9177	1.76	0.9608
0.29	0.6141	0.66	0.7454	1.03	0.8485	1.40	0.9192	1.77	0.9616
0.30	0.6179	0.67	0.7486	1.04	0.8508	1.41	0.9207	1.78	0.9625
0.31	0.6217	0.68	0.7518	1.05	0.8531	1.42	0.9222	1.79	0.9633
0.32	0.6255	0.69	0.7549	1.06	0.8554	1.43	0.9236	1.80	0.9641
0.33	0.6293	0.70	0.7580	1.07	0.8577	1.44	0.9251	1.81	0.9649
0.34	0.6331	0.71	0.7612	1.08	0.8599	1.45	0.9265	1.82	0.9656
0.35	0.6368	0.72	0.7642	1.09	0.8621	1.46	0.9279	1.83	0.9664
0.36	0.6406	0.73	0.7673	1.10	0.8643	1.47	0.9292	1.84	0.9671

Zi	면적	Zi	면적	Zi	면적	Zi	면적	Zi	면적
1.85	0.9678	2.25	0.9878	2.65	0.9960	3.05	0.9989	3.45	0.9997
1.86	0.9686	2.26	0.9881	2.66	0.9961	3.06	0.9989	3.46	0.9997
1.87	0.9693	2.27	0.9884	2.67	0.9962	3.07	0.9989	3.47	0.9997
1.88	0.9699	2.28	0.9887	2.68	0.9963	3.08	0.9990	3.48	0.9997
1.89	0.9706	2.29	0.9890	2.69	0.9964	3.09	0.9990	3.49	0.9998
1.90	0.9713	2.30	0.9893	2.70	0.9965	3.10	0.9990	3.50	0.9998
1.91	0.9719	2.31	0.9896	2.71	0.9966	3.11	0.9991	3.51	0.9998
1.92	0.9726	2.32	0.9898	2.72	0.9967	3.12	0.9991	3.52	0.9998
1.93	0.9732	2.33	0.9901	2.73	0.9968	3.13	0.9991	3.53	0.9998
1.94	0.9738	2.34	0.9904	2.74	0.9969	3.14	0.9992	3.54	0.9998
1.95	0.9744	2.35	0.9906	2.75	0.9970	3.15	0.9992	3.55	0.9998
1.96	0.9750	2.36	0.9909	2.76	0.9971	3.16	0.9992	3.56	0.9998
1.97	0.9756	2.37	0.9911	2.77	0.9972	3.17	0.9992	3.57	0.9998
1.98	0.9761	2.38	0.9913	2.78	0.9973	3.18	0.9993	3.58	0.9998
1.99	0.9767	2.39	0.9916	2.79	0.9974	3.19	0.9993	3.59	0.9998
2.00	0.9772	2.40	0.9918	2.80	0.9974	3.20	0.9993	3.60	0.9998
2.01	0.9778	2.41	0.9920	2.81	0.9975	3.21	0.9993	3.61	0.9998
2.02	0.9783	2.42	0.9922	2.82	0.9976	3.22	0.9994	3.62	0.9999
2.03	0.9788	2.43	0.9925	2.83	0.9977	3.23	0.9994	3.63	0.9999
2.04	0.9793	2.44	0.9927	2.84	0.9977	3.24	0.9994	3.64	0.9999
2.05	0.9798	2.45	0.9929	2.85	0.9978	3.25	0.9994	3.65	0.9999
2.06	0.9803	2.46	0.9930	2.86	0.9979	3.26	0.9994	3.66	0.9999
2.07	0.9808	2.47	0.9932	2.87	0.9979	3.27	0.9995	3.67	0.9999
2.08	0.9812	2.48	0.9934	2.88	0.9980	3.28	0.9995	3.68	0.9999
2.09	0.9817	2.49	0.9936	2.89	0.9981	3.29	0.9995	3.69	0.9999
2.10	0.9821	2.50	0.9938	2.90	0.9981	3.30	0.9995	3.70	0.9999
2.11	0.9826	2.51	0.9940	2.91	0.9982	3.31	0.9995	3.71	0.9999
2.12	0.9830	2.52	0.9941	2.92	0.9982	4.32	0.9995	3.72	0.9999
2.13	0.9834	2.53	0.9943	2.93	0.9983	3.33	0.9996	3.73	0.9999
2.14	0.9838	2.54	0.9946	2.94	0.9984	3.34	0.9996	3.74	0.9999
2.15	0.9842	2.55	0.9946	2.95	0.9984	3.35	0.9996	3.75	0.9999
2.16	0.9846	2.56	0.9948	2.96	0.9985	3.36	0.9996	3.76	0.9999
2.17	0.9850	2.57	0.9949	2.97	0.9985	3.37	0.9996	3.77	0.9999
2.18	0.9854	2.58	0.9951	2.98	0.9986	3.38	0.9996	3.78	0.9999
2.19	0.9857	2.59	0.9952	2.99	0.9986	3.39	0.9997	3.79	0.9999
2.20	0.9861	2.60	0.9953	3.00	0.9987	3.40	0.9997	3.80	0.9999
2.21	0.9864	2.61	0.9955	3.01	0.9987	3.41	0.9997	3.81	0.9999
2.22	0.9868	2.62	0.9956	3.02	0.9987	3.42	0.9997	3.82	0.9999
2.23	0.9871	2.63	0.9957	3.03	0.9988	3.43	0.9997	3.83	0.9999
2.24	0.9875	2.64	0.9959	3.04	0.9988	3.44	0.9997	3.84	0.9999

부표 3. t 분포의 자유도별 t_α 값에 대한 면적표

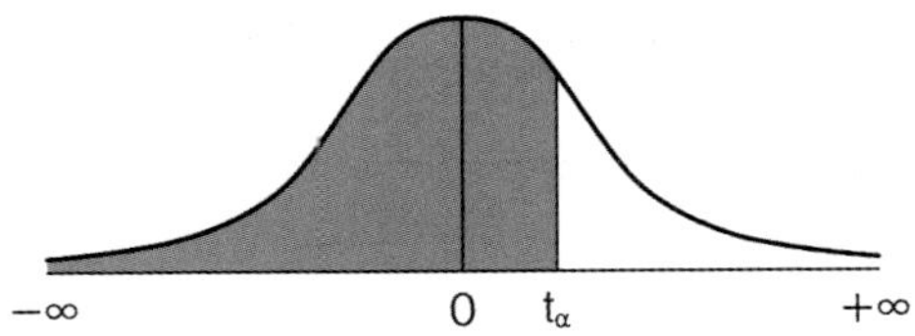

−∞에서 t_α까지의 면적	0.90	0.95	0.975	0.99	0.995
t_α 이상의 면적	0.10	0.05	0.025	0.01	0.005
$+t_\alpha$ 이상 및 $-t_\alpha$ 이하의 면적 합계	0.20	0.10	0.05	0.02	0.01
자유도					
1	3.0777	6.3138	12.7062	31.8207	63.6574
2	1.8856	2.9200	4.3027	6.9646	9.9248
3	1.6377	2.3534	3.1824	4.5407	5.8409
4	1.5332	2.1318	2.7764	3.7469	4.6041
5	1.4759	2.0150	2.5706	3.3649	4.0322
6	1.4398	1.9432	2.4469	3.1427	3.7074
7	1.4149	1.8946	2.3646	2.9980	3.4995
8	1.3968	1.8595	2.3060	2.8965	3.3554
9	1.3830	1.8331	2.2622	2.8214	3.2498
10	1.3722	1.8125	2.2281	2.7638	3.1693
11	1.3634	1.7959	2.2010	2.7181	3.1058
12	1.3562	1.7823	2.1788	2.6810	3.0545
13	1.3502	1.7709	2.1604	2.6503	3.0123
14	1.3450	1.7613	2.1448	2.6245	2.9768
15	1.3406	1.7531	2.1315	2.6025	2.9467
16	1.3368	1.7459	2.1199	2.5835	2.9208
17	1.3334	1.7396	2.1098	2.5669	2.8982
18	1.3304	1.7341	2.1009	2.5524	2.8784
19	1.3277	1.7291	2.0930	2.5395	2.8609
20	1.3253	1.7247	2.0860	2.5280	2.8453
21	1.3232	1.7207	2.0796	2.5177	2.8314
22	1.3212	1.7171	2.0739	2.5083	2.8188
23	1.3195	1.7139	2.0687	2.4999	2.8073
24	1.3278	1.7109	2.0639	2.4922	2.7969
25	1.3163	1.7081	2.0595	2.4851	2.7874
26	1.3150	1.7056	2.0555	2.4786	2.7787
27	1.3137	1.7033	2.0518	2.4727	2.7707
28	1.3125	1.7011	2.0484	2.4671	2.7633
29	1.3114	1.6991	2.0452	2.4620	2.7564
30	1.3104	1.6973	2.0423	2.4573	2.7500
31	1.3095	1.6955	2.0395	2.4528	2.7740
32	1.3086	1.6939	2.0369	2.4487	2.7385
33	1.3077	1.6924	2.0345	2.4448	2.7333
34	1.3070	1.6909	2.0322	2.4411	2.7284
35	1.3062	1.6896	2.0301	2.4377	2.7238

부표 3. 계속

$-\infty$에서 t_α까지의 면적	0.90	0.95	0.975	0.99	0.995
t_α 이상의 면적	0.10	0.05	0.025	0.01	0.005
$+t_\alpha$ 이상 및 $-t_\alpha$ 이하의 면적 합계	0.20	0.10	0.05	0.02	0.01
자유도					
36	1.3055	1.6883	2.0281	2.4345	2.7195
37	1.3049	1.6871	2.0262	2.4314	2.7154
38	1.3042	1.6860	2.0244	2.4286	2.7116
39	1.3036	1.6849	2.0227	2.4258	2.7079
40	1.3031	1.6839	2.0211	2.4233	2.7045
41	1.3025	1.6829	2.0195	2.4208	2.7012
42	1.3020	1.6820	2.0181	2.4185	2.6981
43	1.3016	1.6811	2.0167	2.4163	2.6951
44	1.3011	1.6802	2.0154	2.4141	2.6923
45	1.3006	1.6794	2.0141	2.4121	2.6896
46	1.3002	1.6787	2.0129	2.4102	2.6870
47	1.2998	1.6779	2.0117	2.4083	2.6846
48	1.2994	1.6772	2.0106	2.4066	2.6822
49	1.2991	1.6766	2.0096	2.4049	2.6800
50	1.2987	1.6759	2.0086	2.4033	2.6778
51	1.2984	1.6753	2.0076	2.4017	2.6757
52	1.2980	1.6747	2.0066	2.4002	2.6737
53	1.2977	1.6741	2.0057	2.3988	2.6718
54	1.2974	1.6736	2.0049	2.3974	2.6700
55	1.2971	1.6730	2.0040	2.3961	2.6682
56	1.2969	1.6725	2.0032	2.3948	2.6665
57	1.2966	1.6720	2.0025	2.3936	2.6649
58	1.2963	1.6716	2.0017	2.3924	2.6633
59	1.2961	1.6711	2.0010	2.3912	2.6618
60	1.2958	1.6706	2.0003	2.3901	2.6603
61	1.2956	1.6702	1.9996	2.3890	2.6589
62	1.2954	1.6698	1.9990	2.3880	2.6575
63	1.2951	1.6694	1.9983	2.3870	2.6561
64	1.2949	1.6690	1.9977	2.3860	2.6549
65	1.2947	1.6686	1.9971	2.3851	2.6536
66	1.2945	1.6683	1.9966	2.3842	2.6524
67	1.2943	1.6679	1.9960	2.3833	2.6512
68	1.2941	1.6676	1.9955	2.3824	2.6501
69	1.2939	1.6672	1.9949	2.3816	2.6490
70	1.2938	1.6669	1.9944	2.3808	2.6479
71	1.2936	1.6666	1.9939	2.3800	2.6469
72	1.2934	1.6663	1.9935	2.3793	2.6459
73	1.2933	1.6660	1.9930	2.3785	2.6449

부표 3. 계속

$-\infty$에서 t_α까지의 면적	0.90	0.95	0.975	0.99	0.995
t_α 이상의 면적	0.10	0.05	0.025	0.01	0.005
$+t_\alpha$ 이상 및 $-t_\alpha$ 이하의 면적 합계	0.20	0.10	0.05	0.02	0.01
자유도					
74	1.2931	1.6657	1.9925	2.3778	2.6439
75	1.2929	1.6654	1.9921	2.3771	2.6430
76	1.2928	1.6652	1.9917	2.3764	2.6421
77	1.2926	1.6649	1.9913	2.3758	2.6412
78	1.2925	1.6646	1.9908	2.3751	2.6403
79	1.2924	1.6644	1.9905	2.3745	2.6395
80	1.2922	1.6641	1.9901	2.3739	2.6387
81	1.2921	1.6639	1.9897	2.3733	2.6379
82	1.2920	1.6636	1.9893	2.3727	2.6371
83	1.2918	1.6634	1.9890	2.3721	2.6364
84	1.2917	1.6632	1.9886	2.3716	2.6356
85	1.2916	1.6630	1.9883	2.3710	2.6349
86	1.2915	1.6628	1.9879	2.3705	2.6342
87	1.2914	1.6626	1.9876	2.3700	2.6335
88	1.2912	1.6624	1.9873	2.3695	2.6329
89	1.2911	1.6622	1.9870	2.3690	2.6322
90	1.2910	1.6620	1.9867	2.3685	2.6316
91	1.2909	1.6618	1.9864	2.3680	2.6309
92	1.2908	1.6616	1.9861	2.3676	2.6303
93	1.2907	1.6614	1.9858	2.3671	2.6297
94	1.2906	1.6612	1.9855	2.3667	2.6291
95	1.2905	1.6611	1.9853	2.3662	2.6286
96	1.2904	1.6609	1.9850	2.3658	2.6280
97	1.2903	1.6607	1.9847	2.3654	2.6275
98	1.2902	1.6606	1.9845	2.3650	2.6269
99	1.2902	1.6604	1.9842	2.3646	2.6264
100	1.2901	1.6602	1.9840	2.3642	2.6259
200	1.2858	1.6525	1.9719	2.3451	2.6006
300	1.2944	1.6499	1.9679	2.3388	2.5923
400	1.2837	1.6487	1.9659	2.3357	2.5882
500	1.2832	1.6479	1.9647	2.3338	2.5857
600	1.2830	1.6474	1.9639	2.3326	2.5840
700	1.2828	1.6470	1.9634	2.3317	2.5829
800	1.2826	1.6468	1.9629	2.3310	2.5820
900	1.2825	1.6465	1.9626	2.3305	2.5813
1000	1.2824	1.6464	1.9623	2.3301	2.5808
∞	1.2816	1.6449	1.9600	2.3263	2.5758

부표 4. F 분포의 확률 0.05 및 확률 0.01일 때의 F 값

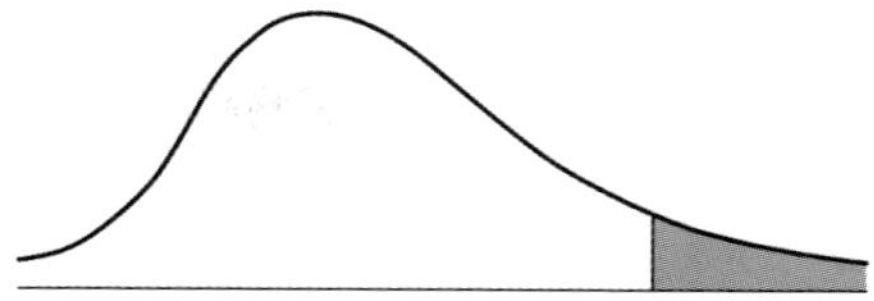

$F_\alpha(V_1, V_2)$

분모의 자유도(V_2)	분자의 자유도(V_1)							
	α	1	2	3	4	5	6	7
1	0.05	161.40	199.50	215.70	224.60	230.20	230.00	238.80
	0.01	4052.00	4999.50	54 · 03.00	5625.00	5764.00	5859.00	5928.00
2	0.05	18.51	19.00	19.16	19.25	19.30	19.33	19.35
	0.01	98.50	99.00	99.17	99.25	99.30	99.33	99.36
3	0.05	10.13	9.55	9.28	9.12	9.01	8.94	8.89
	0.01	34.12	30.82	29.46	28.71	28.24	27.91	27.67
4	0.05	7.71	6.94	6.59	6.39	6.26	6.16	6.09
	0.01	21.20	18.00	16.69	15.98	15.52	15.21	14.98
5	0.05	6.61	5.79	5.41	5.19	5.05	4.95	4.88
	0.01	16.26	13.27	12.06	11.39	10.97	10.67	10.46
6	0.05	5.99	5.14	4.76	4.53	4.39	4.28	4.21
	0.01	13.75	10.92	9.78	9.15	8.75	8.47	8.26
7	0.05	5.99	4.74	4.35	4.12	3.97	3.87	3.79
	0.01	12.25	9.55	8.45	7.85	7.46	7.19	6.99
8	0.05	5.32	4.46	4.07	3.84	3.69	3.58	3.50
	0.01	11.26	8.65	7.59	7.01	6.63	6.37	6.18
9	0.05	5.12	4.26	3.86	3.63	3.48	3.37	3.29
	0.01	10.56	8.02	6.99	6.42	6.06	5.80	5.61
10	0.05	4.96	4.10	3.71	3.48	3.33	3.22	3.14
	0.01	10.04	7.56	6.55	5.99	5.64	5.39	5.20
11	0.05	4.84	3.98	3.59	3.36	3.20	3.09	3.01
	0.01	9.65	7.21	6.22	5.67	5.32	5.07	4.89
12	0.05	4.75	3.89	3.49	3.20	2.11	3.00	2.91
	0.01	9.33	6.93	5.95	5.41	5.06	4.82	4.64
13	0.05	4.67	3.81	3.41	3.18	3.03	2.92	2.83
	0.01	9.07	6.70	5.74	5.21	4.86	4.62	4.44
14	0.05	4.60	3.74	3.34	3.11	2.96	2.85	2.76
	0.01	8.86	6.51	5.56	5.04	4.69	4.46	4.28
15	0.05	4.54	3.68	3.29	3.06	2.90	2.79	2.71
	0.01	8.68	6.36	5.42	4.89	4.56	4.32	4.14
16	0.05	4.49	3.63	3.24	3.01	2.85	2.74	2.66
	0.01	8.53	6.23	5.29	4.77	4.44	4.20	4.03
17	0.05	4.45	3.59	3.20	2.96	2.81	2.70	2.61
	0.01	8.40	6.11	5.18	4.67	4.34	4.10	3.93

부표 4. 계속

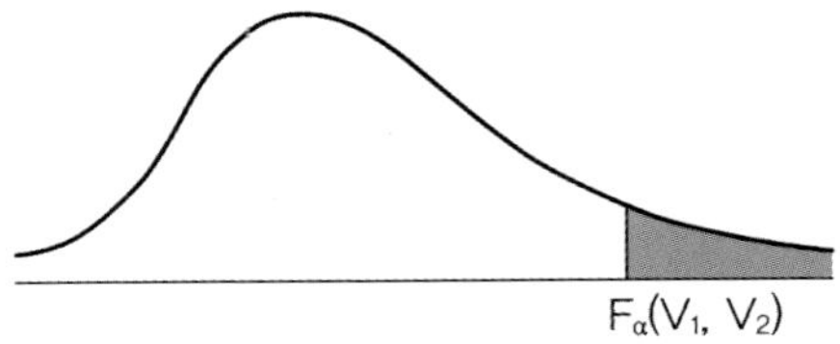

분모의	분자의 자유도(V_1)							
자유도(V_2)	α	1	2	3	4	5	6	7
18	0.05	4.41	3.55	3.16	2.93	2.77	2.66	2.58
	0.01	8.29	6.01	5.09	4.58	4.25	4.01	3.84
19	0.05	4.38	3.52	3.13	2.90	2.74	2.63	2.54
	0.01	8.18	5.93	5.01	4.50	4.17	3.94	3.77
20	0.05	4.35	3.49	3.10	2.87	2.71	2.60	2.51
	0.01	8.10	5.85	4.94	4.43	4.10	3.87	3.70
21	0.05	4.32	3.47	3.07	2.84	2.68	2.57	2.49
	0.01	8.02	5.78	4.87	4.37	4.04	3.81	3.64
22	0.05	4.30	3.44	3.05	2.82	2.66	2.55	2.46
	0.01	7.95	5.72	4.82	4.31	3.99	3.76	3.59
23	0.05	4.28	3.42	3.03	2.80	2.64	2.53	2.44
	0.01	7.88	5.66	4.76	4.26	3.94	3.71	3.54
24	0.05	4.26	3.40	3.01	2.78	2.62	2.51	2.42
	0.01	7.82	5.61	4.72	4.22	3.90	3.67	3.50
25	0.05	4.24	3.39	2.99	2.76	2.60	2.49	2.40
	0.01	7.77	5.57	4.68	4.18	3.85	3.63	3.46
26	0.05	4.23	3.37	2.98	2.74	2.59	2.47	2.39
	0.01	7.72	5.53	4.64	4.14	3.82	3.59	3.42
27	0.05	4.21	3.35	2.96	2.73	2.57	2.46	2.37
	0.01	7.68	5.49	4.60	4.11	3.78	3.56	3.39
28	0.05	4.20	3.34	2.95	2.71	2.56	2.45	2.36
	0.01	7.64	5.45	4.57	4.07	3.75	3.53	3.36
29	0.05	4.18	3.33	2.93	2.70	2.55	2.43	2.35
	0.01	7.60	5.42	4.54	4.04	3.73	3.50	3.33
30	0.05	4.17	3.32	2.92	2.69	2.53	2.42	2.33
	0.01	7.56	5.39	4.51	4.02	3.70	3.47	3.30
40	0.05	4.08	3.23	2.84	2.61	2.45	2.34	2.25
	0.01	7.31	5.18	4.31	3.83	3.51	3.29	3.12
60	0.05	4.00	3.15	2.76	2.53	2.37	2.25	2.17
	0.01	7.08	4.98	4.13	3.65	3.34	3.12	2.95
120	0.05	3.92	3.07	2.68	2.45	2.29	2.17	2.09
	0.01	6.85	4.79	3.95	3.48	3.17	2.96	2.79
∞	0.05	3.84	3.00	2.60	2.37	2.21	2.10	2.01
	0.01	6.63	4.61	3.78	3.23	3.02	2.80	2.64

부표 4. 계속

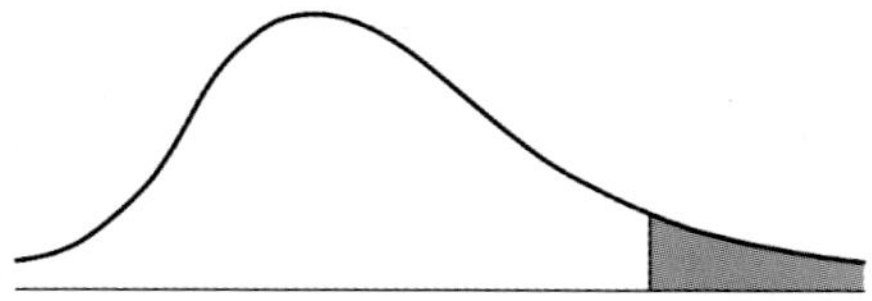

$F_\alpha(V_1, V_2)$

분모의 자유도(V_2)	분자의 자유도(V_1)							
	α	8	9	10	12	15	20	24
1	0.05	238.90	240.50	241.90	243.90	245.90	248.00	249.10
	0.01	5981.00	6022.00	6056.00	6106.00	6157.00	6209.00	6235.00
2	0.05	19.37	19.37	19.40	19.41	19.43	19.45	19.45
	0.01	99.37	99.37	99.40	99.42	99.43	99.45	99.46
3	0.05	8.85	8.81	8.79	8.74	8.70	8.66	8.64
	0.01	27.49	27.35	27.23	27.05	26.87	26.69	26.60
4	0.05	6.04	6.00	5.96	5.91	5.86	5.80	5.77
	0.01	14.80	14.66	14.55	14.37	14.20	14.02	13.93
5	0.05	4.82	4.77	4.74	4.68	4.62	4.56	4.53
	0.01	10.29	10.16	10.05	9.89	9.72	9.55	9.47
6	0.05	4.15	4.10	4.06	4.00	3.94	3.87	3.84
	0.01	8.10	7.98	7.87	7.72	7.56	7.40	7.31
7	0.05	3.73	3.68	3.64	3.57	3.51	3.44	3.41
	0.01	6.84	6.72	6.62	6.47	6.31	6.16	6.07
8	0.05	3.44	3.39	3.35	3.28	3.22	3.15	3.12
	0.01	6.03	5.91	5.81	5.67	5.52	5.36	5.28
9	0.05	3.23	3.18	3.14	3.07	3.01	2.94	2.90
	0.01	5.47	5.35	5.26	5.11	4.96	4.81	4.73
10	0.05	3.07	3.02	2.98	2.91	2.85	2.77	2.74
	0.01	5.06	4.94	4.85	4.71	4.56	4.41	4.33
11	0.05	2.95	2.90	2.85	2.79	2.72	2.65	2.61
	0.01	4.74	4.63	4.54	4.40	4.25	4.10	4.02
12	0.05	2.85	2.80	2.75	2.69	2.62	2.54	2.51
	0.01	4.50	4.39	4.30	4.16	4.01	3.86	3.78
13	0.05	2.77	2.71	2.67	2.60	2.53	2.46	2.42
	0.01	4.30	4.19	4.10	3.96	3.82	3.66	3.59
14	0.05	2.70	2.65	2.60	2.53	2.46	2.39	2.35
	0.01	4.14	4.03	3.94	3.80	3.66	3.51	3.43
15	0.05	2.64	2.59	2.54	2.48	2.40	2.33	2.29
	0.01	4.00	3.89	3.80	3.67	3.52	3.37	3.29
16	0.05	2.59	2.54	2.49	2.42	2.35	2.28	2.24
	0.01	3.89	3.78	3.69	3.55	3.41	3.26	3.18
17	0.05	2.55	2.49	2.45	2.38	2.31	2.23	2.19
	0.01	3.79	3.68	3.59	3.46	3.31	3.16	3.08

부표 4. 계속

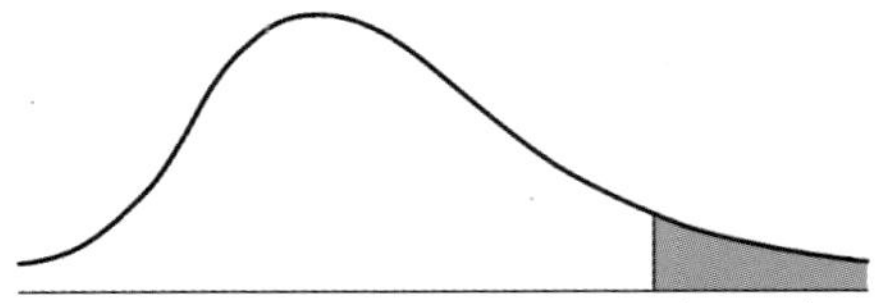

$F_{\alpha}(V_1, V_2)$

분모의 자유도(V_2)	분자의 자유도(V_1)							
	α	8	9	10	12	15	20	24
18	0.05	2.51	2.46	2.41	2.34	2.27	2.19	2.15
	0.01	3.71	3.60	3.51	3.37	3.23	3.08	3.00
19	0.05	2.48	2.42	2.38	2.31	2.23	2.16	2.11
	0.01	3.63	3.52	3.43	3.30	3.15	3.00	2.92
20	0.05	2.45	2.39	2.35	2.28	2.20	2.12	2.08
	0.01	3.56	3.46	3.37	3.23	3.09	2.94	2.86
21	0.05	2.42	2.37	2.32	2.25	2.18	2.10	2.05
	0.01	3.51	3.40	3.31	3.17	3.03	2.88	2.80
22	0.05	2.40	2.34	2.30	2.23	2.15	2.07	2.03
	0.01	3.45	3.35	3.26	3.12	2.98	2.83	2.75
23	0.05	2.37	2.32	2.27	2.20	2.13	2.05	2.01
	0.01	3.41	3.30	3.21	3.07	2.93	2.78	2.70
24	0.05	2.36	2.30	2.25	2.18	2.11	2.03	1.98
	0.01	3.36	3.26	3.17	3.03	2.89	2.74	2.66
25	0.05	2.34	2.28	2.24	2.06	2.09	2.01	1.96
	0.01	3.32	3.22	3.13	2.99	2.85	2.70	2.62
26	0.05	2.32	2.27	2.22	2.15	2.07	1.99	1.95
	0.01	3.29	3.18	3.09	2.96	2.81	2.66	2.58
27	0.05	2.31	2.25	2.20	2.13	2.06	1.97	1.93
	0.01	3.26	3.15	3.06	2.93	2.78	2.63	2.55
28	0.05	2.29	2.24	2.19	2.12	2.04	1.96	1.91
	0.01	3.23	3.12	3.03	2.90	2.75	2.60	2.52
29	0.05	2.28	2.22	2.18	2.10	2.03	1.94	1.90
	0.01	3.20	3.09	3.00	2.87	2.73	2.57	2.49
30	0.05	2.27	2.21	2.16	2.09	2.01	1.93	1.89
	0.01	3.17	3.07	2.98	2.84	2.70	2.55	2.47
40	0.05	2.18	2.12	2.08	2.00	1.92	1.84	1.79
	0.01	2.99	2.89	2.80	2.66	2.52	2.37	2.29
60	0.05	2.10	2.04	1.99	1.92	1.84	1.75	1.70
	0.01	2.82	2.72	2.63	2.50	2.35	2.20	2.12
120	0.05	2.02	1.96	1.91	1.83	1.75	1.66	1.61
	0.01	2.66	2.56	2.47	2.34	2.19	2.03	1.95
∞	0.05	1.94	1.88	1.83	1.75	1.67	1.57	1.52
	0.01	2.51	2.41	2.32	2.18	2.04	1.88	1.79

부표 4. 계속

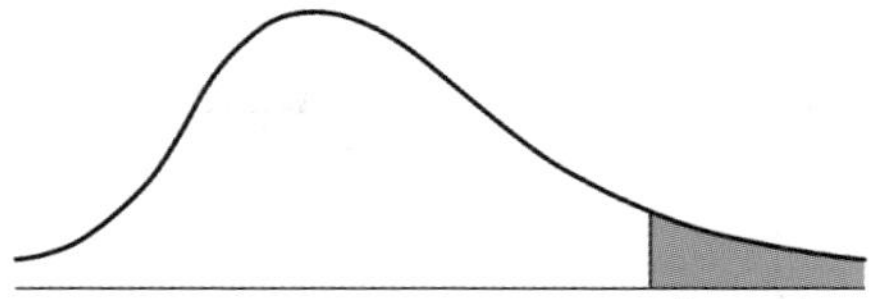

$F_{\alpha}(V_1, V_2)$

분모의 자유도(V_2)	분자의 자유도(V_1)					
	α	30	40	60	120	∞
1	0.05	250.10	251.10	252.20	253.30	254.30
	0.01	6261.00	6287.00	6313.00	6339.00	6366.00
2	0.05	19.46	19.47	19.48	19.49	19.50
	0.01	99.47	99.47	99.48	99.49	99.50
3	0.05	8.62	8.59	8.57	8.55	8.53
	0.01	26.50	26.41	26.32	26.22	26.13
4	0.05	5.75	5.72	5.69	5.66	5.363
	0.01	13.84	13.75	13.65	13.56	13.46
5	0.05	4.50	4.46	4.43	4.40	4.36
	0.01	9.38	9.29	9.20	9.11	9.02
6	0.05	3.81	3.77	3.74	3.70	3.67
	0.01	7.23	7.14	7.06	6.97	6.88
7	0.05	3.38	3.34	3.30	3.27	3.23
	0.01	5.99	5.91	5.82	5.74	5.65
8	0.05	3.08	3.04	3.01	2.97	2.93
	0.01	5.20	5.12	5.03	4.95	4.86
9	0.05	2.86	2.83	2.79	2.75	2.71
	0.01	4.65	4.57	4.48	4.40	4.31
10	0.05	2.70	2.66	2.62	2.58	2.54
	0.01	4.25	4.17	4.08	4.00	3.91
11	0.05	2.57	2.53	2.49	2.45	2.40
	0.01	3.94	3.86	3.78	3.69	3.60
12	0.05	2.47	2.43	2.38	2.34	2.30
	0.01	3.70	3.62	3.54	3.45	3.36
13	0.05	2.38	2.34	2.30	2.25	2.21
	0.01	3.51	3.43	3.34	3.25	3.17
14	0.05	2.31	2.27	2.22	2.18	2.13
	0.01	3.35	3.27	3.18	3.09	3.00
15	0.05	2.25	2.20	2.16	2.11	2.07
	0.01	3.21	3.13	3.05	2.96	2.87
16	0.05	2.19	2.15	2.11	2.06	2.01
	0.01	3.10	3.02	2.93	2.84	2.75
17	0.05	2.15	2.10	2.06	2.01	1.96
	0.01	3.00	2.92	2.83	2.75	2.65

부표 4. 계속

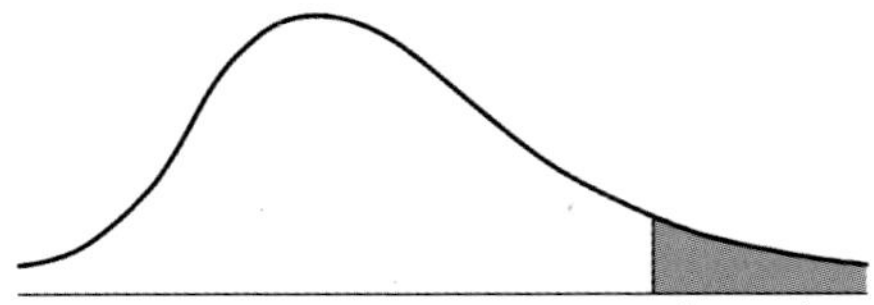

$F_\alpha(V_1, V_2)$

분모의 자유도(V_2)	분자의 자유도(V_1)					
	α	30	40	60	120	∞
18	0.05	2.11	2.06	2.02	1.97	1.92
	0.01	2.92	2.84	2.75	2.66	2.57
19	0.05	2.07	2.03	1.98	1.93	1.88
	0.01	2.84	2.76	2.67	2.58	2.49
20	0.05	2.04	1.99	1.95	1.90	1.84
	0.01	2.78	2.69	2.61	2.52	2.42
21	0.05	2.01	1.96	1.92	1.87	1.81
	0.01	2.72	2.64	2.55	2.46	2.36
22	0.05	1.98	1.94	1.89	1.84	1.78
	0.01	2.67	2.58	2.50	2.40	2.31
23	0.05	1.96	1.91	1.86	1.81	1.76
	0.01	2.62	2.54	2.45	2.35	2.26
24	0.05	1.94	1.89	1.84	1.79	1.73
	0.01	2.58	2.49	2.40	2.31	2.21
25	0.05	1.92	1.87	1.82	1.77	1.71
	0.01	2.54	2.45	2.36	2.27	2.17
26	0.05	1.90	1.85	1.80	1.75	1.69
	0.01	2.50	2.42	2.33	2.23	2.13
27	0.05	1.88	1.84	1.79	1.73	1.67
	0.01	2.47	2.38	2.29	2.20	2.10
28	0.05	1.87	1.82	1.77	1.71	1.65
	0.01	2.44	2.35	2.26	2.17	2.06
29	0.05	1.85	1.81	1.75	1.70	1.64
	0.01	2.41	2.33	2.23	2.14	2.03
30	0.05	1.84	1.79	1.74	1.68	1.62
	0.01	2.39	2.30	2.21	2.11	2.01
40	0.05	1.74	1.69	1.64	1.58	1.51
	0.01	2.20	2.11	2.02	1.92	1.80
60	0.05	1.65	1.59	1.53	1.47	1.39
	0.01	2.03	1.94	1.84	1.73	1.60
120	0.05	1.55	1.50	1.43	1.35	1.25
	0.01	1.86	1.76	1.66	1.53	1.38
∞	0.05	1.46	1.39	1.32	1.22	1.00
	0.01	1.70	1.59	1.47	1.32	1.00

부표 5. χ^2 분포의 면적표

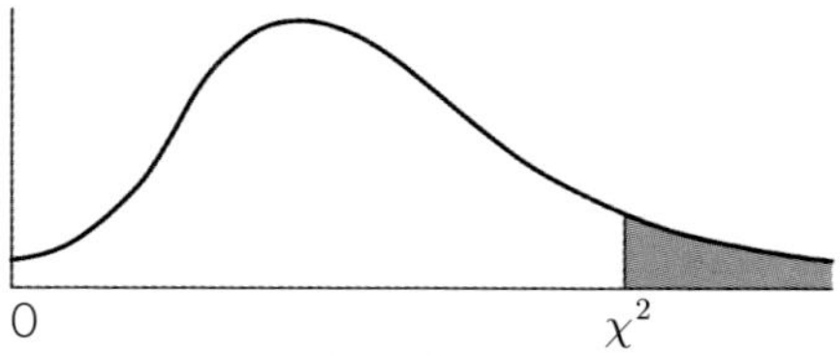

자유도	P값					
	0.1	0.05	0.025	0.01	0.005	0.001
1	2.71	3.84	5.02	6.63	7.88	10.83
2	4.61	5.99	7.38	9.21	10.60	13.82
3	6.25	7.81	9.35	11.34	12.84	16.27
4	7.78	9.49	11.14	13.28	13.28	18.47
5	9.24	11.07	12.83	15.09	15.09	20.52
6	10.64	12.59	14.45	16.81	16.81	22.46
7	12.02	14.07	16.01	18.48	18.48	24.32
8	13.36	15.51	17.53	20.09	20.09	26.13
9	14.68	16.92	19.02	21.67	21.67	27.88
10	15.99	18.31	20.48	23.21	23.21	29.59
11	17.28	19.68	21.92	24.73	24.73	31.26
12	18.55	21.03	23.34	26.22	26.22	32.91
13	19.81	22.36	24.74	27.69	27.69	34.53
14	21.06	23.68	26.12	29.14	29.14	36.12
15	22.31	25.00	27.49	30.58	30.58	37.70
16	23.54	26.30	28.85	32.00	32.00	39.25
17	24.77	27.59	30.19	33.41	33.41	40.79
18	25.99	28.87	31.53	34.81	34.81	42.31
19	27.20	30.14	32.85	36.19	36.19	43.82
20	28.41	31.41	34.17	37.57	37.57	45.32
21	29.62	32.67	35.48	38.93	38.93	46.80
22	30.81	33.92	36.78	40.29	40.29	48.27
23	32.01	35.17	38.08	41.64	41.64	49.73
24	33.20	36.42	39.36	42.98	42.98	51.18
25	34.38	37.65	40.65	44.31	44.31	52.62
26	35.56	38.89	41.92	45.64	45.64	54.05
27	36.74	40.11	43.19	46.96	46.96	55.48
28	37.92	41.34	44.46	48.28	48.28	56.89
29	39.09	42.56	45.72	49.59	49.59	58.30
30	40.26	43.77	46.98	50.89	50.89	59.70
40	51.81	55.76	59.34	63.69	63.69	73.40
50	63.17	67.50	71.42	76.15	76.15	86.66
60	74.40	79.08	83.30	88.38	88.38	99.61
70	85.53	90.53	95.02	100.43	104.22	112.32
80	96.58	101.88	106.63	112.33	116.32	124.84
90	107.57	113.15	118.14	124.12	128.30	137.21
100	118.50	124.34	129.56	135.81	140.17	149.45

부표 6. Wilcoxon 부호순위검정의 임계값

N	단측검정시 p 값			
	0.05	0.025	0.01	0.005
	양측검정시 p 값			
	0.1	0.05	0.02	0.01
5	1			
6	2	1		
7	4	2	0	
8	6	4	2	0
9	8	6	3	2
10	11	8	5	3
11	14	11	7	5
12	17	14	10	7
13	21	17	13	10
14	26	21	16	13
15	30	25	20	16
16	36	30	24	19
17	41	35	28	23
18	47	40	33	28
19	54	46	38	32
20	60	52	43	37
21	68	59	49	43
22	75	66	56	49
23	83	73	62	55
24	92	81	69	61
25	101	90	77	68
26	110	98	85	76
27	120	107	93	84
28	130	117	102	92
29	141	127	111	100
30	152	137	120	109
31	163	148	130	118
32	175	159	141	128
33	188	171	151	138
34	201	183	162	149
35	214	195	174	160
36	228	208	186	171
37	242	222	198	183
38	256	235	211	195
39	271	250	224	208
40	287	264	238	221
41	303	279	252	234
42	319	295	267	248
43	336	311	281	262
44	353	327	297	277
45	371	344	313	292
46	389	361	329	307
47	408	397	345	323
48	427	397	362	339
49	446	415	380	356
50	466	434	398	373

부표 7. Mann–Whitney의 양측검정에서 0.05 수준(단측검정에서는 0.025 수준)에서 요구되는 U값

N_1 \ N_2	9	10	11	12	13	14	15	16	17	18	19	20
1												
2	0	0	0	1	1	1	1	1	2	2	2	2
3	2	3	3	4	4	5	5	6	6	7	7	8
4	4	5	6	7	8	9	10	11	11	12	13	13
5	7	8	9	11	12	13	14	15	17	18	19	20
6	10	11	13	14	16	17	19	21	22	24	25	27
7	12	14	16	18	20	22	24	26	28	30	32	34
8	15	17	19	22	24	26	29	31	34	36	38	41
9	17	20	23	26	28	31	34	37	39	42	45	48
10	20	23	26	29	33	36	39	42	45	48	52	55
11	23	26	30	33	37	40	44	47	51	55	58	62
12	26	29	33	37	41	45	49	53	57	61	65	69
13	28	33	37	41	45	50	54	59	63	67	72	76
14	31	36	40	45	50	55	59	64	67	74	78	83
15	34	39	44	49	54	59	64	70	75	80	85	90
16	37	42	47	53	59	64	70	75	81	86	92	98
17	39	45	51	57	63	67	75	81	87	93	99	105
18	42	48	55	61	67	74	80	86	93	99	106	112
19	45	52	58	65	72	78	85	92	99	106	113	119
20	48	55	62	69	76	83	90	98	105	119	119	127

부표 8. Kruskal-Wallis H 검정의 확률표

표본의 크기			H	확률
n_1	n_2	n_3		
2	1	1	2.7000	0.500
2	2	1	3.6000	0.267
2	2	2	4.5714	0.067
			3.7143	0.200
3	1	1	3.2000	0.300
3	2	1	4.2857	0.100
			3.8571	0.133
3	2	2	5.3572	0.029
			4.7143	0.048
			4.5000	0.067
			4.4643	0.105
3	3	1	5.1429	0.043
			4.5714	0.100
			4.0000	0.129
3	3	2	6.2500	0.011
			5.3611	0.032
			5.1389	0.061
			4.5556	0.100
			4.2500	0.121
3	3	3	7.2000	0.004
			6.4889	0.001
			5.6889	0.029
			5.6000	0.050
			5.0667	0.086
			4.6222	0.100
4	1	1	3.5714	0.200
4	2	1	4.8214	0.057
			4.5000	0.076
			4.0179	0.114
4	2	2	6.0000	0.014
			5.3333	0.033
			5.1250	0.052
			4.3750	0.100
			4.1667	0.105
4	3	1	5.8333	0.021
			5.2083	0.050
			5.0000	0.507
			4.0556	0.093
			3.8889	0.129
4	3	2	6.4444	0.009
			6.4222	0.010
			5.4444	0.047
			5.4000	0.052
			4.5111	0.098
			4.4667	0.101
4	3	3	6.7455	0.010
			6.7091	0.013
			5.7909	0.046
			5.7273	0.050
			4.7091	0.094
			4.7000	0.101
4	4	1	6.6667	0.010
			6.1667	0.022
			4.9667	0.048
			4.8667	0.054
			4.1667	0.082
			4.0667	0.102
4	4	2	7.0364	0.006
			6.8727	0.011
			5.4545	0.046
			5.2364	0.052
			4.5545	0.098
			4.4455	0.103
4	4	3	7.1439	0.010
			7.1364	0.011
			5.5985	0.049
			5.5758	0.051
			4.5455	0.099
			4.4773	0.102
4	4	4	7.6538	0.008
			7.5385	0.011
			5.6923	0.049
			5.6538	0.054
			4.6539	0.097
			4.5001	0.104

부표 8. 계속

표본의 크기			H	확률
n_1	n_2	n_3		
5	1	1	3.8751	0.143
5	2	1	5.2500	0.036
			5.0000	0.048
			4.4500	0.071
			4.0500	0.119
5	2	2	6.5333	0.008
			6.1333	0.013
			5.1600	0.034
			5.0400	0.056
			4.3733	0.090
			4.2933	0.122
5	3	1	6.4000	0.012
			4.9600	0.048
			4.8711	0.052
			4.0178	0.095
			3.8400	0.123
5	3	2	6.9091	0.009
			6.8218	0.010
			5.2509	0.049
			5.1055	0.052
			4.6509	0.091
			4.4945	0.101
5	3	3	6.9818	0.010
			6.8606	0.011
			5.4424	0.048
			5.3455	0.050
			4.4121	0.109
5	4	1	6.9545	0.008
			6.8400	0.011
			4.9855	0.044
			4.8600	0.056
			3.9873	0.098
			3.9600	0.102
5	4	2	7.2045	0.009
			7.1182	0.010
			5.2727	0.049
			5.2682	0.050
			4.5409	0.098
			4.5182	0.101
5	4	3	7.4449	0.010
			7.3949	0.011
			5.6308	0.050
			4.5487	0.099
			4.5231	0.103
5	4	4	7.7604	0.009
			7.7440	0.011
			5.6571	0.049
			5.6176	0.050
			4.6187	0.100
			4.5527	0.102
5	5	1	7.3091	0.009
			6.8364	0.011
			5.1273	0.046
			4.9091	0.053
			4.1091	0.086
			4.0364	0.105
5	5	2	7.3385	0.010
			7.2692	0.010
			5.3385	0.047
			5.2462	0.051
			4.6231	0.097
			4.5077	0.100
5	5	3	7.5780	0.010
			5.7055	0.046
			5.6264	0.051
			4.5451	0.100
			4.5363	0.102
5	5	4	7.8229	0.010
			7.7914	0.101
			5.6657	0.049
			5.6429	0.050
			4.5229	0.099
			4.5200	0.101
5	5	5	8.0000	0.009
			7.9800	0.010
			5.7800	0.049
			5.6600	0.051
			4.5600	0.100
			4.5000	0.102

부표 9. Friedman 검정의 확률표

k=3 ; n=2		k=3 ; n=3		k=3 ; n=4	
χ_r^2	p	χ_r^2	p	χ_r^2	p
0	1.000	0.000	1.000	0.0	1.000
1	0.833	0.667	0.944	0.5	0.931
3	0.500	2.000	0.528	1.5	0.653
4	0.167	2.667	0.361	2.0	0.431
		4.667	0.194	3.5	0.273
		6.000	0.028	4.5	0.125
				6.0	0.069
				6.5	0.042
				8.0	0.0046

k=3 ; n=5		k=3 ; n=6		k=3 ; n=7	
χ_r^2	p	χ_r^2	p	χ_r^2	p
0.0	1.000	0.00	1.000	0.000	1.000
0.4	0.954	0.33	0.956	0.286	0.964
1.2	0.691	1.00	0.740	0.857	0.768
1.6	0.522	1.33	0.570	1.143	0.620
2.8	0.367	2.33	0.430	2.000	0.486
3.6	0.182	3.00	0.252	2.571	0.305
4.8	0.124	4.00	0.184	3.429	0.237
5.2	0.093	4.33	0.142	3.714	0.192
6.4	0.039	5.33	0.072	4.571	0.112
7.6	0.024	6.33	0.052	5.429	0.085
8.4	0.0085	7.00	0.029	6.000	0.052
10.0	0.00075	8.33	0.012	7.143	0.027
		9.00	0.0081	7.714	0.021
		9.33	0.0055	8.000	0.016
		10.33	0.0017	8.857	0.0084
		12.00	0.00013	10.286	0.0036
				10.571	0.0027
				11.143	0.0012
				12.286	0.00032
				14.000	0.000021

부표 9. 계속

k=3 ; n=8		k=3 ; n=9	
χ_r^2	p	χ_r^2	p
0.00	1.000	0.000	1.000
0.25	0.967	0.222	0.971
0.75	0.794	0.667	0.814
1.75	0.654	0.889	0.865
2.25	0.531	1.556	0.569
3.00	0.355	2.000	0.398
3.25	0.285	2.667	0.328
4.00	0.236	2.899	0.278
4.75	0.149	3.556	0.187
5.25	0.120	4.222	0.154
6.25	0.079	4.667	0.107
6.75	0.047	5.556	0.069
7.00	0.038	6.000	0.057
7.75	0.030	6.222	0.048
9.00	0.018	6.889	0.031
9.25	0.0099	8.000	0.019
9.75	0.0080	8.000	0.016
10.75	0.0048	8.667	0.010
12.00	0.0024	9.556	0.0060
12.25	0.0011	10.667	0.0035
13.00	0.00086	10.889	0.0029
14.25	0.00026	11.556	0.0013
16.00	0.000061	12.667	0.00066
	0.0000036	13.556	0.00035
		14.000	0.00020
		14.222	0.000097
		14.889	0.000054
		16.222	0.000011
		18.000	0.0000006

부표 9. 계속

k=4 ; n=2		k=4 ; n=3	
χ_r^2	p	χ_r^2	p
0.0	1.000	0.2	1.000
0.6	0.958	0.6	0.958
1.2	0.834	1.0	0.910
1.8	0.792	1.8	0.727
2.4	0.625	2.2	0.608
3.0	0.542	2.6	0.524
3.6	0.458	3.4	0.446
4.2	0.375	3.8	0.342
4.8	0.208	4.2	0.300
5.4	0.167	5.0	0.207
6.0	0.042	5.4	0.175
		5.8	0.148
		6.6	0.075
		7.0	0.054
		7.4	0.033
		8.2	0.017
		9.0	0.0017

k=4 ; n=4		k=4 ; n=4	
χ_r^2	p	χ_r^2	p
0.0	1.000	5.7	0.141
0.3	0.992	6.0	0.105
0.6	0.928	6.3	0.094
0.9	0.900	6.6	0.077
1.2	0.800	6.9	0.068
1.5	0.754	7.2	0.054
1.8	0.677	7.5	0.052
2.1	0.649	7.8	0.036
2.4	0.524	8.1	0.033
2.7	0.508	8.4	0.019
3.0	0.432	8.7	0.014
3.3	0.389	9.3	0.012
3.6	0.355	9.6	0.0069
3.9	0.324	9.9	0.0062
4.5	0.242	10.2	0.0027
4.8	0.200	10.8	0.0026
5.1	0.190	11.1	0.00094
5.4	0.158	12.0	0.000072

부표 10. Spearman 순위상관계수의 임계값

짝을 이룬 수	양측검정시 p 값		단측검정시 p 값	
	0.05	0.01	0.05	0.01
5	–	–	0.900	–
6	0.886	–	0.829	0.943
7	0.786	–	0.714	0.893
8	0.738	0.881	0.643	0.833
9	0.683	0.833	0.600	0.783
10	0.648	0.794	0.564	0.746
12	0.591	0.780	0.506	0.712
14	0.545	0.716	0.456	0.645
16	0.507	0.666	0.425	0.601
18	0.476	0.625	0.399	0.564
20	0.450	0.591	0.377	0.534
22	0.428	0.562	0.359	0.508
24	0.409	0.537	0.343	0.485
26	0.392	0.515	0.329	0.465
28	0.377	0.496	0.317	0.448
30	0.364	0.478	0.306	0.432

참 고 문 헌

노형진. 한글 SPSS 10.0에 의한 조사방법 및 통계분석. 형설출판사, 2001

박성현, 조신섭, 김성수. SPSS 17.0 이해와 활용. 한나래아카데미. 2009

박용규, 송혜향. 반복측정자료의 분산분석법. 자유아카데미, 1991

성태제. 타당도와 신뢰도. 양서원, 1995

송경일, 최종수. SPSS 15를 이용한 생존자료의 분석. 한나래

안재억, 유근영. 의학 · 보건학 통계분석. 한나래.

연세대학교 보건대학원. SAS를 이용한 의학통계 자료분석, 1995

의과대학 편집위원회. 예방의학과 공중보건. 계축문화사, 2001

이동우. 보건통계학방법. 신광출판사, 서울, 1983

이준영, 이은일. 보건 · 의학 통계학. 계축문화사, 2001

이태용. 충남대학교 보건대학원 강의록. 2002

이홍준. 의학통계해석. 정문각, 서울, 1988

허명회. SPSS 일반화선형모형과 생존분석. SPSS Korea(주)데이타솔류션

Campbell MJ, Machin D. *Medical Statistics — A Commomsense Approach*. John Wiley & Sons, Chichester, 1990

Daniel WW. *Biostatistics : A Foundation for Analysis in the Health Sciences*, 2nd ed. John Wiley & Sons, New York, 1978

Elston RC, Johnson WD. *Essentials of Biostatistics, Essentials of Medical Education Series*. F.A. Davis Company, Philadelphia, 1987

Gordis L. Epidemiology, 4th ed. Saunders. 2009

Hill AB. *A Short Textbook of Medical Statistics*, 11th ed. Hodder and Stoughton, London, 1984

Hulley SB and Cummings SR. *Designing Clinical Research*. Williams & Wilkins, Baltimore, 1988

Jekel JF, Elmore JG, Katz DL. *Epidemiology Biostatistics and Preventive Medicine*. W.B. Saunders Company, Philadelphia, 1996

Kirkwood BR. *Essentials of Medical Statistics*. Blackwell Scientific Publications, Oxford, 1988

Kleinbaum DG, Kupper LL, Muller KE. *Applied Regression Analysis and Other Multivariate Methods*, 2nd ed. PWS-KENT Publishing Company, Boston, 1988

Kleinbaum DG. Logistic regression. Springer-Verlag. 1994

Lwanga SK, Cho YT. *Teaching Health Statistics*. WHO, Geneva, 1986

Mattews DE, Farewell VT. *Using and Understanding Medical Statistics*, 2nd ed. Karger, Munchen, 1988

Moore DS. *Statistics — Concepts and Controversies*, 2nd ed. W.H. Freeman and Company, New York, 1985

Pipkin FB. *Medical Statistics Made Easy*. Churchill Livingstone, Edinburgh, 1984

찾아보기

저자 약력

- **박종구(朴鍾龜)**
  연세대학교 의과대학 의학과(의학사)
  연세대학교 대학원 보건학과(보건학석사)
  연세대학교 대학원 의학과(의학박사)
  연세대학교 원주의과대학 예방의학교실 교수
  연세대학교 원주의과대학 명예교수(현재)

- **장세진(張世鎭)**
  연세대학교 문과대학 사회학과(문학사)
  연세대학교 대학원 사회학과(문학석사)
  연세대학교 대학원 사회학과(문학박사)
  Harvard Medical School 방문교수
  연세대학교 원주의과대학 예방의학교실 교수(현재)

- **이태용(李泰龍)**
  충남대학교 의과대학 의학과(의학사)
  연세대학교 대학원(보건학석사)
  연세대학교 대학원(보건학박사)
  University of Minnesota 교환교수
  충남대학교 의과대학 명예교수(현재)

- **남해성(南海成)**
  전남대학교 의과대학 의학과(의학사)
  전남대학교 대학원 의학과(의학석사)
  전남대학교 대학원 의학과(의학박사)
  University of Pittsburgh 방문교수
  충남대학교 의과대학 예방의학교실 교수(현재)

SPSS를 이용한 **의학・보건통계학** 값 24,000원

2003년 1월 30일 제1판1쇄 발행
2010년 8월 25일 제2판1쇄 발행
2017년 8월 31일 제3판1쇄 발행
2022년 8월 30일 제3판4쇄 발행

저 자 : 박 종 구・장 세 진・이 태 용
남 해 성
발 행 인 : 주 영 일
발 행 처 : **계 축 문 화 사**

서울특별시 종로구 통일로12길 16-17
우편번호 03029
TEL : 735-2257・738-9746
FAX : 723-9025
E-mail : gyechuk@hanmail.net
1973. 10. 31 등록번호 제300-1973-8호
ISBN 978-89-5629-481-0 93510